口腔综合修复策略

Comprehensive Treatment Strategies

咬合功能重建

for Functional Management

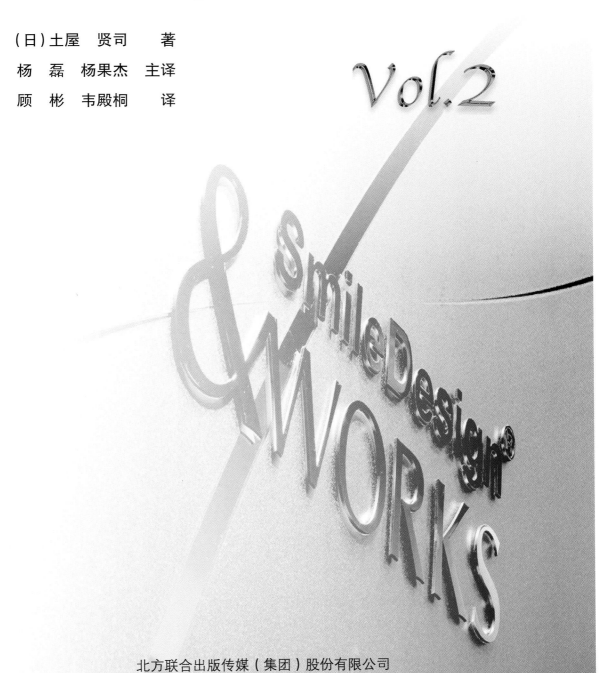

(日)土屋 贤司 著

杨 磊 杨果杰 主译

顾 彬 韦殿桐 译

Vol.2

北方联合出版传媒(集团)股份有限公司

辽宁科学技术出版社

图文编辑

张　浩　刘玉卿　肖　艳　刘　菲　康　鹤　王静雅　纪凤薇　杨　洋　戴　军　张军林

COMPREHENSIVE TREATMENT STRATEGIES Vol. 2: For Functional Management

By TSUCHIYA Kenji

Copyright © 2019 Ishiyaku Publishers, Inc. Tokyo, Japan.

All rights reserved.

First original Japanese edition published by Ishiyaku Publishers, Inc. Tokyo, Japan.

Chinese (in simplified character only) translation rights arranged with Ishiyaku Publishers, Inc. Tokyo, Japan.

through CREEK & RIVER Co., Ltd. and CREEK & RIVER SHANGHAI Co., Ltd.

©2025，辽宁科学技术出版社。

著作权合同登记号：06-2021第139号。

图书在版编目（CIP）数据

口腔综合修复策略：咬合功能重建 /（日）土屋贤司著；杨磊，杨果杰主译. —沈阳：辽宁科学技术出版社，2025.3

ISBN 978-7-5591-3220-8

Ⅰ.①口… Ⅱ.①土… ②杨… ③杨… Ⅲ.①口腔矫形学 Ⅳ.①R783

中国国家版本馆CIP数据核字（2023）第157832号

出版发行：辽宁科学技术出版社
　　　　　（地址：沈阳市和平区十一纬路25号　邮编：110003）
印　刷　者：深圳市福圣印刷有限公司
经　销　者：各地新华书店
幅面尺寸：210mm×285mm
印　　张：16
插　　页：4
字　　数：320千字
出版时间：2025年3月第1版
印刷时间：2025年3月第1次印刷
责任编辑：张　晨　张丹婷　殷　欣
封面设计：袁　舒
版式设计：袁　舒
责任校对：李　硕

书　　号：ISBN 978-7-5591-3220-8
定　　价：398.00元

投稿热线：024-23280336
邮购热线：024-23280336
E-mail: irisin0120@163.com / cyclonechen@126.com
http://www.lnkj.com.cn

前言

2010年出版的前著《口腔综合修复策略》一经发行就得到了广大读者们的喜爱，而且现在还在继续重印发行。我作为作者感到非常高兴，同时也从心底感谢读者们的厚爱。

前著《口腔综合修复策略》一书由于篇幅的关系，未能详细介绍有关咬合功能重建的问题。

口腔治疗应该是功能和美学合为一体才可能获得成功，为了治疗效果的长期稳定，正确地恢复功能是必不可少的。

然而，在实际临床中我们要如何应对功能变化、各种各样的颌形态、咬合运动，不明了的部分还很多。

临床中会遇到很多不同于教科书式的病例，也有很多无法直接将模型的咬合面形态应用于实际修复的病例。我们每天还要接待性别、年龄、骨骼状态不同，恢复能力不同等遗传因素，夜磨牙、生活压力以及职业不同等生活环境的各种各样的患者。

患者经常会问"这个瓷修复能够维持多久"，这时我会一边拿出放在模型上的修复体一边回答"如果是摆在模型上可以维持一辈子"。但修复体一旦在口内安装后，就有了崩坏的风险。针对"咬合力"我们能够做什么，应该如何应对它便成为我们的课题。

这时最为重要的是骨骼、咬合运动、牙列之间的协调。与骨骼协调的口内状况，崩坏的风险较小。骨骼的状况仅通过口腔和颜貌是看不清楚的，必须参考侧位片的测量分析。本书在第1章中介绍了侧位片测量分析，在第2章中介绍了针对力的咬合治疗中需要理解的基本概念。

咬合力的受力是在颞下颌关节、牙齿和牙周组织等部位，患者的症状各异。找到容易受影响的部位，并针对不同的患者选择不同的应对方法。具体应对策略请参考第3章。在第4章我们将要介绍对错牙合患者的治疗方法。最后，在第5章将通过病例阐述种植修复治疗中检查和诊断的重要性。

我希望本书能够对读者们在临床工作中有所帮助，进而惠及广大患者的健康。这会使我喜出望外！

土屋贤司
2019年3月

要说本书是我期待已久的，一点也不为过。在前几天知道本书已经完成时，我就迫不及待地想早点拜读。因为距土屋贤司先生的前著《口腔综合修复策略》出版已经有9年了。我知道上一本书是以美学为中心，那现在的这本书是什么内容呢？

拜读后知道本书聚焦在"咬合功能重建"上。特别是介绍了对在咬合修复治疗、种植、正畸等领域中的许多疑难症进行多学科联合综合治疗的经验。向读者们展示了这些病例在治疗后经过10年、20年，甚至更久之后患者的状况。本书选择了许多具体病例，详细地介绍了这些病例的治疗过程和长期的预后情况，目的是想与读者共同探讨"为什么这个患者的预后很好？""为什么治疗后这里会崩坏？"等问题。通过病例可以让读者结合自己的临床经历去思考，以达到共同提高的目的。

另外，本书也重点介绍了作者在修复治疗工作中如何灵活应用侧位片测量分析的经验，使之在诊断与修复治疗中发挥更大作用。例如，对患有颞下颌功能障碍及咬合关系异常的患者，在常规的检查无法明确诊断的情况下，怎样结合侧位片测量分析进行诊断和治疗。同时，要特别强调的是，本书还介绍了目前口腔医学最新的数字化诊疗技术，明确指出了口腔医学未来的发展方向。

大约是在30年前，那时应该还是牙周修复治疗的时代。当时土屋贤司先生刚刚开始在SJCD（Society of Japan Clinical Dentistry）学习。那时对活动牙、咬合性外伤，以及对软硬组织丧失病例的治疗理念主要是进行口内和牙周治疗以改善口腔的内环境。然后再进行固位修复治疗，使咬合功能逐步恢复。作者认为应该结合实际的治疗经验将本书介绍的技术和思考方法活用于自己的临床。

本书中的患者之所以得到这些长期良好治疗效果，要归功于土屋贤司先生一直都极为重视"检查和诊断"的理念。因为这是口腔医学的"根本"！我深深地感觉到随着时代变迁，虽然使用的器械、材料都在不断地发展和变化，但是绝对不应该忘掉此"根本"。

美学和功能是口腔治疗的两项重点，如果能够把本书（《口腔综合修复策略：咬合功能重建》）和前著（《口腔综合修复策略》）结合阅读并充分理解，那么在面对复杂的病例时便能从容地进行修复治疗，达到对美学和功能恢复的最佳效果。我深信为了使患者的治疗效果能够长期维持，只有坚持不断地学习新知识，才能逐步提高自己的判断力和技术水平，期望本书能够为读者的临床工作助一臂之力。

山崎长郎

Masao Yamazaki

日本东京原宿齿科医院院长
日本临床齿科医学会会长
东京SJCD最高顾问

2019年于日本原宿

目录

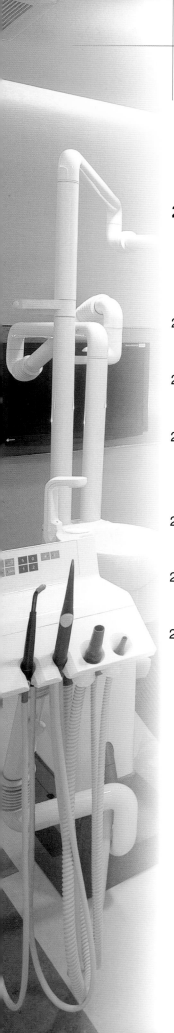

223 **第5章** 病例介绍
Case Gallery

Opening graph

按时间轴学习长期稳定治疗战略的重要性

这里介绍的是在9年前出版的《口腔综合修复策略》中展示过的病例随访。

书中介绍了术后8年的随访状况，之后继续维护，这里报告15年后的状况。

严重咬合崩溃的病例，长期保持了良好的治疗效果。其重要的原因之一是"骨骼与牙列之间的协调"。详细内容将在第1章中介绍，请一并参考阅读。

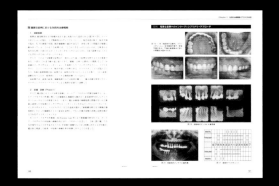

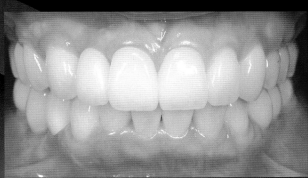

治疗前

治疗后

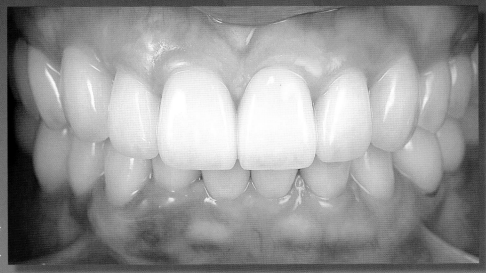

治疗
15年后

治疗前

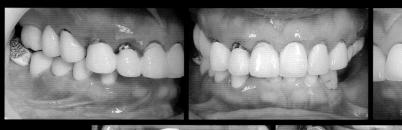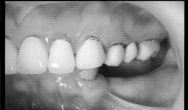

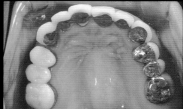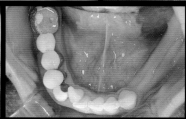

初诊时。牙齿位置紊乱、咬合高度低下、咬合平面高低不平、失败修复体，以及下颌左侧磨牙区牙列缺失等存在诸多问题

诊断蜡型的制作

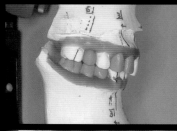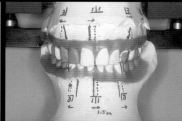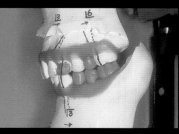

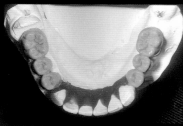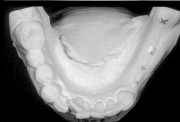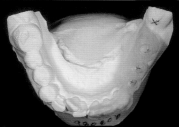

诊断蜡型的制作。模拟下颌正畸治疗后的牙齿位置，制作种植导板

正畸治疗

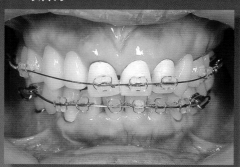

进行正畸治疗

种植治疗

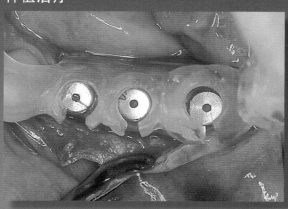

应用种植导板植入种植体

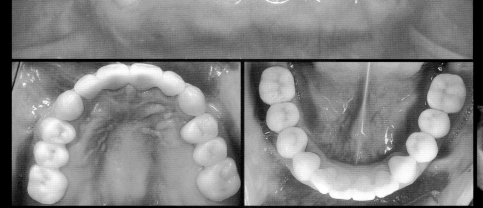

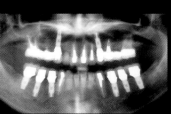

最终修复体

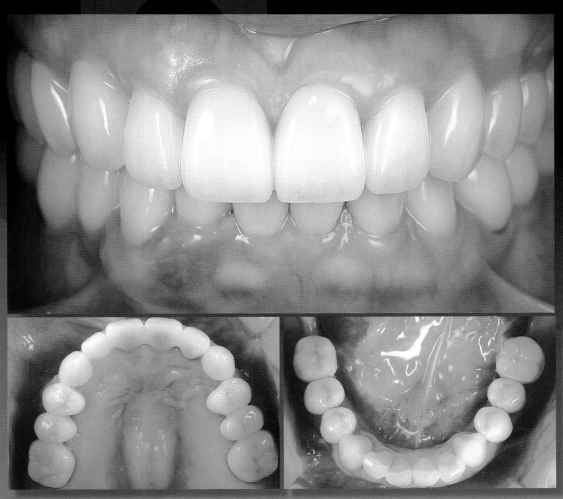

最终修复体安装时

最终修复体
安装后15年

过去曾多次在学会中和讲演会上展示过本病例。当时，许多同仁也提出了问题和意见。总结归纳如下：

上颌前牙基牙牙根很短，使用悬臂式桥体其预后不会出现问题吗？牙根折断的可能性很高！

上颌的尖牙是种植修复，赋予尖牙保护殆是否合适？

上颌磨牙区桥体的基牙耐久力如何？对颌是种植修复体，很可能会因为咬合力差造成基牙损伤。

否定的意见很多。确实，对病例提出的疑问可以理解，但结果是18年保持了毫无损伤状态。

现在回想当时提出的问题，主要集中在修复设计以及各个牙体构造力学上，只针对了本病例的一小部分。

关键的不是看"枝叶"，而是要看"主干"。

骨骼与牙列应该如何调和，怎样才能避免力学风险？还要考虑骨骼、免疫学的个体差异以及生活习惯的各异性，各种因素交集在一起。

如果不考虑各种因素，放弃不断地从错误中总结教训，修复就必然失败，进而影响美学。即使使用最新的设备仪器和技术，如果不能对整体进行准确的判断，结果也只能是失败。

接下来将介绍如何解读复杂的要素，看清病例的"主干"，一起思考其基本治疗原则。

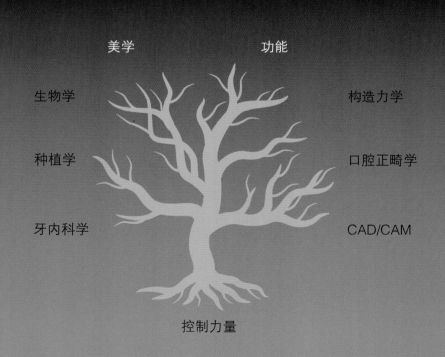

美学　　　　　功能

生物学　　　　　　　　　　　构造力学

种植学　　　　　　　　　　　口腔正畸学

牙内科学　　　　　　　　　　CAD/CAM

控制力量

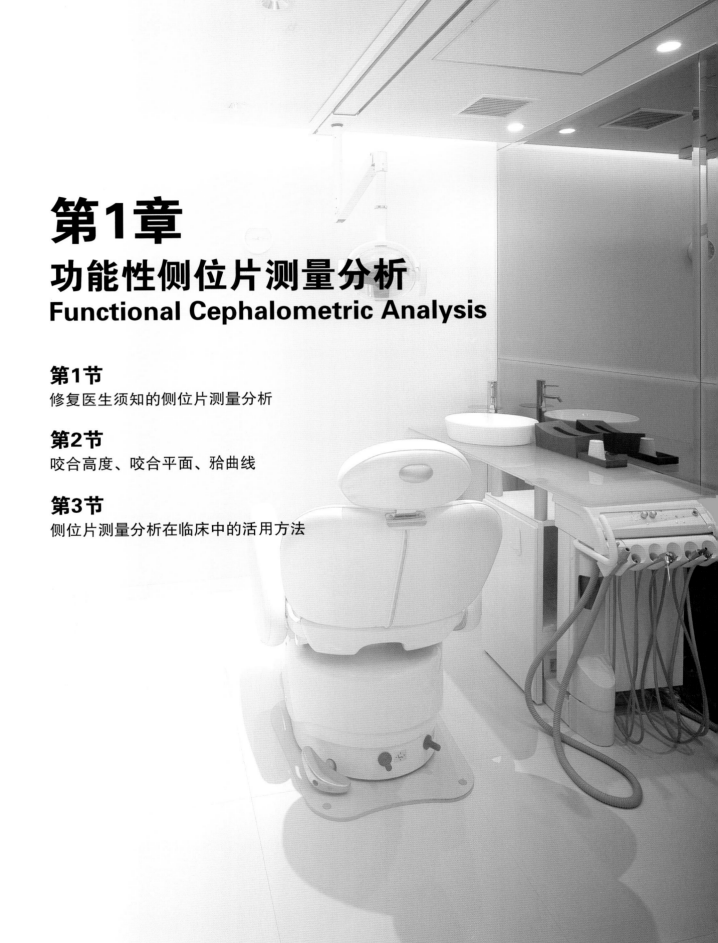

第1章
功能性侧位片测量分析
Functional Cephalometric Analysis

■ 前言

本章主要介绍头部侧位片测量分析及应用。

正畸治疗中，侧位片测量分析应该是正畸专科医生的工作。但是，在修复治疗中应用侧位片的数据也是非常重要的。特别是牙列崩溃、咬合关系错位的病例，现存的牙列无法作为参考，这样的病例可以应用颌骨为基准，把握大致的治疗目标（图1-1）。特别是对于不需要进行全颌正畸治疗或无牙颌的病例，可以把握病例的整体情况。

首先，我们整理一下修复专科医生应该熟知的侧位片测量分析项目。

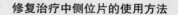

修复治疗中侧位片的使用方法

1. 作为制订治疗方案时的出发点

2. 把握大致的治疗目标

图1-1 修复治疗中侧位片的活用方法

侧位片测量分析的两大主干

修复治疗中侧位片测量分析大致可以分为两大主干：美学和功能（图1-2a）。
其中美学主要是对侧貌测量以及上颌前牙位置进行确认。

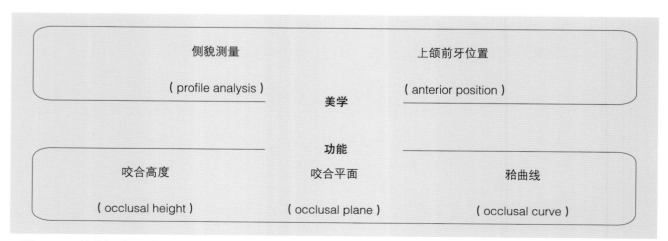

图1-2a X线分析时可以将美学和功能分开解读，将会对病例概要更加容易理解

功能中需要对咬合高度、咬合平面和殆曲线进行确认。

在修复治疗中需要确认：面部形态的把握、上颌前牙的位置、上颌咬合平面的设定、上颌第一磨牙的位置、颌位的确定、咬合高度的确定、下颌咬合平面的设定（图1-2b）。

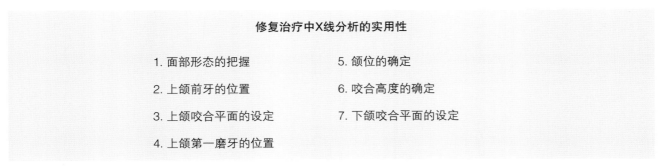

图1-2b 在修复治疗中侧位片测量分析项目

拍摄侧位片时，FH平面保持水平、患者口唇保持放松状态是拍摄的基础。

修复医生应该掌握的各种分析法

如图1-3所示，侧位片测量分析有多种方法。因为我们并不是正畸专科医生，所以不需要全部掌握。在修复治疗中需要可以对上颌前牙位置、上下颌的位置关系（颌位）、咬合高度以及上下牙列的关系（咬合平面、殆曲线）等最为基础的分析法。笔者在临床中经常使用以上颌前牙为基准的分析法：⑥McNamara分析法、⑦Arnett分析法。

McNamara分析法与以下颌前牙为基准的分析法不同，是以上颌前牙为基准的分析法。而且以距离测量为特点，适用于修复治疗。通过鼻根点与FH平面作垂线，此线设为McNamara line，以此线为基准来诊断。

上颌骨的前后位置，McNamara line在A点前方0.5mm处，将McNamara line平移到A点时，从此线到上颌前牙唇面，日本人的平均数据为5.5mm，笔者利用该分析

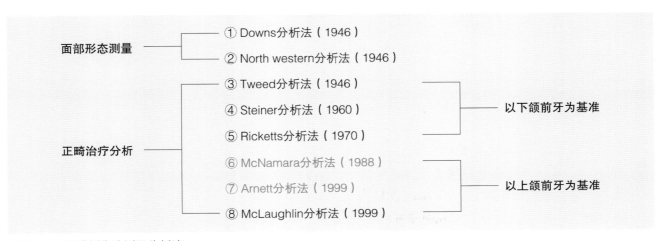

图1-3 各种侧位片测量分析法

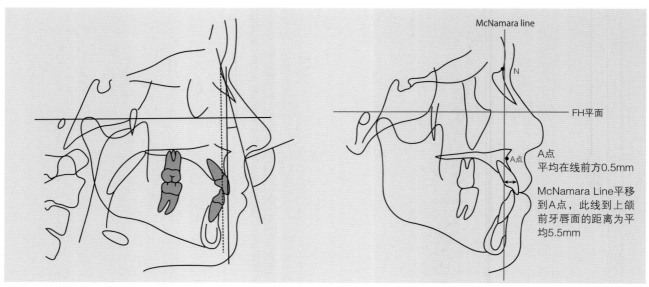

图1-4　McNamara分析法。通过鼻根点（N）与FH平面的垂线，为McNamara line，以这条线为基准，来诊断上颌骨的突度以及上颌中切牙的位置，上颌骨的前后位置，A点位置在McNamara line前方0.5mm。是日本人的平均值。上颌前牙的位置，将McNamara line平移到A点时，此线到上颌前牙唇面的距离为5.5mm，是日本人的平均值

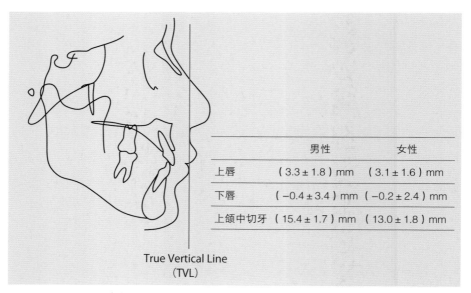

	男性	女性
上唇	（3.3±1.8）mm	（3.1±1.6）mm
下唇	（-0.4±3.4）mm	（-0.2±2.4）mm
上颌中切牙	（15.4±1.7）mm	（13.0±1.8）mm

图1-5　Arnett分析法。True Vertical Line（TVL），以日本男性的平均值为例，上唇到TVL的距离平均为（3.3±1.8）mm，下唇至TVL的距离平均为（-0.4±3.4）mm，上颌中切牙至TVL的距离平均为（15.4±1.7）mm

与Nasolabial angle对面部形态和上颌前牙的位置进行综合判断（图1-4）。

　　Arnett分析法（图1-5）是以侧貌软组织作为分析基准，在自然头位（Natural head position，NHP）时获取的侧位片中的垂线为真垂线（Ture Vertical Line，TVL）。笔者以此作为基准进行诊断。通过鼻下点的真垂线来测量到上唇、下唇和上颌中切牙的距离。日本人的平均距离：到上唇，男性为（3.3±1.8）mm，女性为（3.1±1.6）mm；到下唇，男性为（-0.4±3.4）mm，女性为（-0.2±2.4）mm；到上颌中切牙，男性为（15.4±1.7）mm，女性为（13.0±1.8）mm[1]。

　　笔者会对McNamara分析法和Arnett分析法进行综合评判，制定更贴近临床的治疗目标。

■功能性侧位片测量分析

笔者在美学角度使用⑥McNamara分析法，对上颌中切牙的突度进行确认，然后使用⑦Arnett分析法对侧貌软组织进行分析。接着在功能角度，咬合高度（occlusal height）、咬合平面（occlusal plane）、殆曲线（occlusal curve）非常重要，如果这三者间无法调和，那么在口内牙尖交错位的稳定性、前方侧方运动时的诱导、正确咬合关系的赋予就会变得困难异常。

对这三者的设定，侧位片的分析非常有效。

●咬合高度的指标

在临床上可以使用面部测量法和发音法，参考息止颌位空隙量等方法很多。临床中，我们结合多种方法，最终以临时修复体功能检查以及美学是否存在问题、患者是否舒适，进行综合判断。

侧位片测量分析对于设定咬合高度是非常有效的方法之一。①侧貌的美学性、②上下颌骨骼的调和的检查对于诊断非常需要。

①侧貌的美学性

关于侧貌的美学性，使用esthetic site的（P248）vertical proportion。对于下面部比中面部较大、口唇无法封闭的患者，提升咬合高度并不合适。

②上下颌骨骼的调和

使用侧位片测量分析来诊断骨性的咬合高度时，笔者一般使用Harvold-McNamara triangle测定法。

■Harvold-McNamara triangle测定法

首先从髁顶点（condylion）与A点连线，测量距离为"Maxillary Length"（a）；其次从髁顶点与颏顶点（gnation）连线，测量距离为"Mandibular Length"（b）；最后从前鼻嵴点（ANS）与颏下点（menton）连线，测量距离为"Lower anterior facial height"（c）。

使用这些数值对应"Harvold-McNamara triangle"的数值表（图1-6），从表中找出对应的（a）值后，（b）、（c）值应与相对应数值比较。

比如，患者的测量值为（a）88.0mm、（b）112.0mm、（c）67.0mm时，表中对应（a）的值应与88mm相对应，表中（a）为88mm一项中（b）为111～114mm、（c）为68～70mm。与患者的数值比较后，（b）值在平均值范围内，但是（c）值在平均值范围以下，这种情况表示相当于上下颌的长度，垂直向的长度较短。

在这种情况下与平均值进行比较，可以考虑将上下切牙间的咬合高度提高

1. 咬合高度

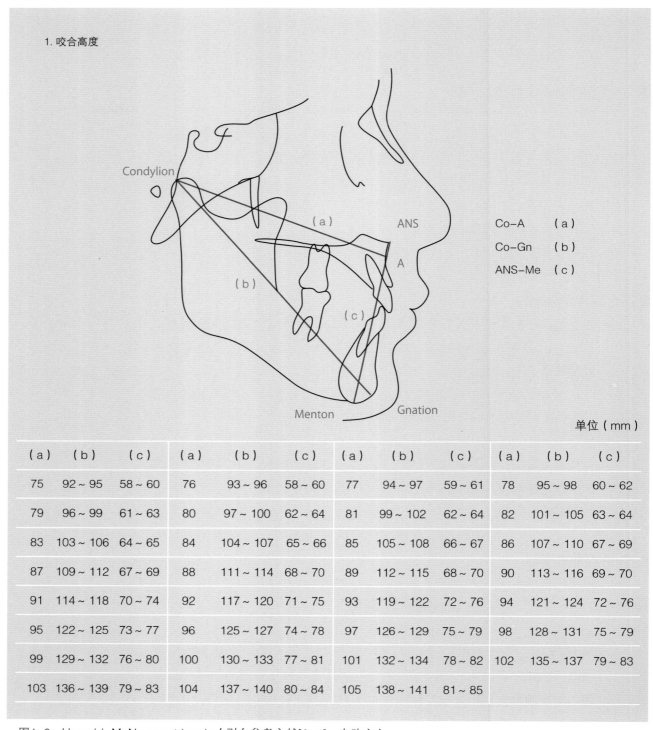

图1-6　Harvold-McNamara triangle（引自参考文献[2-4]，有改变）

（a）	（b）	（c）	（a）	（b）	（c）	（a）	（b）	（c）	（a）	（b）	（c）
75	92 ~ 95	58 ~ 60	76	93 ~ 96	58 ~ 60	77	94 ~ 97	59 ~ 61	78	95 ~ 98	60 ~ 62
79	96 ~ 99	61 ~ 63	80	97 ~ 100	62 ~ 64	81	99 ~ 102	62 ~ 64	82	101 ~ 105	63 ~ 64
83	103 ~ 106	64 ~ 65	84	104 ~ 107	65 ~ 66	85	105 ~ 108	66 ~ 67	86	107 ~ 110	67 ~ 69
87	109 ~ 112	67 ~ 69	88	111 ~ 114	68 ~ 70	89	112 ~ 115	68 ~ 70	90	113 ~ 116	69 ~ 70
91	114 ~ 118	70 ~ 74	92	117 ~ 120	71 ~ 75	93	119 ~ 122	72 ~ 76	94	121 ~ 124	72 ~ 76
95	122 ~ 125	73 ~ 77	96	125 ~ 127	74 ~ 78	97	126 ~ 129	75 ~ 79	98	128 ~ 131	75 ~ 79
99	129 ~ 132	76 ~ 80	100	130 ~ 133	77 ~ 81	101	132 ~ 134	78 ~ 82	102	135 ~ 137	79 ~ 83
103	136 ~ 139	79 ~ 83	104	137 ~ 140	80 ~ 84	105	138 ~ 141	81 ~ 85			

1 ~ 3mm。像这样在考虑咬合高度时使用数值比较的优点在于（c）（ANS-Me）在上下中切牙的位置。如果要将（c）提升2mm，在殆架上将中切牙咬合提升2mm即可，相比于利用Ricketts分析法通过角度对咬合高度进行判断的方法简便。而且平均值是一个范围，在这个范围内对颜貌、发音及咬合关系进行测试，调整非常适用于临床应用。

2. 咬合平面

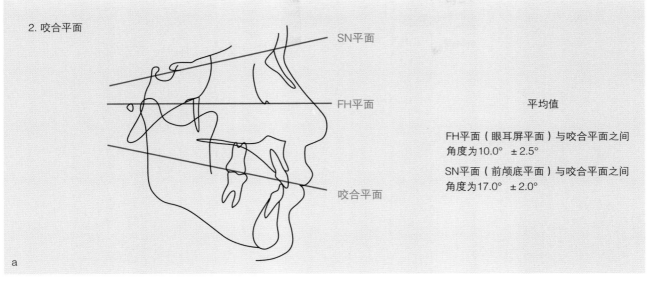

2. 咬合平面

SN平面

FH平面

咬合平面

平均值

FH平面（眼耳屏平面）与咬合平面之间
角度为10.0°±2.5°

SN平面（前颅底平面）与咬合平面之间
角度为17.0°±2.0°

a

	参考文献［5］	参考文献［6］	参考文献［7］
FH to Occlusal（°）	男性 8.77±5.02	男性 9.35±3.68	男性 9.52±4.01
	女性 10.85±4.80	女性 10.75±4.04	女性 11.42±3.64

b

图1-7a、b　咬合平面以FH平面（眼耳屏平面）为基准时，两者的角度为10.0°±2.5°。以SN平面（前颅底平面）为基准时，两者的角度为17.0°±2.0°

但是，这些毕竟只是平均值，不能完全照本宣科。对于虽有异于平均值但并未存在临床问题的患者，无须进行变更。可以作为咬合高度是否需要进行变更的判断依据、变更时的指标以及再评估时的标准来使用。

●咬合平面的指标

咬合平面的指标参考FH平面或SN平面与咬合平面之间形成的角度（图1-7a、b）。

●𬌗曲线的指标

从鼻根点（Nasion）至FH平面作垂线，以此垂线上距FH平面高26mm的位置为圆心。从中心至下颌髁突前缘的距离设为半径（r），并以此为半径画圆，命名为"OC line"（occlusal curve line），此曲线可以作为上颌第一磨牙近中颊尖，以及上颌中切牙切缘的垂直位置标准。

接下来是求标准偏差（SD），基于中心点位置的水平向标准偏差值约为7mm，在FH平面上的前方、后方7mm处各取一点到下颌髁突前缘距离，分别作为r'和r"画圆，由此求出标准差线（SD line）。

笔者还会将此方法加以改动使用。根据前述方法（esthetic site）确定的上颌前牙的位置，在中心点推出的SD线上，找出通过上颌前牙切缘和髁突前缘的圆，然后确定上颌第一磨牙的位置，这是决定咬合平面的一个重要因素。

3. 殆曲线

3. 殆曲线

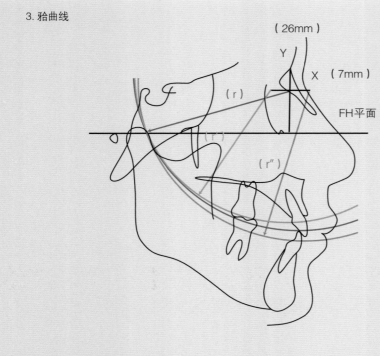

从鼻根点（nasion）至FH平面作垂线，以此垂线上距FH平面高26mm的位置为圆心。从中心至下颌髁突前缘的距离设为半径（r），并以此为半径画圆，命名为"OC line"，此曲线可以作为上颌第一磨牙近中颊尖，以及上颌中切牙切缘的垂直位置标准。

接下来是求标准偏差（SD），基于中心点位置的水平向标准偏差值约为7mm，在FH平面上的前方，后方7mm处各取一点到下颌髁突前缘距离，分别作为r'和r"画圆，由此求出标准差线（SD line）

参考文献

本吉 満：テンポラリーアンカレッジデバイスによる矯正歯科治療-埋入手法と治療のメカニクス．クインテッセンス,5:46-50,2006.

本吉 満：咬合平面のバイオメカニクス：矯正 Year Book. クインテッセンス,75-82,1999.

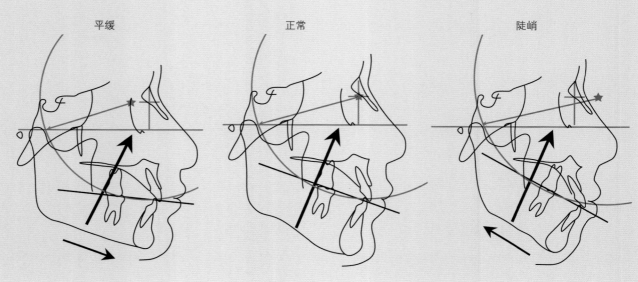

图1-8 殆曲线，从鼻根点至FH平面作垂线，以此垂线上距FH平面高26mm的位置为圆心。从圆心至髁突前缘的距离设为半径（r），并以此为半径作圆，此曲线可以作为上颌第一磨牙近中颊尖以及上颌中切牙切缘的垂直位置标准。相当于此圆诊断咬合平面属于平缓、正常、陡峭。是平缓还是陡峭分别表示在侧位片中下颌支的角度，下颌支平直是低角面型，咬合平面易为平缓；相反，高角面型的咬合平面易为陡峭。但是咬肌的走向被认为是从下颌骨体向上述的圆心集中，因为咬肌的走向如果咬合平面为锐角的话，下颌骨会容易偏向前方。如果咬合平面为钝角的话，则容易偏向后方，都可能成为导致咬合不稳定的原因

　　通过对颌曲线的分析，判断患者咬合平面是平缓、正常、陡峭（图1-8）。

　　综上所述，通过对咬合高度、咬合平面和殆曲线综合分析，可以不受残存牙的限制，客观地对骨骼进行检查、诊断、制订治疗计划。

　　下一节将介绍应用侧位片测量分析的实际临床病例。

侧位片测量分析在临床中的活用方法

结合临床具体的病例来介绍。此病例是在2010年出版的《口腔综合修复策略》中已经详细介绍过的病例，结合之后的预后，继续展示给大家。

患者由于美学问题，下颌左侧磨牙区牙列缺损，前来就诊（图1-9，图1-10）。检查发现患者存在牙齿错位、咬合高度低下、咬合平面紊乱、不良修复体等诸多问题。像这样患者现有的颌位、牙列无法作为参考时，利用X线头影测量分析进行检察、诊断会非常有效。

病例1　使用X线头影测量分析，正畸和种植联合治疗的病例

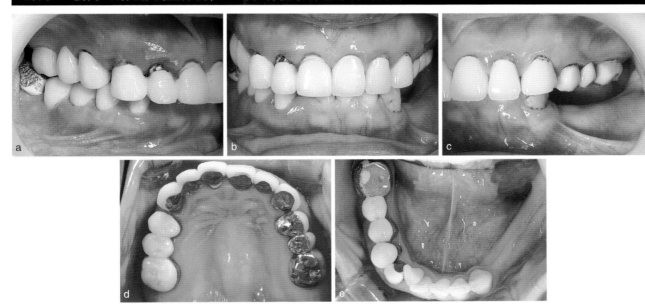

图1-9a～e　术前口内状况

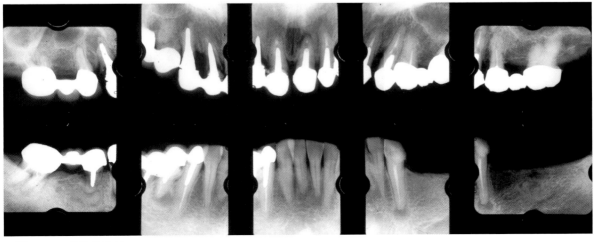

图1-10　术前根尖片

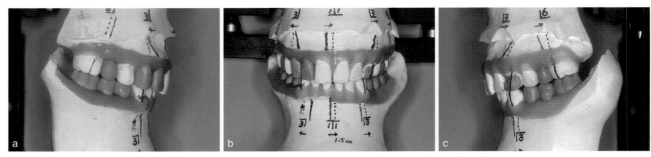

图1-11a～c　正畸模拟模型的制作，预测正畸治疗后的状态，使用蜡型对牙冠形态进行调整

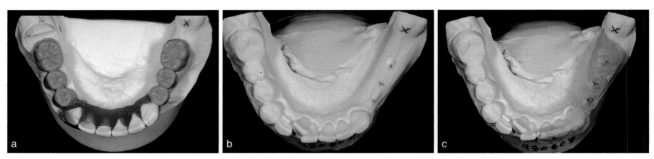

图1-12a～c　下颌set up模型，对下颌两侧磨牙区进行蜡型制作，确定种植体植入位置和制作种植导板

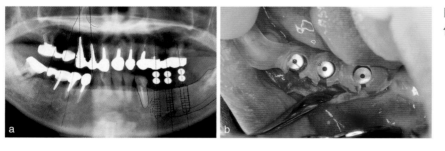

图1-13a、b　曲面断层片上确认种植体位置，使用种植导板植入种植体

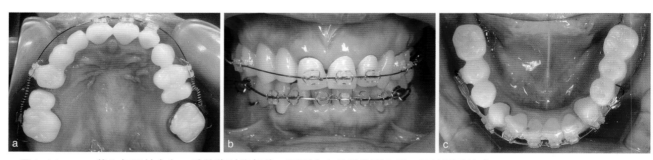

图1-14a～c　戴入与牙轴方向一致的临时修复体，还原本来的牙齿形态后，开始正畸治疗

　　首先使用殆垫缓解亢进的肌张力，获得稳定的、可重复的颌位后上殆架，制作了模拟正畸治疗之后牙列的正畸模拟模型（图1-11）。

　　治疗计划是按照正畸后的牙列模拟，植入下颌的种植体（图1-12，图1-13），此后进行上下牙列的正畸治疗（图1-14～图1-17），正畸结束后上颌植入种植体，做牙周外科手术。制作最终修复体（图1-18），完成最终修复（图1-19～图1-23）。

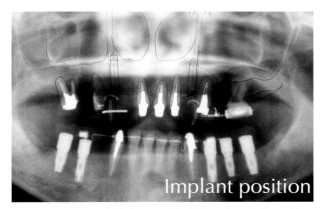

图1-15　下颌种植体植入后的状态，在上颌使用X线半阻射的流动树脂显示龈缘线的位置。根据龈缘线位置，可以选择种植体的型号，计划植入的深度

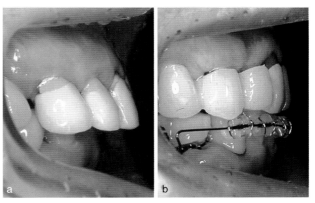

图1-16a、b　正畸治疗前后上颌前牙的状态，可以确认牙轴的变化

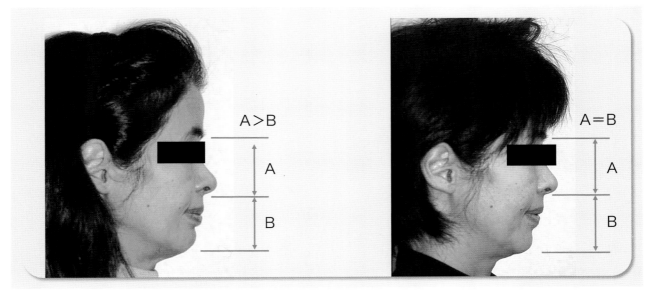

图1-17　正畸治疗前后侧貌的比较。治疗前A为63mm，B为60mm；治疗后A为63mm，B为64mm，中面部与下面部的比例得到改善

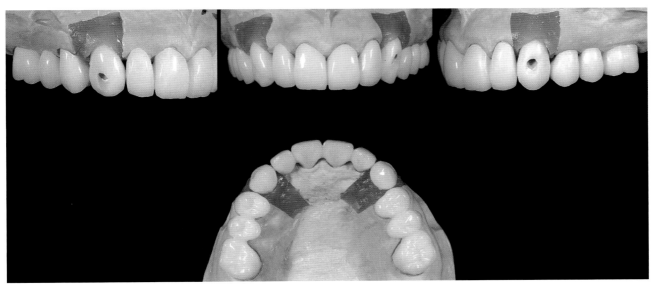

图1-18　最终临时修复体的制作

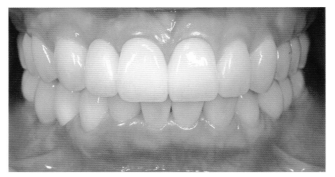

图1-19　戴入最终修复体

术前	术后

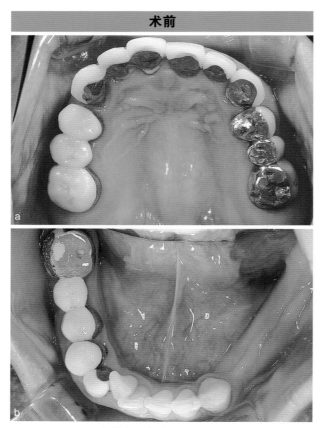

图1-20a、b　术前上下颌𬌗面照

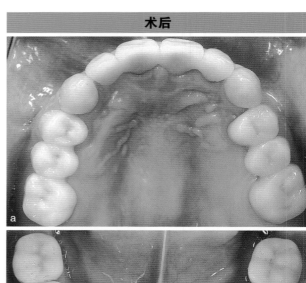

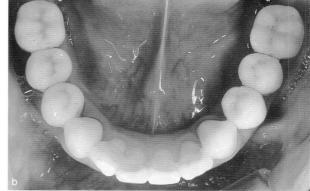

图1-21a、b　术后上下颌𬌗面照

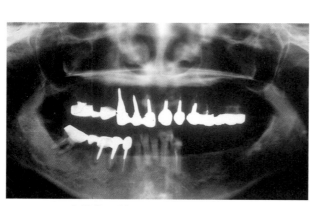

图1-22　术前曲面断层片

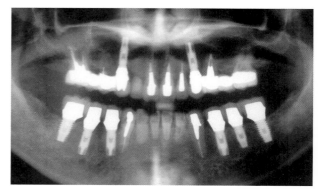

图1-23　术后曲面断层片

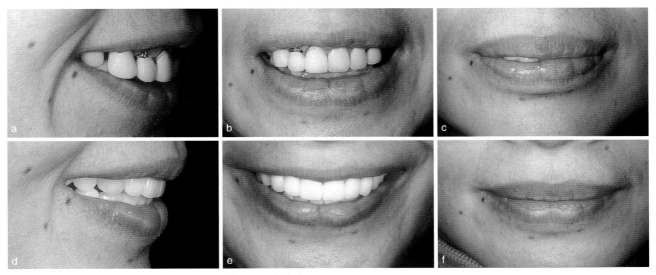

图1-24a～f　术前（上）、术后（下）的口唇形态变化

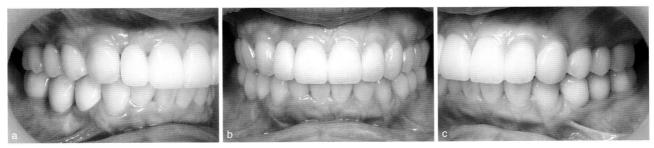

图1-25a～c　术后1年，无异常

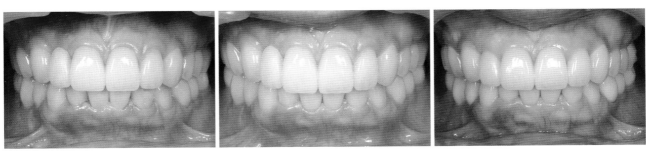

图1-26　术后3年　　　　　图1-27　术后5年，2|的牙颈部牙　　　图1-28　术后10年
　　　　　　　　　　　　　龈稍微有退缩，进行了结缔组织移
　　　　　　　　　　　　　植（主治医生：铃木真名）

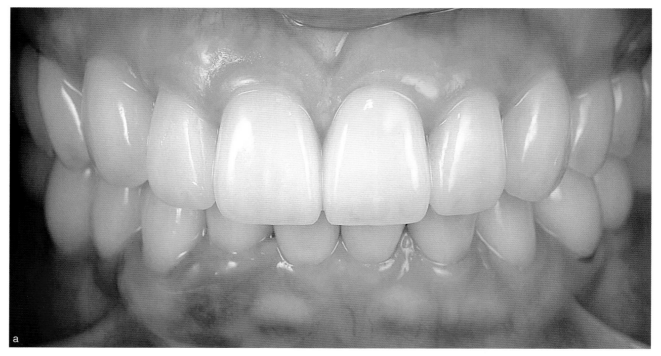

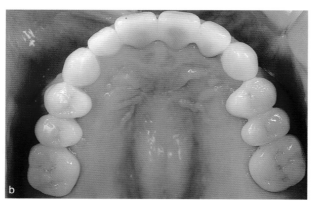
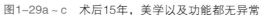
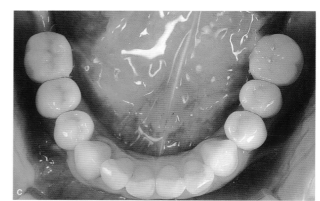

图1-29a~c　术后15年，美学以及功能都无异常

　　此病例的术前，咬合高度低下、咬合平面高低不齐、殆曲线也存在异常。我们使用X线头影测量分析进行了诊断，与正畸医生一起进行了多学科联合治疗。

　　此病例术后15年，依然在美学和功能等方面保持良好的状态，其原因在于上下颌骨的调和以及恢复了完整的牙列（图1-24~图1-29）。

　　术后再次评估，应用X线头影测量分析，对咬合高度、咬合平面、殆曲线进行分析，思考了预后良好的原因。

■ 分析预后良好的原因

本病例术后15年状况良好。使用Harvold-McNamara triangle进行了分析。

关于咬合高度，术前a：85mm，b：108mm，c：66mm。虽然在平均值范围之内，但是下面部较短。术后a：85mm，b：107mm，c：68mm。数值上相对理想，下面部的长度也得到了改善。

关于咬合平面，FH平面与咬合平面的角度从8.0°变为13.0°，SN平面与咬合平面的夹角从15.0°变为20.0°，在平均值范围之内。

关于𬌗曲线，从Nasion到FH平面的垂线上以距FH平面26mm的位置为中点，画出圆弧，中切牙、磨牙正在其上，术后长度得到了改善（图1-30）。

本病例中咬合平面为正常（Normal），但是在临床中也会遇到平缓（Flat）、陡峭（Steep）的情况（图1-31），我们对有良好治疗效果的患者进行了分析统计，分析各病例之间的不同及相同之处。

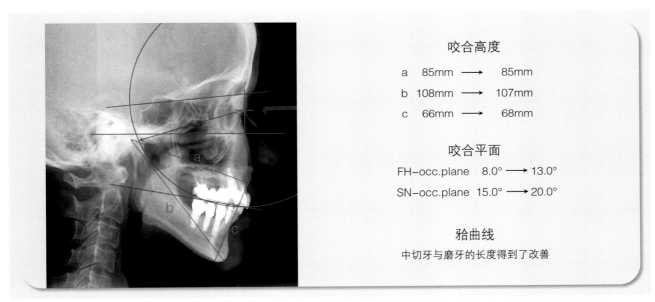

咬合高度

a　85mm　⟶　85mm
b　108mm　⟶　107mm
c　66mm　⟶　68mm

咬合平面

FH-occ.plane　8.0°　⟶　13.0°
SN-occ.plane　15.0°　⟶　20.0°

𬌗曲线
中切牙与磨牙的长度得到了改善

图1-30　术后12年X线头影测量分析，咬合高度在Harvold-McNamara triangle的平均值范围之内，咬合高度微微提高了，咬合平面与𬌗曲线都在平均值范围之内

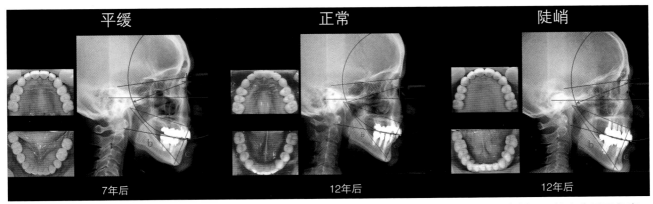

平缓　　　　正常　　　　陡峭

7年后　　　　12年后　　　　12年后

图1-31　头影测量分析中下颌支的角度（参考第20页图1-8）平缓、正常、陡峭3种类型的病例。尽管咬合平面角度差异性很大，但是长期的治疗效果都很稳定，其中是否存在着共通点

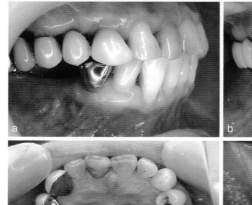
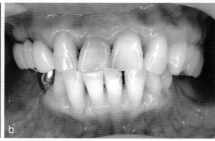
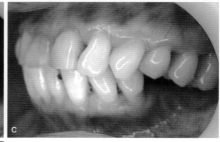
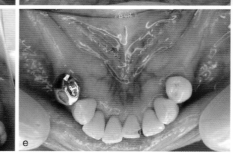

图1-32a ~ e　术前口内状况，上颌前牙咬合磨耗、下颌两侧磨牙区牙列缺损、不良修复体，以及咬合平面以及殆曲线的紊乱等诸多问题

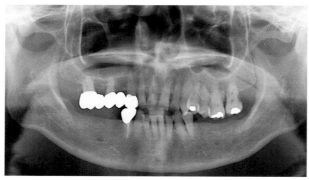

图1-33　术前曲面断层片

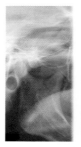
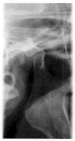
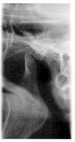
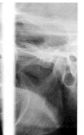

图1-34　术前颞下颌关节四分割X线片

　　能够长期维持稳定咬合关系的病例一定存在着一些共通点。我们对这些患者进行了分析总结（图1-33，图1-34）。结果发现所有的病例都在前述的咬合高度、咬合平面和殆曲线平均数值范围之内，由此可见骨骼与三者调和的重要性。

　　笔者将咬合平面的角度（参考第20页）分为平缓、正常、陡峭3种类型，图1-9展示的病例属于正常，下面将介绍平缓、陡峭的病例。

■咬合平面平缓的病例

　　图1-32中的患者因下颌双侧磨牙区牙列缺损导致咀嚼障碍和有美学需求来院治疗。检查发现口内修复体不良、咬合平面以及殆曲线紊乱等诸多问题。需要咬合重建综合治疗。

　　对下颌磨牙区进行种植治疗，为了改善牙齿的位置，对咬合平面以及殆曲线进行正畸治疗。

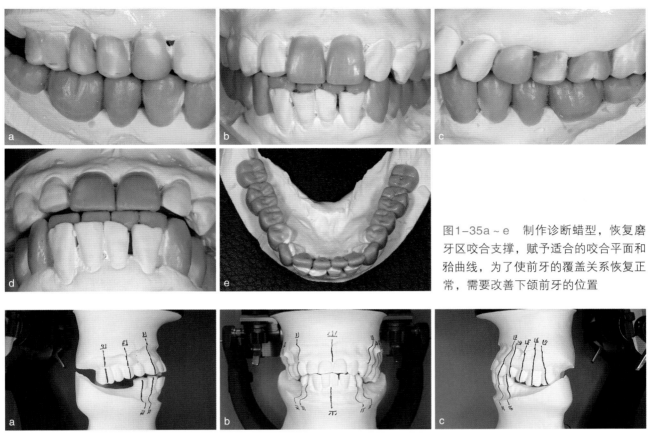

图1-35a～e　制作诊断蜡型，恢复磨牙区咬合支撑，赋予适合的咬合平面和𬌗曲线，为了使前牙的覆盖关系恢复正常，需要改善下颌前牙的位置

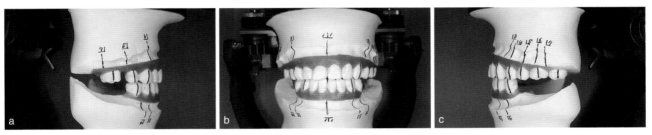

图1-36a～c　制作模拟正畸治疗术前的咬合模型

图1-37a～c　制作正畸治疗术后的咬合模型

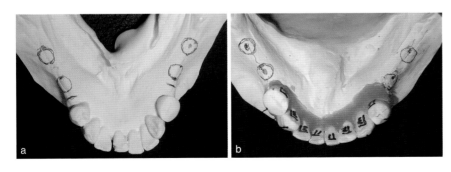

图1-38a、b　下颌正畸治疗术后的模拟模型，确定种植体植入的位置

　　首先制作诊断蜡型（图1-35）目的是模拟如何获得下颌磨牙区的咬合支撑，赋予相对于平缓咬合平面的前牙引导关系。为了改善前牙诱导关系，需要将下颌前牙向舌侧移动。接着制作正畸治疗后的模拟模型（图1-36，图1-37），确定种植体植入的位置（图1-38）。

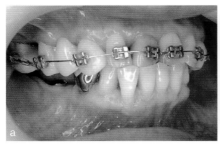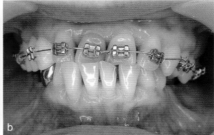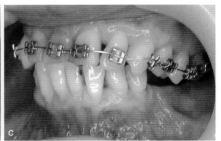

图1-39a~c　下颌磨牙区植入种植体，上颌开始正畸治疗

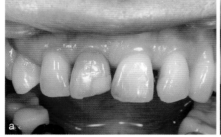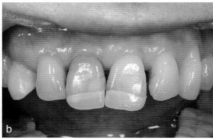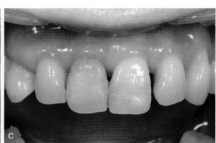

图1-40a　恢复上颌前牙形态　　　图1-40b　制作，戴入诊断饰面　　　图1-40c　诊断饰面修复

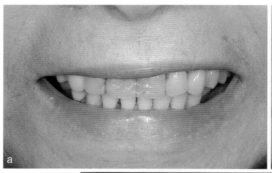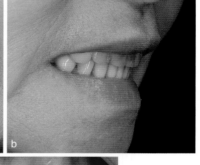

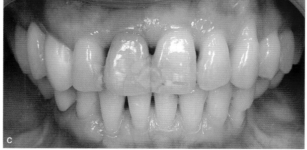

图1-41a~c　正畸治疗后口唇照及口内正面照

　　下颌磨牙区植入种植体后，开始上颌正畸治疗（图1-39）。上颌正畸治疗后恢复上颌前牙的形态（图1-40）。

　　图1-41正畸治疗结束后口唇以及口内的状况。确立了磨牙区的咬合支撑，获得了合适的前牙诱导。

　　正畸治疗结束后（图1-42），通过临时修复评估患者前方、侧向运动的功能以及美学效果（图1-43）。确认没有问题后取模（图1-44），戴入最终修复体（图1-45，图1-46）。

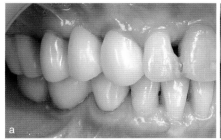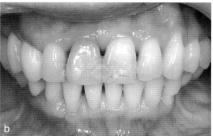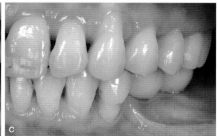

图1-42a～c　正畸结束后

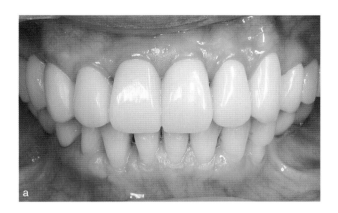

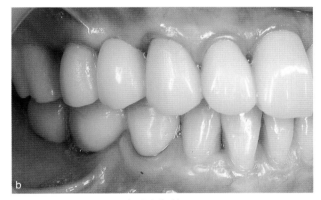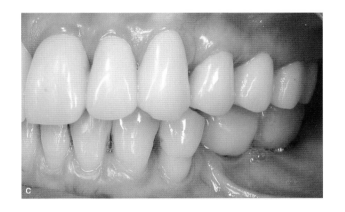

图1-43a～c　戴入临时修复体

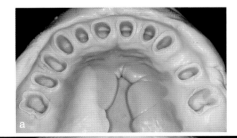

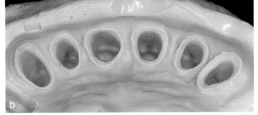

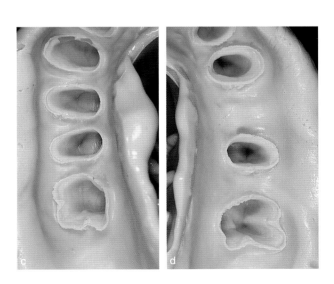

图1-44a～d　取模

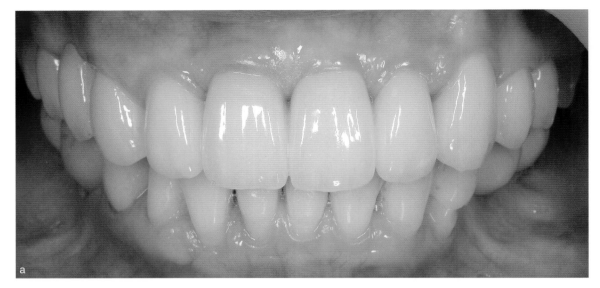

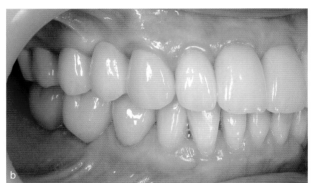

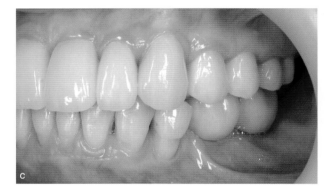

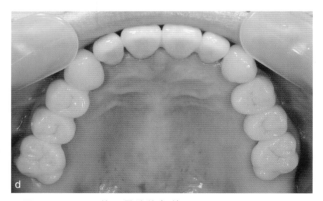

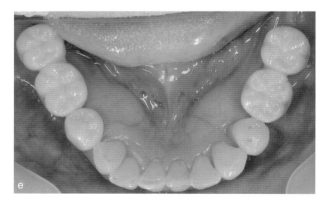

图1-45a～e　戴入最终修复体

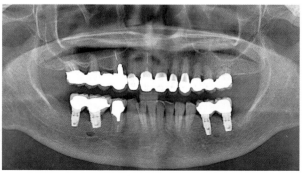

图1-46　戴入最终修复体后的曲面断层片

基于X线头影测量分析的再评估

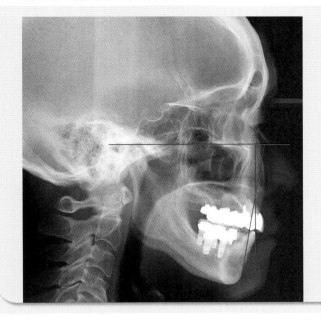

美学评估

U1 to A vert.为3.5mm

[M (2.2±2) mm]

L1 to A Pog为3.0mm

[M (3.4±2) mm]

图1-47　术后的X线头影测量分析。U1 to A vert.为3.5mm［M（2.2±2）mm］，L1 to A Pog为3.0mm［M（3.4±2）mm］，均在平均值范围内

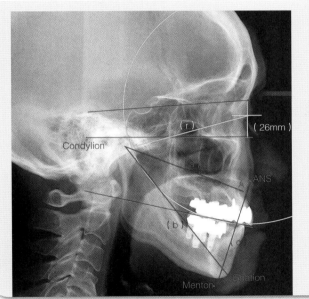

功能评估

咬合高度	平均值
（a）90mm	90mm
（b）116mm	113～116mm
（c）68mm	69～70mm
咬合平面	
FH-OP是12.0°	10.0°±2.5°
SN-OP是17.5°	17.5°±2.0°
殆曲线	正常

图1-48　用"Harvold-McNamara triangle"分析咬合高度，其中（a）为90mm，（b）为116mm，（c）为68mm，在平均值的范围内。咬合平面的FH-OP是12.0°，SN-OP是17.5°，在平均值的范围内。殆曲线的分析也显示正常。即使咬合平面平缓的情况下，所有数据都在适当的范围内

基于X线头影测量分析的再评估

术后进行了X线头影测量分析再评估（图1-47，图1-48）。作为美学指标U1 to A vert.为3.5mm，L1 to A Pog为3.0mm，均在平均值范围内，美学方面没有问题。

功能方面，应用"Harvold-McNamara triangle"分析了咬合高度，（c）的值虽然比正常值短了1mm，但基本在理想的范围内。另外，咬合平面与殆曲线也在平均值范围内。

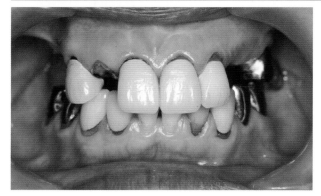

图1-49　术前正面照

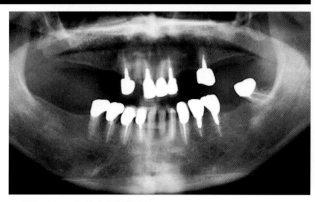

图1-50　术前曲面断层片

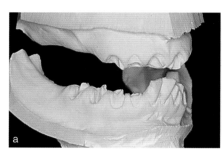
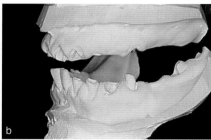

图1-51a、b　拆除桩核，检查原本的牙轴方向和健康的牙质量

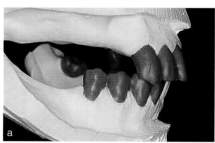
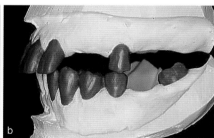

图1-52a、b　再现本来牙轴方向的蜡型

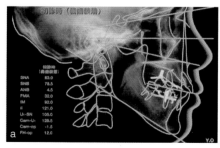
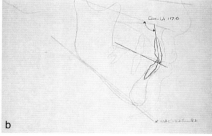

图1-53a～c　X线头影测量分析，制作正畸模拟模型

■咬合平面陡峭的病例

患者主诉咀嚼障碍以及美学问题（图1-49，图1-50）。上下颌两侧磨牙区牙列缺损，全颌存在不良修复体。如果保留前牙区的天然牙，需要改善牙齿的位置，制订了正畸与种植联合治疗的计划。

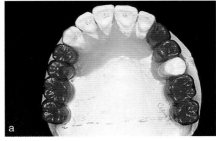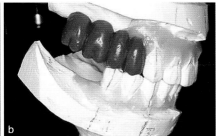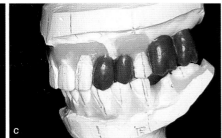

图1-54a～c 制作正畸模拟模型

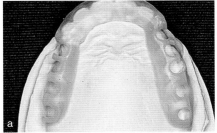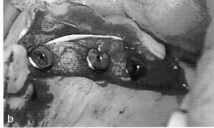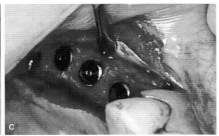

图1-55a 通过模拟正畸，决定种植体植入的位置，制作种植导板　　图1-55b、c 使用种植导板，植入种植体在正畸后的位置

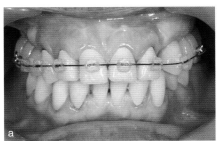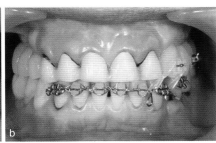

图1-56a 上颌正畸后

图1-56b 下颌正畸后

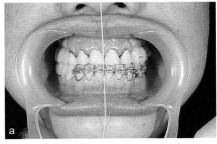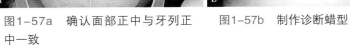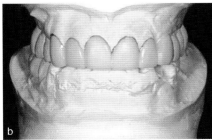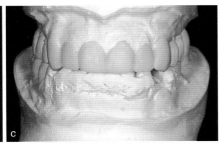

图1-57a 确认面部正中与牙列正中一致　　图1-57b 制作诊断蜡型　　图1-57c 制作临时修复体

　　首先拆除了现有的修复体，检查本来的牙轴方向以及健康的牙质量（图1-51）。然后，通过蜡型恢复本来的牙冠形态，制作临时修复体（图1-52），并进行X线头影测量分析（图1-53），制作正畸模拟模型（图1-54）。模拟正畸后的状态确定种植体的植入位置并制作种植导板（图1-55a），植入种植体（图1-55b、c）。开始上下颌正畸治疗（图1-56a、b）。

　　在上颌正畸后，下颌正畸治疗中确认中线一致（图1-57a），制作蜡型（图1-57b），制作临时修复体（图1-57c）。

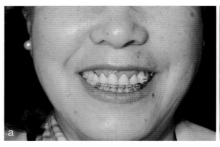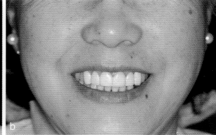

图1-58a　正畸后的口唇状态，露龈笑，治疗开始前就计划了正畸后进行冠延长术，所以先决定了上颌前牙切缘的位置

图1-58b　诊断饰面同时是手术导板

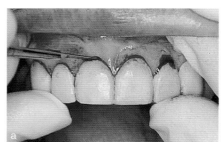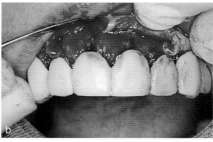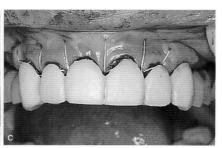

图1-59a～c　使用手术导板确定了切开线的位置、骨的切削量、骨的形态

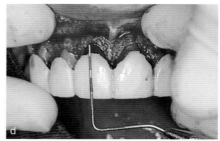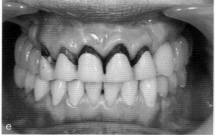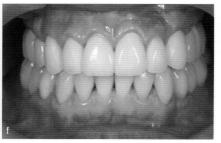

图1-59d～f　冠延长术后，戴入临时修复体

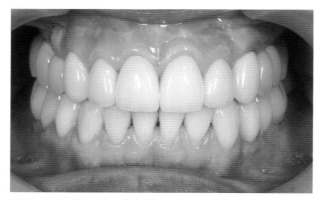

图1-60　戴入最终修复体

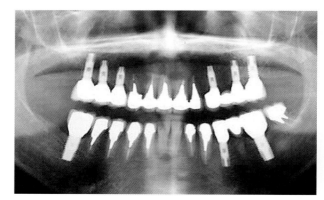

图1-61　术后曲面断层片

　　正畸术后露龈笑的状态（图1-58a），这是治疗开始前就预测到的结果。使用诊断饰面兼外科导板，确认了牙龈线的位置（图1-58b）。使用该导板进行了冠延长（图1-59）。

　　戴入最终修复体的状态（图1-60，图1-61）。磨牙区牙列缺损，而且牙齿位置存在问题，所以进行了修复、正畸、种植多学科的联合治疗。

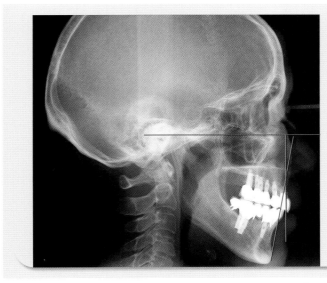

美学评估

U1 to A vert.为3.0mm

[M（2.2±2）mm]

L1 to A Pog为3.0mm

[M（3.4±2）mm]

图1-62 术后的X线头影测量分析。U1 to A vert.为3.0mm[M（2.2±2）mm]，L1 to A Pog为3.0mm[M（3.4±2）mm]，均在平均值范围内

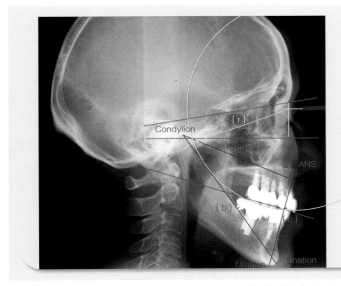

功能评估

咬合高度	平均值
（a）93mm	93mm
（b）127mm	119～122mm
（c）81mm	72～76mm
咬合平面	
FH-OP　15.0°	10.0°±2.5°
SN-OP　23.0°	17.5°±2.0°
殆曲线	低1mm

图1-63 用"Harvold-McNamara triangle"分析咬合高度，其中（a）为93mm，（b）为127mm，（c）为81mm。（b）、（c）比平均值长，因为原本就是下颌骨体向下突出的长面型。咬合平面FH-OP是15.0°，SN-OP是23.0°，呈陡峭倾斜。殆曲线的分析显示，在平均范围之内。由以上可知，即使咬合平面陡峭，也都属于正常范围

■基于X线头影测量分析的再评估

术后基于X线头影测量分析的再评估（图1-62）。两个指标的美学以及功能的评估数值都在平均值范围之内（图1-63）。

X线头影测量分析是在数年前才开始使用的。这两例长期维护观察的病例并没有在术前、术中进行评估。换而言之，是以面部外观确定上颌中切牙的位置，按照鼻翼耳屏平面确定上颌咬合平面，设定适当的颌位和咬合高度。然后使用临时修复体进行调整修改，最后完成最终修复的过程，即使在X线头影测量分析后，其数值也都在平均值范围之内。

但是治疗中也会遭遇一些非正常的情况，因此术中使用X线头影测量分析进行评估对年轻的医生来说是非常必要的。

接着介绍两例容易被迷惑的非正常修复再治疗病例。

■ X线头影测量分析的实用性

下面介绍的两个病例皆为高角面型，下颌骨骨体较长（图1-64）。病例一下颌骨骨体较长，向下突出，属于长面型、骨性安氏Ⅱ类。病例二下颌骨骨体较长，向前突出，属于骨性安氏Ⅲ类。

遇到这样的病例，如果仅凭感觉，只观察牙列来进行治疗，则无法进行上下颌骨相协调的治疗。这种情况需要X线头影测量分析。

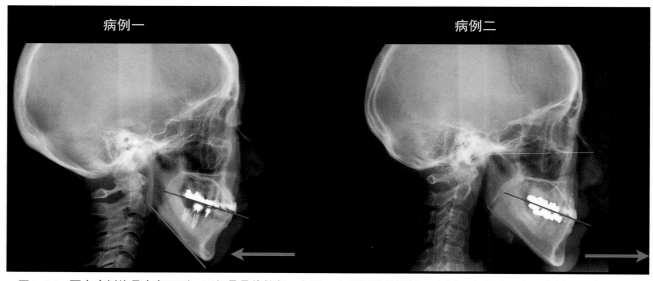

图1-64　两个病例均是高角面型，下颌骨骨体较长。但是，由于骨骼的不同，病例一为安氏Ⅱ类，病例二为安氏Ⅲ类牙列关系，如果不使用X线头影测量分析很难诊断

■病例一　高角面型，安氏Ⅱ类患者修复治疗的病例

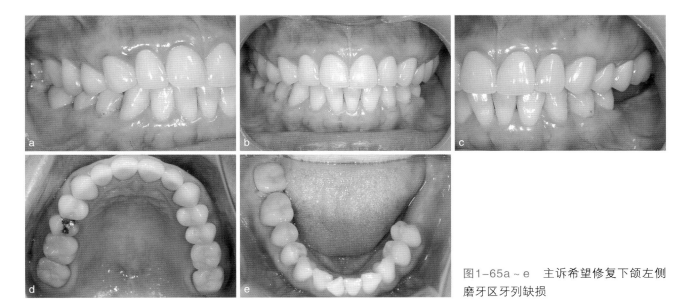

图1-65a～e　主诉希望修复下颌左侧磨牙区牙列缺损

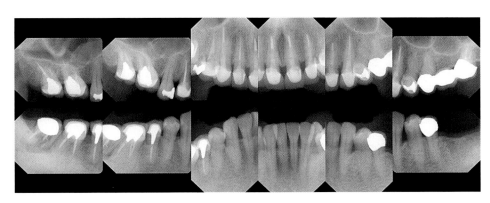

图1-66　<u>7</u>牙根折裂

　　患者女性，初诊时40多岁。因下颌左侧磨牙区牙列缺损来院（图1-65）。以前，在下颌左侧磨牙区进行了桥体修复，但因基牙牙根的折裂导致牙齿拔除。据口内X线片显示上颌所有牙齿都做了冠修复，而且下颌除了<u>4+4</u>之外，也接受了修复治疗。此外，<u>7</u>牙根折裂（图1-66，图1-67）。

　　患者担心会失去越来越多的牙齿，非常焦虑。

●检查、诊断

　　由于患者希望尽快恢复咀嚼功能，因此制作了诊断蜡型（图1-68），并使用种植导板在<u>6 7</u>处植入种植体（图1-69），之后戴入临时修复体（图1-70）。

　　进行了X线头影测量分析，从口唇与牙列间的关系观察显示有稍微的露龈笑（图1-71）。面部正中关系无太大问题。从面容上看上颌牙列的位置也并不算差（图1-72），接着进行了X线头影测量分析。

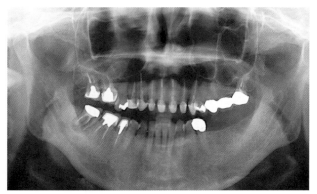

图1-67　上颌所有牙齿都做了冠修复，下颌除了$\overline{4+4}$外，都做了修复治疗

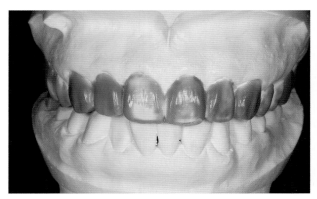

图1-68　因为患者想尽快恢复咀嚼功能，因此制作了诊断蜡型，对种植体植入位置进行了诊断

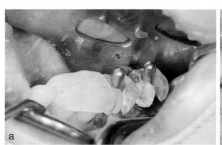
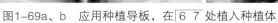
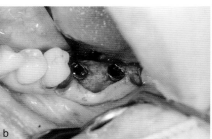

图1-69a、b　应用种植导板，在$\overline{6\ 7}$处植入种植体

图1-70　戴入了临时修复体

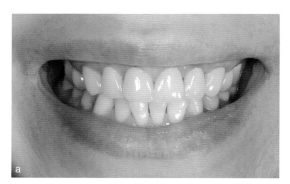
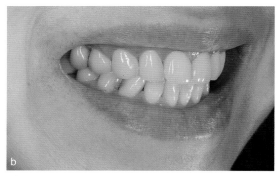

图1-71a、b　诊断口唇与牙列的关系，患者有稍微的露龈笑

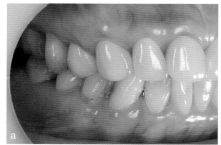
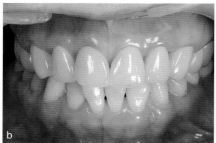
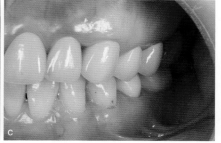

图1-72a～c　面部正中关系并无太大问题，从面容看上颌牙列的位置也并不算差

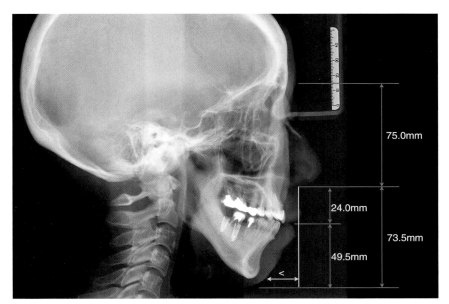

图1-73 中面部为75.0mm，下面部为73.5mm。虽然下颌骨骨体较长，但是下面部却较短

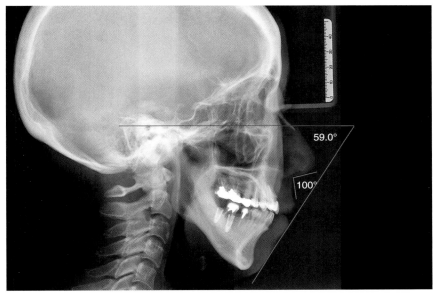

图1-74 鼻唇角为100°，Z-angle为59°

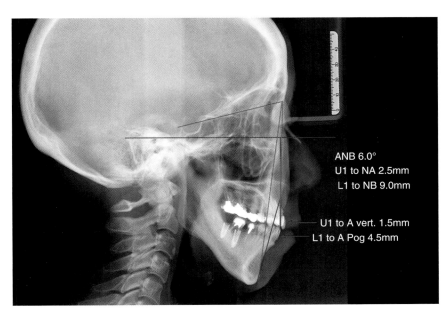

图1-75 ANB为6°，骨性Ⅱ类。U1 to A vert.。上颌中切牙的突出部分为1.5mm，在平均范围内，上颌中切牙的位置不存在问题

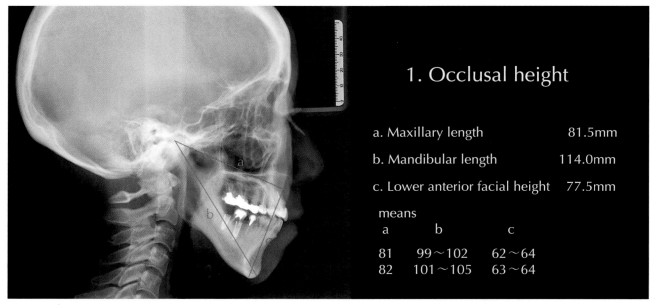

1. Occlusal height

a. Maxillary length		81.5mm
b. Mandibular length		114.0mm
c. Lower anterior facial height		77.5mm

means

a	b	c
81	99～102	62～64
82	101～105	63～64

图1-76　使用Harvold-McNamara triangle评估。Maxillary Length（a）为81.5mm，mandibular Length（b）为114.0mm，Lower anterior facial height（c）为77.5mm。比较平均值，b、c都远超平均值。虽然下面部比中面部短，但是b下颌骨骨体长度长，非常少有的病例。c也超过了平均值，无法抬高咬合高度

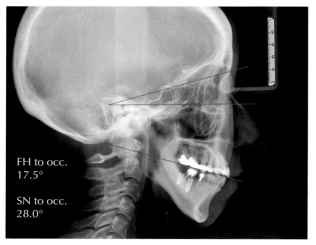

FH to occ.
17.5°

SN to occ.
28.0°

图1-77　咬合平面与FH平面成17.5°，非常陡峭（FH to occ.的平均值是10°，SN to occ.的平均值是17.0°）。在不能抬高咬合的情况下尽量使咬合平面平缓

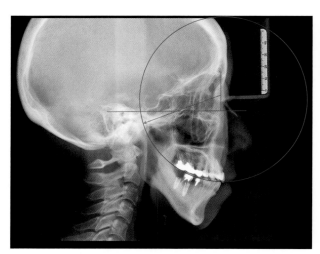

图1-78　𬌗曲线在上颌第一磨牙约短1mm，判断可以通过修复治疗改善

● X线头影测量分析

测量结果中面部为75.0mm，下面部为73.5mm（图1-73）。虽然下颌骨骨体较长，但是下面部却较短，这种情况非常少见。面部为长面型，但是由于下颌骨骨体向下方延伸，因此从正面观察时并不显长。颏部呈向后退缩的状态。此外，鼻唇角（Nasolabial angle）为100°，Z-angle为59°（图1-74）。

ANB为6°，属于骨性Ⅱ类。从FH平面画出通过A点和上颌中切牙的垂线（U1 to A vert.），上颌中切牙的突出为1.5mm，属于平均范围。上颌中切牙的位置未见异常（图1-75）。

使用"Harvold-McNamara triangle"分析法检查：Maxillary length（a）为

81.5mm，与之相对Mandibular length（b）为114.0mm，Lower anterior facial height
（c）为77.5mm。b和c都远远超过平均值（图1-76）。虽然下面部比中面部短，但
是如b所显示的下颌骨骨体较长。而且c为77.5mm高于平均值，所以无法抬高咬合
高度。相反，最好降低咬合高度，但是如果这样的话下面部会变得更短。足见该
病例诊断与治疗的难度很高。

　　关于咬合平面，相对于FH平面成17.5°，可以说是非常陡峭了（图1-77）。
如果下颌运动与咬合平面不协调就会加重磨牙的负担。因此，原则上应该使咬合
平面尽可能平缓，但是因为不能抬高咬合高度，所以治疗很难。

　　殆曲线在上颌第一磨牙区约短1mm，考虑可以通过修复治疗改善上颌牙列（图
1-78）。

　　综上所述，设定了以下治疗目标：
· 保持咬合高度。
· 将上颌中切牙的垂直长度增加1mm。
· 改善咬合平面，使之平缓化，将上颌磨牙高度提高1mm。
　　戴入临时修复体，下颌前牙进行正畸治疗，形成前牙诱导的同时完成上述治
疗目标。

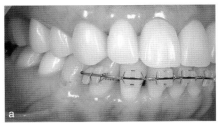
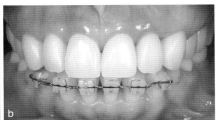
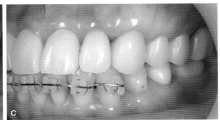

图1-79a～c　上颌前牙戴入切缘延长1mm的临时修复体

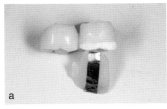
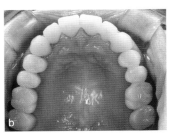
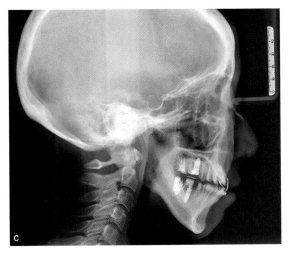

图1-80a～c　在前牙区使用铅箔，磨牙区使用X线显影树脂，拍摄侧位片，对前牙的位置和临时修复体的咬合平面进行诊断，虽然依旧是陡峭的咬合平面，但是多少得到了缓解

● 治疗流程
　　首先，戴入使上颌前牙切缘延长了1mm的临时修复体（图1-79）。
　　中切牙的唇面贴上铅箔，磨牙区使用X线显影树脂，之后进行侧位X线头影测
量分析（图1-80），对临时修复体的咬合平面是否合适进行了诊断。虽然依旧陡
峭，但是多少得到了缓解。

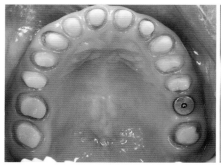

图1-81 去除临时修复体

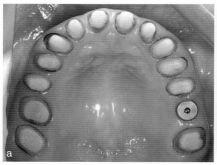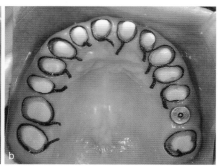

图1-82a、b 使用双线排龈法，取模

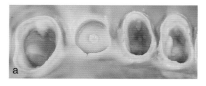

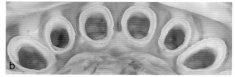

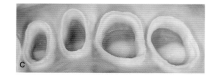

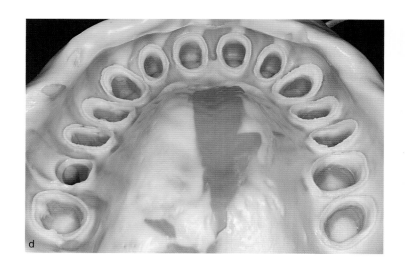

图1-83a~d 取模

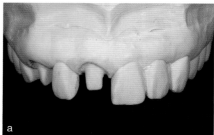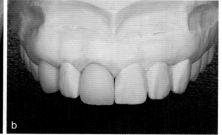

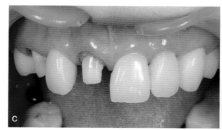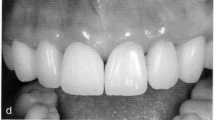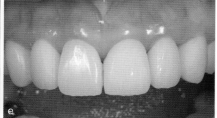

图1-84a~e 使用跳跃模型法制作最终修复体

之后使用双线排龈法，然后取模（图1-81~图1-83），使用跳跃模型法制作最终修复体（图1-84，图1-85）。最后戴入最终修复体（图1-86~图1-88）。

关于 7|6 7 种植体上部构造，为了尽可能地使咬合平面平缓。需要将下颌磨牙区的牙冠长度尽量地缩短。如果是基台粘接固位的话牙冠高度不够，所以选用了螺丝固位。

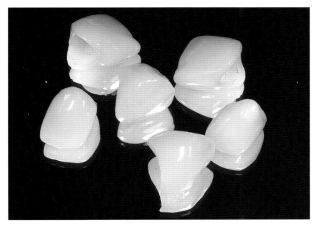

图1-85 制作完成的最终修复体

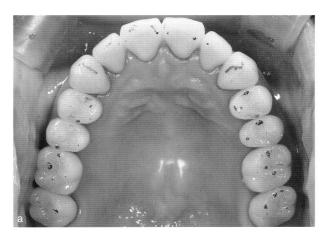

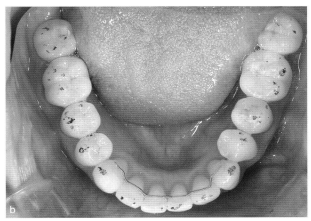

图1-86a、b 戴入最终修复体后的上下颌殆面状态

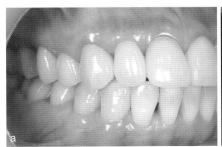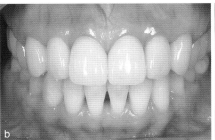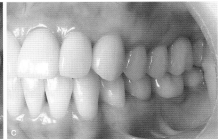

图1-87a～c 戴入最终修复体时

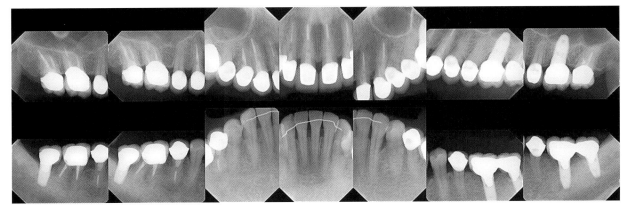

图1-88 戴入最终修复体后的根尖片

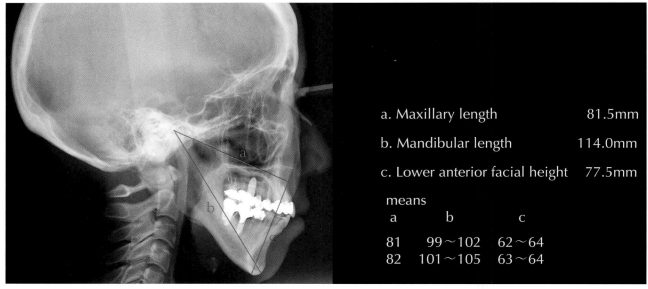

a. Maxillary length	81.5mm
b. Mandibular length	114.0mm
c. Lower anterior facial height	77.5mm

means

a	b	c
81	99～102	62～64
82	101～105	63～64

图1-89　使用X线头影测量分析进行了再评估。根据"Harvold–McNamara triangle"方法分析，a：81.5mm、b：114.0mm、c：77.5mm，与术前无差异

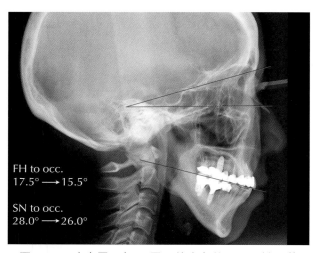

FH to occ.
17.5° ⟶ 15.5°

SN to occ.
28.0° ⟶ 26.0°

图1-90　咬合平面与FH平面的夹角从17.5° 被调整为15.5°，虽然依旧陡峭倾斜，但是已经尽可能地得到了改善

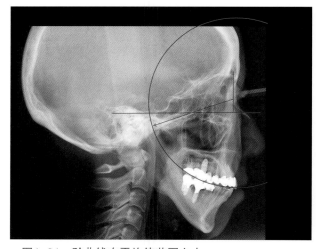

图1-91　殆曲线在平均值范围之内

●**基于X线头影测量分析的再评估**

　　术后应用X线头影测量分析进行了再评估，根据"Harvold–McNamara triangle"方法分析，a：81.5mm、b：114.0mm、c：77.5mm，与术前无差异（图1-89）。咬合平面与FH平面的夹角从17.5° 调整为15.5°（图1-90），虽依然依旧陡峭倾斜，但是已经尽可能地得到了改善。殆曲线在平均值范围之内（图1-91）。

　　术后8年，现在患者牙列并无任何异常，前牙区应患者要求重新制作改变了形态（图1-92，图1-93）。

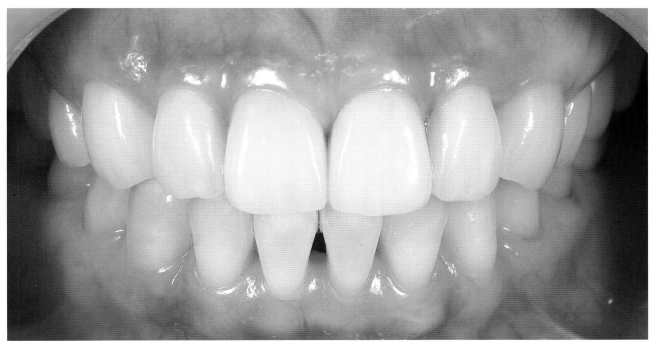

图1-92　术后8年，应患者要求为了改变形态重新修复了前牙区

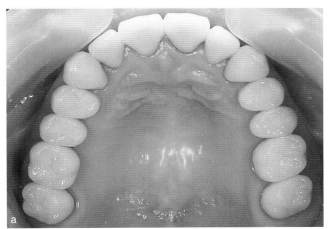

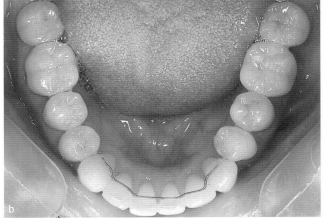

图1-93a、b　术后8年上下颌𬌗面照

■ 总结

　　此病例极为复杂，使用了X线头影测量分析，所以明确了此病例治疗的目标：维持咬合高度，尽可能地平缓咬合平面的角度。如果只是进行口内简单检查的话，因为看到磨牙区修复间隙窄小，可能会考虑提升咬合高度，这样会使咬合平面更加倾斜陡峭。

　　像这样不仅要进行口内的简单检查，而且应用X线头影测量分析对病例进行检察、诊断非常重要。

■病例二　高角面型，安氏Ⅲ类患者修复治疗的病例

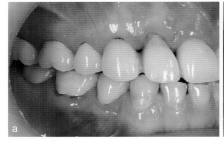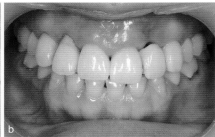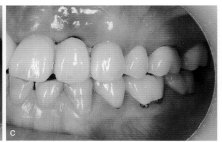

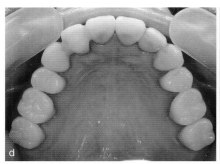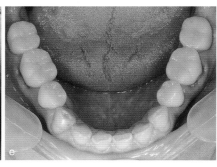

图1-94a～e　术前口内照。前医进行了全口冠修复后，⌊2牙根折裂，拔牙后截根，使用牙冠粘接在临牙，2⌋术后牙槽骨吸收导致牙齿松动，树脂进行固定。下颌前牙不是因为咬合磨耗，而是前医为了防止上下颌前牙的咬合接触磨除导致。前牙区呈开𬌗，磨牙咬合面形态平缓

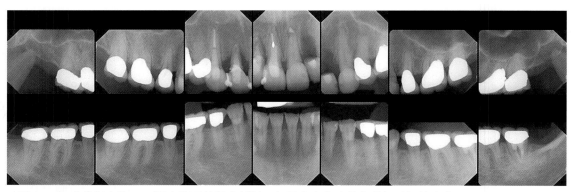

图1-95　术前根尖片。⌊1根尖处可见根充材料，但是患者自述没有进行过根管治疗

　　患者女性，初诊时30多岁。在前医进行了全口冠修复后，⌊2牙根折裂，拔牙后截根，使用牙冠粘接在临牙，2⌋术后牙槽骨吸收导致牙齿松动，树脂进行固定。⌊1根尖处可见根充材料，但是患者自述没有接受过根管治疗。除了下颌前牙区都接受了修复治疗（图1-94～图1-96）。

　　下颌前牙呈反𬌗曲线，这不是因为咬合磨耗，而是因为前医为了防止上下颌前牙区咬合接触磨除而造成的。前牙区呈开𬌗，磨牙区不知是因为咬合磨损，还是进行了咬合调整，咬合功能面非常平缓，造成了咀嚼障碍。

　　从上颌前牙的𬌗面照发现舌隆突的位置，2|2比1|1更靠近腭侧，表明患者原本的咬合状态可能是反𬌗或者切端咬合。

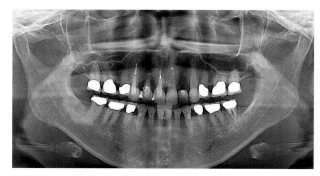

图1-96　术前曲面断层片

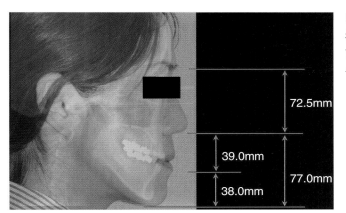

图1-97　X线头影测量分析，中面部为72.5mm，下面部为77.0mm，下面部长于中面部，为骨性Ⅲ类侧貌

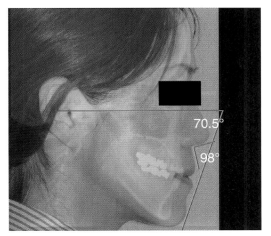

图1-98　鼻唇角为98°，Z-angle为70.5°

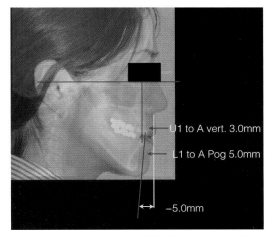

图1-99　U1至A vert.距离为3.0mm，上颌中切牙位置并非很糟糕，但是下颌向前突出，需要赋予适合的覆殆覆盖

● X线头影测量分析

　　通过X线头影测量分析：中面部为72.5mm与下面部为77.0mm相比较，下面部较长（图1-97）。呈骨性Ⅲ类侧貌。鼻唇角为98°，Z-angle为70.5°（图1-98）。

　　中切牙位置，U1至A vert.距离为3.0mm，还不错（图1-99）。但是下颌向前突出，因此需要赋予适合的覆殆覆盖。

　　根据"Harvold-McNamara triangle"分析，a：95.0mm，b：135.5mm，c：76.0mm（图1-100）。b超过平均值，c在平均值之内。由于c的范围是73~77mm，因此可以稍微抬高咬合高度。但是由于下面部的长度已经较长，因此并不能过度提高。但是，下颌支陡峭倾斜，希望下颌顺时针旋转将安氏Ⅲ类调整为安氏Ⅰ类。尽可能在范围之内抬高咬合高度。

　　对于咬合平面，FH平面到occ.夹角为22.5°，非常陡峭（图1-101），对于殆曲线，在第一磨牙的位置短2mm（图1-102）。根据上述情况的描述我们确定了如下治疗目标：

- 前牙区抬高咬合高度1~2mm。
- 改变上颌中切牙的牙轴方向。
- 尽可能地改善咬合平面，使之平缓。
- 将上颌磨牙长度延长2~3mm。

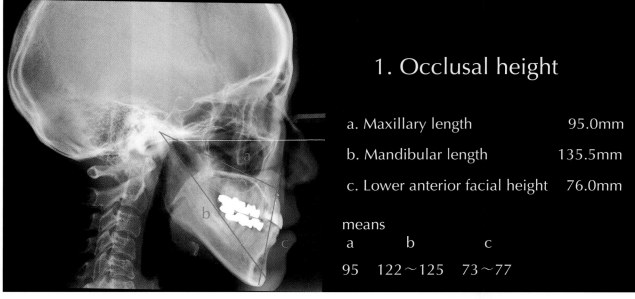

1. Occlusal height

a. Maxillary length   95.0mm
b. Mandibular length   135.5mm
c. Lower anterior facial height 76.0mm

means
a	b	c
95	122～125	73～77

图1-100　a：95.0mm，b：135.5mm，c：76.0mm。b超过平均值，c在平均值范围之内。由于c的范围是73～77mm，因此可以稍微抬高咬合高度

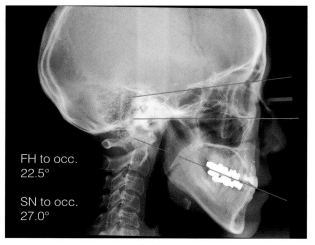

FH to occ.
22.5°

SN to occ.
27.0°

图1-101　FH to occ.角度为22.5°，SN to occ.角度为27.0°（FH to occ.角度平均值为10.0°，SN to occ.角度平均值为17.0°）。非常陡峭倾斜

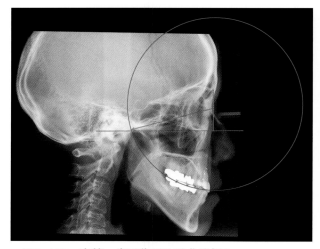

图1-102　在第一磨牙位置比𬌗曲线短2mm

● **治疗流程**

　　首先制作诊断蜡型（图1-103）。上颌前牙的位置正常，在制作临时修复体时，在𬌗架上上颌前牙抬高1～2mm，检查磨牙区可以延长的长度。上颌磨牙体延长2～3mm可以调整𬌗曲线达到正常，平缓咬合平面。而且，可以改变咬肌的走向为垂直。下颌前牙被磨除的部分弥补咬合抬高的空间，咬合平面变平缓。由于患者拒绝外科正畸手术，因此决定通过正畸将下颌前牙尽可能移向舌侧，赋予前牙的覆𬌗覆盖。

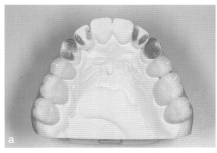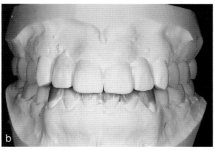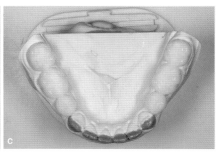

图1-103a～c　制作诊断蜡型，通过将上颌磨牙长度延长2～3mm，改善了殆曲线，尽量平缓咬合平面。增加下颌前牙长度，平缓咬合平面

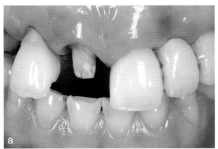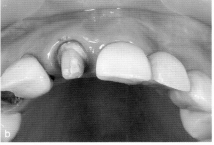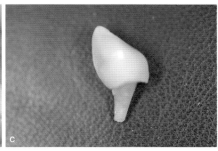

图1-104a～c　拆除 1|牙冠时，桩核一起脱落。发现冠根轴向显著不同

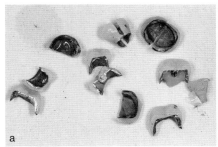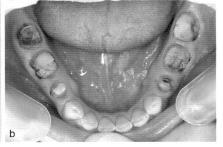

图1-105a、b　拆除所有旧修复体

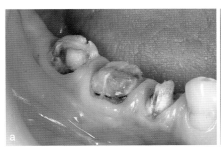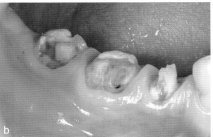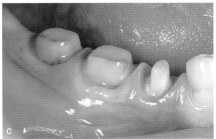

图1-106a～c　去腐后，间接覆髓

　　拆除 1|牙冠时桩核一起脱落。正如预期，牙根与牙冠轴向显著不同（图1-104）。如果此状态下进行前牙咬合接触和诱导，会给牙根、修复体带来破坏性的伤害。因此前医特意不让前牙接触。

　　接着拆除所有旧修复体，去腐，间接覆髓（图1-105，图1-106）。前牙区抬高咬合2mm，磨牙区、上颌前牙区戴入临时修复体，并使用树脂恢复，延长下颌前牙（图1-107，图1-108）。

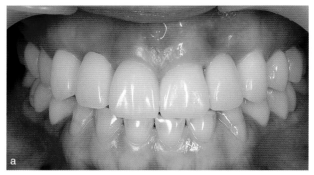
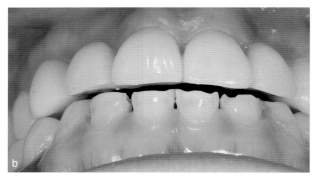

图1-107a、b　前牙区咬合抬高2mm，磨牙区与上颌前牙区戴入临时修复体，可见上下颌前牙间存在间隙

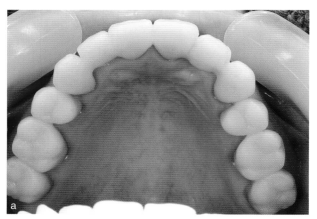
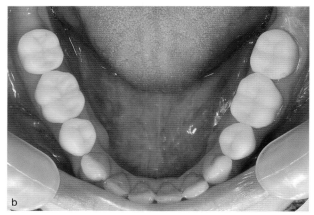

图1-108a、b　使用树脂恢复下颌前牙，戴入临时修复体后的上下颌𬌗面照

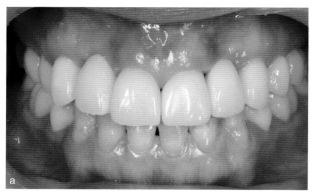
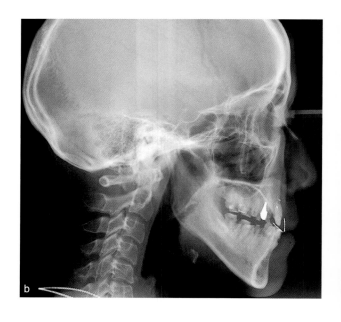

图1-109a、b　根据X线头影测量分析，上颌中切牙的牙根轴向与牙冠轴向存在显著差异，前牙区咬合高度抬高1mm，下颌下缘平面角展开1.5°，ANB角度增加约为1°

中切牙贴上铅箔，进行了X线头影测量分析。显示牙根与牙冠轴向存在显著差异。前牙区咬合抬高1mm，骨性的下颌下缘平面角展开1.5°，ANB角度的增加约为1°（图1-109）。

接着需要通过正畸治疗将下颌的前牙尽可能调整向舌侧，改善前牙咬合关系，赋予适合的覆𬌗覆盖，并且尽量平缓咬合平面。

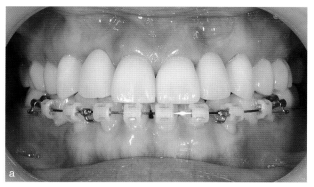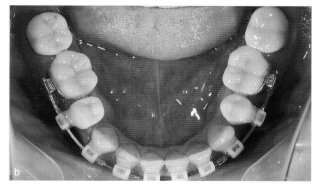

图1-110a、b 下颌正畸治疗。邻面片切，创造空间，尽可能地舌侧内收

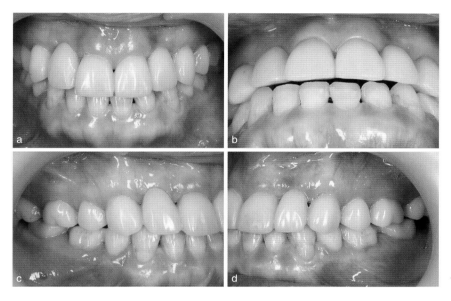

图1-111a~d 下颌正畸结束时，下颌前牙被调整向舌侧

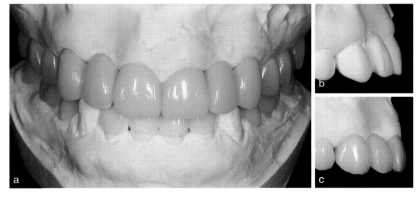

图1-112a~c 再次制作临时修复体，通过下颌前牙舌侧内收，上颌前牙可以制作与牙轴方向一致的临时修复体

● 下颌正畸开始

接着开始下颌正畸。邻面片切后创造空间，并尽可能将下颌前牙舌侧内收（图1-110）。正畸治疗结束，下颌前牙被调整向舌侧（图1-111）。上颌前牙可以制作与牙轴方向一致的临时修复体（图1-112，图1-113）。

从侧貌可见，虽然没有显著的变化，但改善了下唇的突出，面型接近安氏Ⅰ类（图1-114）。

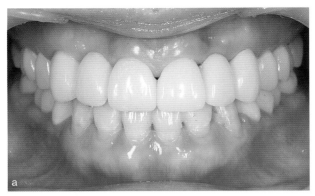

图1-113a　戴入临时修复体

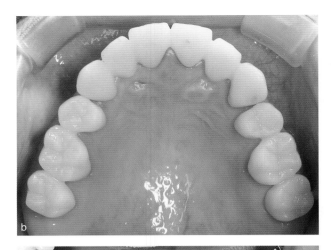

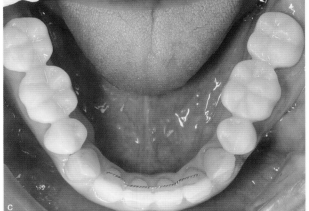

图1-113b、c　上下颌𬌗面照

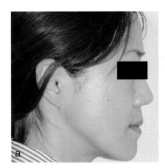

图1-114a、b　侧貌可见改善了下唇突出感，接近安氏Ⅰ类侧面照

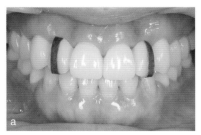

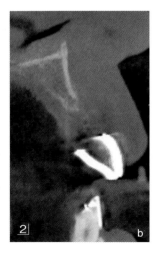

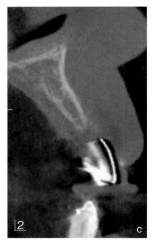

图1-115a～c　为了考虑是否在 2|2 进行种植治疗拍摄了CT。在 2|2 临时修复体上贴上铅箔纸，确定植入位置。由于 2|2 的骨量极差，如果需要种植，可分阶段进行

　　此时针对 2|2 进行了种植术前评估，而且 1| 根尖存在炎症，|1 为死髓牙。推测存在预后不良的风险。将此情况告知患者如果今后出现问题可以考虑在 2|2 进行种植。

　　从CT检查可以发现 2|2 的骨量严重不足（图1-115），如果进行种植治疗则需采取阶段治疗方案。植骨的同时（图1-116），进行了 1| 的根尖切除（图

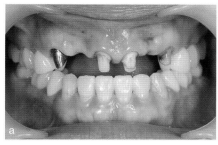
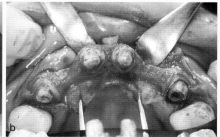
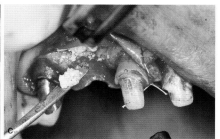

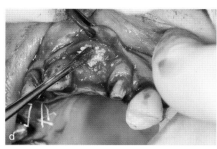
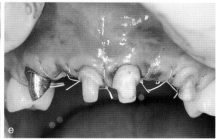

图1-116a～e 2|2 植骨，与此同时进行冠延长术

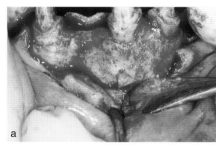
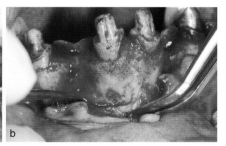

图1-117a、b 植骨的同时，与根管治疗医生一起，进行根尖切除手术

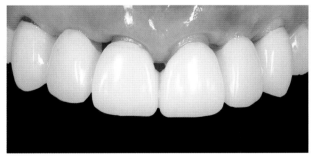
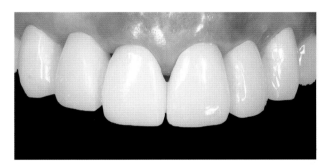

图1-118 牙周组织治愈后　　　　　　图1-119 边缘重塑后

1-117），为了确保 1|1 的牙本质肩领长度以及改善美学的需求，进行冠延长。牙周组织恢复后（图1-118），边缘重塑后（图1-119），可以观察到牙冠长度变长。

● **上颌正畸开始**

随着下颌正畸治疗，为了使牙冠与牙轴方向一致对上颌也开始正畸治疗（图1-120）。

按照牙轴方向制作临时修复体，通过正畸治疗将其向唇侧倾斜（图1-121）。

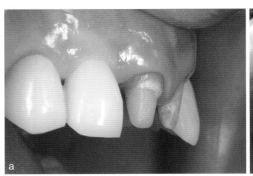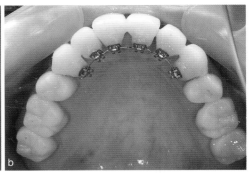

图1-120a、b　为了使牙冠与牙轴方向一致，上颌开始正畸治疗

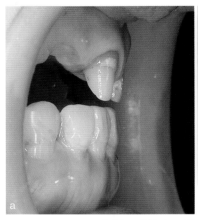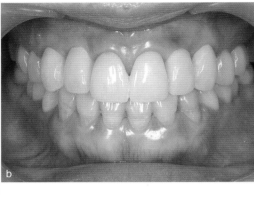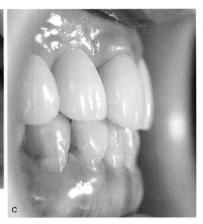

图1-121a～c　上颌正畸结束，通过唇侧倾斜，使牙冠与牙轴方向一致

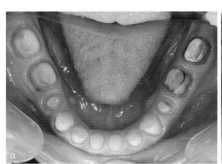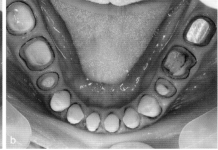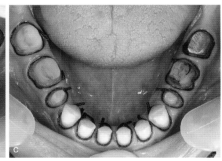

图1-122a～c　使用双线排龈法，取模

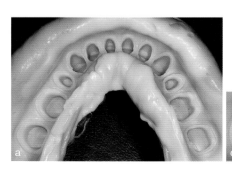

图1-123a～d　取模

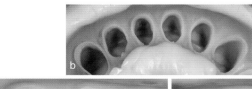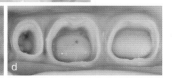

治疗后，1|1治愈良好。确认作为基牙可承受耐久力，与患者交流后决定不做种植治疗而改为三单位桥体修复。

下颌最终牙体预备后，取模（图1-122，图1-123）。此后，上颌最终牙体预备后，取模（图1-124～图1-126）。

图1-124a～c　上颌取模，去除临时修复体

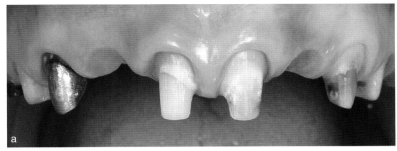

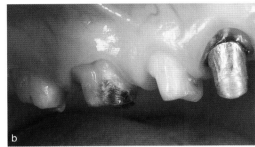
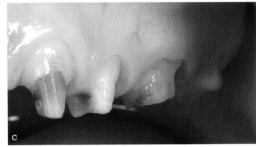

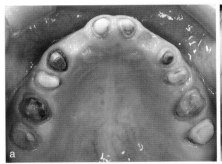
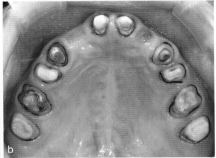
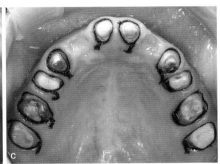

图1-125a～c　使用双线排龈法，取模

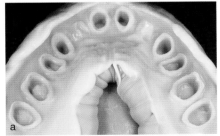
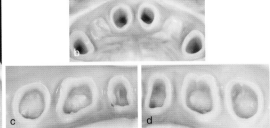

图1-126a～d　取模

●最终修复

上颌前牙部 ③ 2 ①｜① 2 ③ 做2组三单位桥体修复。上颌左右磨牙区 7 6 5｜5 6 7 冠修复，下颌 3 ﹢ 3 贴面修复，下颌左右磨牙区 7 6 5｜5 6 7 冠修复（上下颌第一前磨牙在之前的正畸治疗时被拔除；图1-127）。

最终修复后可见获得合适的覆𬌗覆盖，满足了患者对功能和美学的需求（图1-128）。

●术后再评估

术后使用X线头影测量分析进行了再评估。咬合平面虽然仍然陡峭，但已经尽

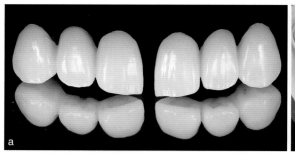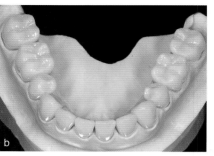

图1-127a、b 完成后的最终修复体。上颌前牙区左右三单位桥体修复。7 6 5 | 5 6 7 冠修复，下颌 3—3 贴面修复，下颌磨牙区 7 6 5 | 5 6 7 冠修复（上下颌第一前磨牙在之前的正畸治疗中被拔除）

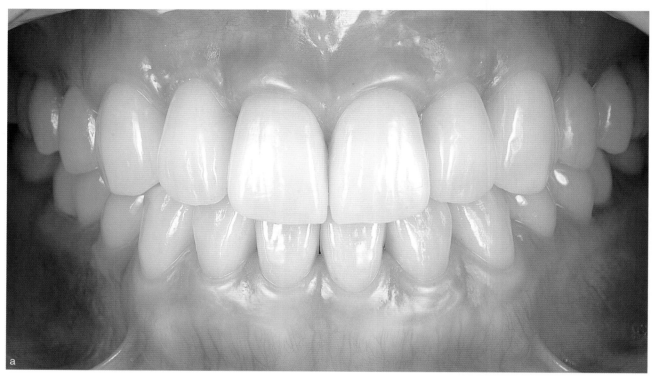

图1-128a 戴入最终修复体

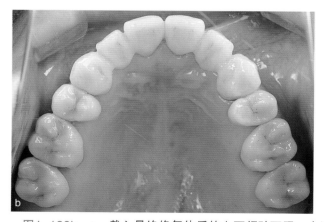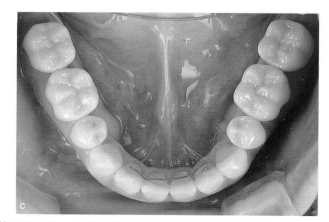

图1-128b、c 戴入最终修复体后的上下颌𬌗面照。合适的覆𬌗覆盖，正确的前牙诱导保证了磨牙𬌗面正常的展开角度

图1-128d 戴入最终修复体后的曲面断层片

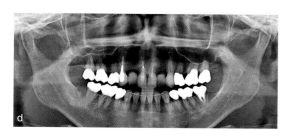

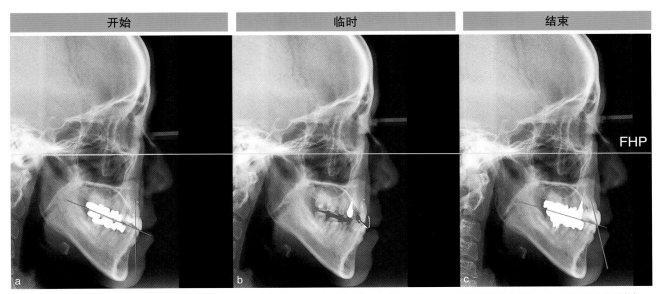

| 开始 | 临时 | 结束 |

FHP

图1-129a~c　术后使用X线头影测量分析再次评估，虽然咬合平面仍然陡峭，但尽可能使之平缓。上颌牙冠与牙轴方向一致

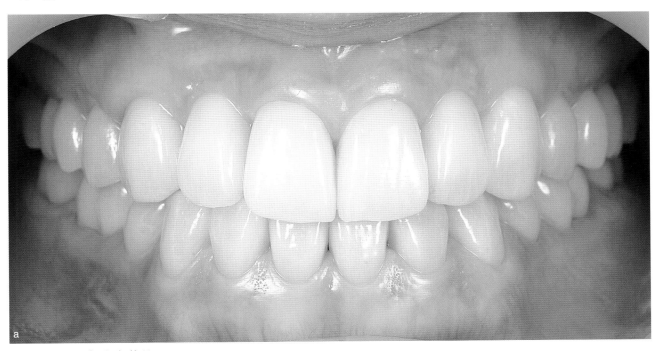

图1-130a　术后5年状况

量使之平缓。上颌牙冠方向也与牙根轴向一致（图1-129）。目前治疗结束已过去了5年，口内状况正常，未发现任何问题（图1-130）。

■ 总结

如果上下颌骨骼正常，咬合平面和牙轴正常的话，口腔状况就不会恶化到如此严重的程度，也就不会花费如此多的治疗费用和时间。导致如此严重的口内状况，一定存在着复杂的问题，需要尽可能地改善，所以诊断和寻找治疗方法尤为重要。

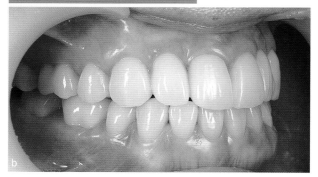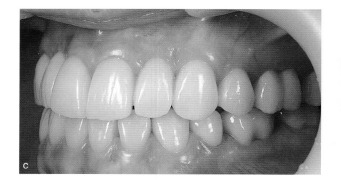

图1-130b、c 术后5年右左侧面照

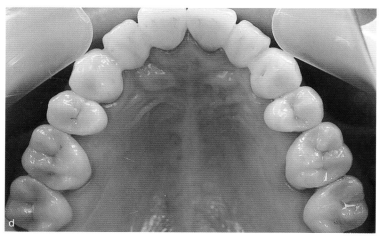

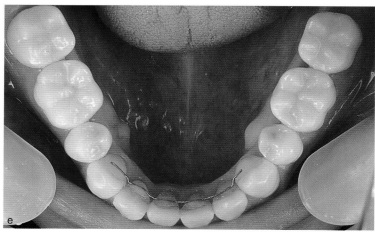

图1-130d、e 术后5年，上下颌𬌗面照

　　X线头影测量分析是非常有用的检查诊断方法。可以根据骨骼对咬合平面、咬合高度和颌位进行量化的分析、设定。

　　最后要介绍的两个病例同样是下颌骨体大，但是一个属于安氏Ⅱ类，另一个属于安氏Ⅲ类，从骨骼的角度来看都是很难的病例。到底应不应该抬高咬合，虽然医生的经验和直觉很重要，但是X线头影测量分析的数值给予我们可以量化、可视的证据，是非常有用的利器。

　　同样病例一，磨牙区修复空间较小。如果只凭直觉就会考虑抬高咬合高度。但是通过X线头影测量分析，就可以客观地进行诊断。这就是修复医生使用X线头影测量分析的重要性。

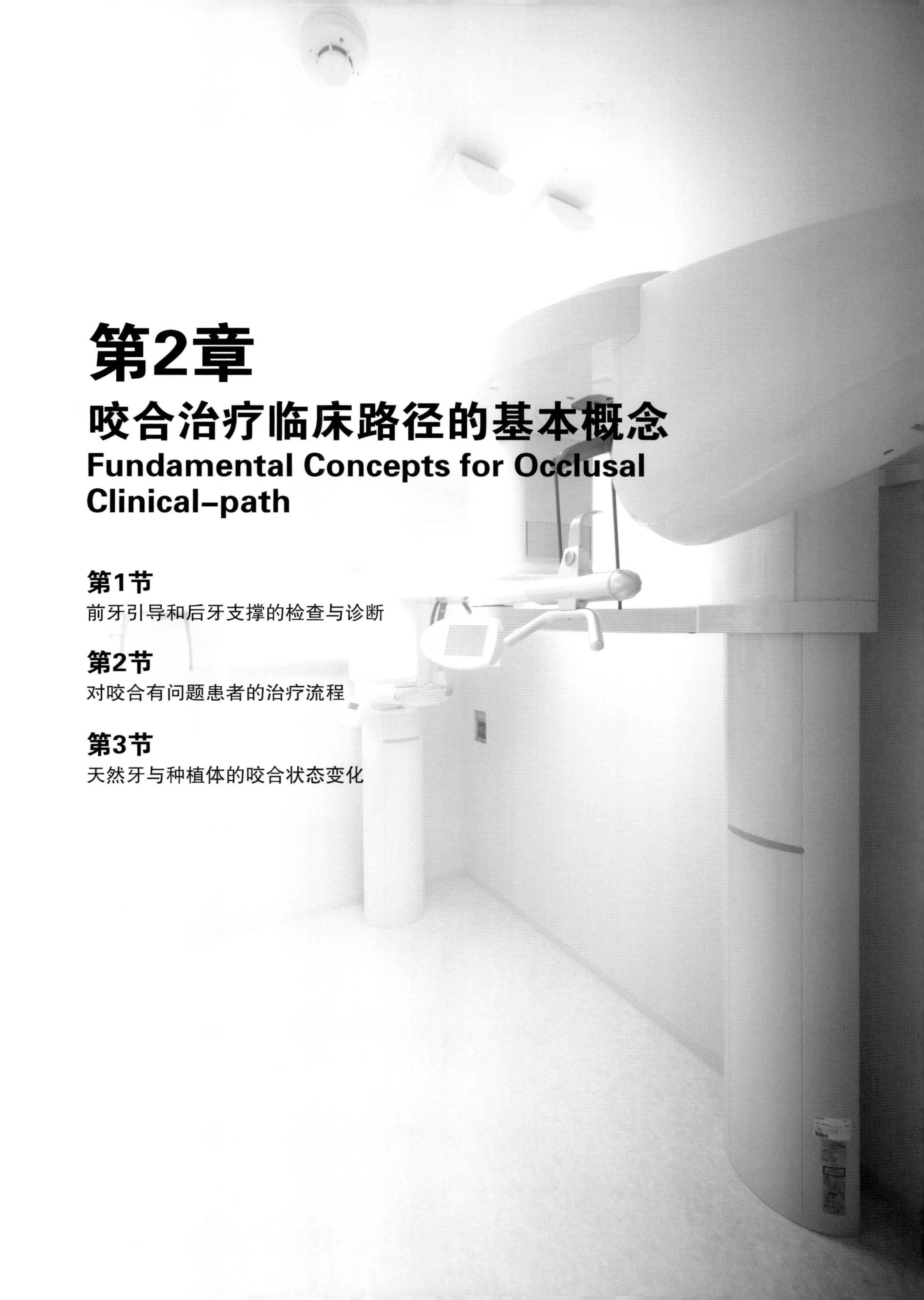

第2章

咬合治疗临床路径的基本概念
Fundamental Concepts for Occlusal Clinical–path

第1节
前牙引导和后牙支撑的检查与诊断

第2节
对咬合有问题患者的治疗流程

第3节
天然牙与种植体的咬合状态变化

| ## 前牙引导和后牙支撑的检查与诊断

■前言

要想获得长期稳定的修复治疗效果必须考虑的因素是力的控制（Force Control），即如何控制咬合产生的力。一旦产生异常不可控制的力，则会导致口内组织的损伤。不同人损伤部位可以不同，应该根据损伤产生的部位（例如下颌关节、牙周组织、骨骼和牙齿）进行具体分析（参照第3章），根据我们的分析，这种力都与颞下颌的运动异常相关，所以应该首先掌握人体的颞下颌关节运动知识。

■颞下颌运动的4个决定性因素

根据Guichet的理论，人体颞下颌关节运动与右侧颞下颌关节、左侧颞下颌关节、牙列和神经肌肉的运动机制这4个因素密切相关。图2-1中右侧颞下颌关节和左侧颞下颌关节被称为后牙支撑，而牙列被称为前牙引导。

在临床实际治疗中应检查这4个因素并做出正确的诊断，诊断明确之后制订详细的治疗计划，再开始治疗。

首先介绍临床上对前牙引导和后牙支撑的检查与诊断。

■前牙引导的检查与诊断

关于前牙引导，重要的是牙列是否能够正确地引导牙齿。笔者具体是从以下各项进行判断（图2-2）。

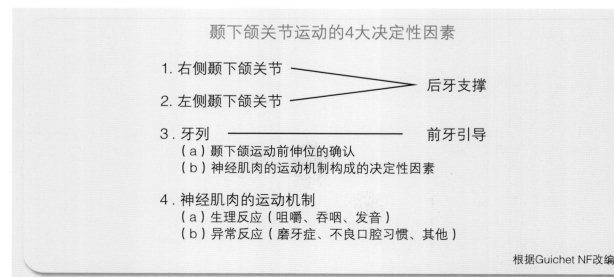

图2-1 颞下颌关节运动的4个决定性因素

- 希望获得功能侧的尖牙或者尖牙与前牙部或前磨牙的引导
- 在非功能侧，如果是弱接触，则没有问题，但是如果是可以影响功能侧接触消失的强接触，则可能会引起问题
- 由侧方运动引导的尖牙关系最好是M形引导，即通过上颌尖牙的近中端和下颌尖牙的远中端接触来引导下颌
- 最大牙尖交错位时，咬合高度合适、咬合解除稳定
- 最大牙尖交错位时，闭口时的早接触有无

图2-2　前牙引导的各项指标

后牙支撑的检查与诊断

在后牙支撑中，根据颞下颌关节功能来检查并诊断颞下颌运动是否正常（图2-3）。

- 颞下颌关节是否有症状
- 最大牙尖交错位时，稳定的髁突位置
- 左右颞下颌运动是否均等
- 是否能够顺畅地进行开口运动

图2-3　后牙支撑的各项指标

※1. 颞下颌关节紊乱症的分类

关于颞下颌关节紊乱症，日本颞下颌关节学会于2013年发布了颞下颌关节紊乱症的病理学分类准则，2014年制定了诊断标准，请参考该标准。

咀嚼肌紊乱症（Ⅰ型）

"病理"功能性以及非功能性的下颌骨运动时由肌肉引起的疼痛，这种疼痛会在咀嚼肌的激发试验中再次出现。

颞下颌关节疼痛紊乱症（Ⅱ型）

"病理"功能性以及非功能性的下颌骨运动时由关节引起的疼痛，这种疼痛会在颞下颌关节的激发试验中再次出现。

颞下颌关节盘紊乱症（Ⅲ型）

　可复位性颞下颌关节盘紊乱症（Ⅲ-a型）

"病理"包括髁突-关节盘复合体在内的颞下颌关节内部产生生物力学性紊乱，关节盘在下颌处于闭口状态时向髁突的前方位移，伴随张口关节盘则可复位。在伴有关节盘向内或向外错位的情况下，关节盘重新复位时，通常会产生"咔嗒"的弹响声。

　不可复位性颞下颌关节盘紊乱症（Ⅲ-b型）

"病理"包括髁突-关节盘复合体在内的颞下颌关节内部产生生物力学性的紊乱，关节盘在下颌处于闭口状态时向髁突的前方位移，伴随张口关节盘则可复位。有关节盘向内或向外错位的情况。

退行性颞下颌关节紊乱症（Ⅳ型）

"病理"伴有髁骨以及关节结节骨质改变，以关节组织受破坏为特征的退行性颞下颌关节紊乱症。

除上述前牙引导和后牙支撑外，笔者更是根据美学位点和功能位点进行了分类（参考附录第248页、第249页），对美学性要因和功能性要因进行了总结和分析。

●美学位点（esthetic site）（附录1，第248页）

　　美学位点检查首先要观察患者的侧面轮廓（soft issue profile）然后进行分析。在"1.vertical proportion"一项中，可以看到患者面部垂直方向上的比例。在项目"2.subnasale horizontal"中，参照鼻中隔下点来分析上唇突出度（a）、下唇突出度（b）和颏突度（c）。然后，在"3.angle"一项中，分析鼻与上唇之间的角度（鼻唇角）（a）以及E-line与FH平面之间的角度（b）。

　　然后使用X线头影测量分析对"美学性要因"进行分析。这里我们要注意的是中切牙的位置关系。以从FH平面作的垂线为标准，上颌中切牙的位置、下颌前牙的位置以及上颌中切牙和口唇的位置之间的关系。

　　再从SNA、SNB和ANB的角度来看，上颌中切牙和下颌中切牙相对于SN平面的位置关系。

●功能位点（functional site）（附录2，第249页）

　　关于功能位点，我们可以通过X线头影测量分析来分析咬合高度、咬合平面和𬌗曲线。为分析这三者之间的关系，我们可以使用"Harvold-McNamara triangle"一表的数据，并且根据从"Co（condylion）"到A点的距离a［a：上颌长度（Maxillary length）］，可以确定b［b：下颌长度（Mandibular length）］和c［c：前下面高（Lower Anterior facial hight）］的平均长度。参照该值，可以决定应该升高还是维持咬合高度。关于"Harvold-McNamara triangle"，请参考第18页的详细

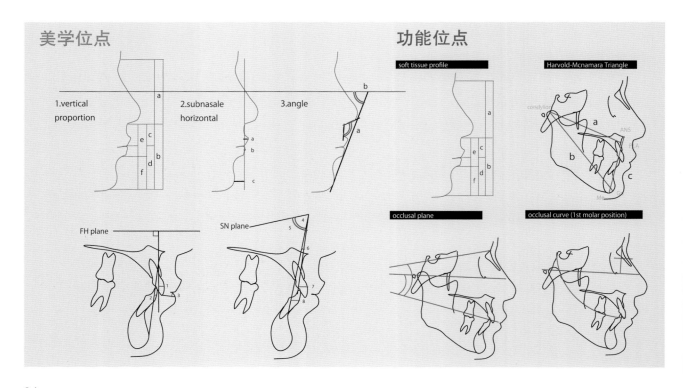

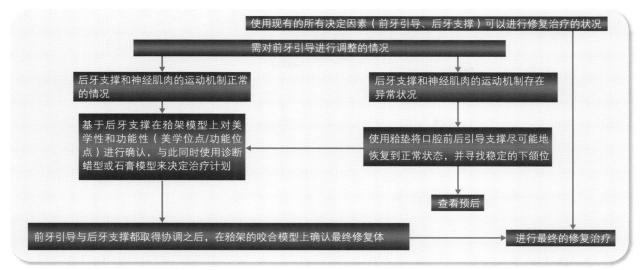

图2-4　前牙引导与后牙支撑的决策

介绍。

基于决策树（图2-4），我们将利用前牙引导和后牙支撑的标准进行检查和诊断，之后将探讨其在实际治疗中的使用效果。

当所有的决定因素（前牙引导、后牙支撑）无问题时，则可以不改变现有状况进行修复治疗，在制作嵌体、冠修复体、桥修复体等时，根据现在状况取得咬合记录，之后进行修复体的固位，在此时治疗已经完成大半。

■需要对前牙引导进行调整的情况

●当后牙支撑和神经肌肉的运动功能正常时

当需要对前牙引导进行调整的患者（指几乎所有牙列都需要重新制作修复体的病例），需要对后牙支撑和神经肌肉进行检查。

如果后牙支撑和神经肌肉无问题时，可以在𬌗架模型上对美学性和功能性（美学位点、功能位点）进行确认，同时采取诊断蜡型或石膏模型来制订进一步的治疗计划，制作临时修复体以观察确认前牙引导和后牙支撑是否协调。最后在𬌗架的咬合模型上采用直接咬合法确认最终修复体。

●当后牙支撑和神经肌肉的运动功能异常时

如果前牙引导需要调整，而且后牙支撑和神经肌肉的运动机制也不正常情况下，应该使用𬌗垫将口腔前后引导支撑尽可能地恢复到正常状态，并寻找稳定的下颌位。

在获得稳定的下颌位后，也就与后牙支撑和神经肌肉的运动机制是正常的一样去处理，确认后牙支撑在𬌗架模型上对美学性和功能性的同时，制作诊断蜡型或石膏模型。之后制作临时修复体，当前牙引导与后牙支撑都取得协调之后，在𬌗架的咬合模型上确认最终修复体。下面将为大家介绍几例临床病例的治疗程序。

▮病例1

患者：30多岁女性，初诊主诉为咀嚼困难而来就诊（图2-5）。

在收集所有的基本数据后（图2-6）未发现下颌功能及颞下颌关节有问题，考虑咬合引导存在问题（图2-7）。而且缺失的牙齿都是先天性的缺失，发现在上颌侧切牙的位置为尖牙，而在尖牙的位置上是前磨牙。⑤ 4|4 ⑤处皆为近中端的悬臂修复体，但是在⑥ 5 ④|④ 5 ⑥处有三单位的桥修复体。并在② 1|1 ②处有桥修复体，患者自述② 1|1 ②悬臂修复体经常松动。

由于上下牙列的不协调，患者失去了前牙的咬合接触。前牙并没有咬合接触，在左右两侧甚至前牙的咬合都需要磨牙来引导。因此，笔者考虑这是导致"咀嚼困难"的原因。

病例1 对咬合有问题患者的治疗方法

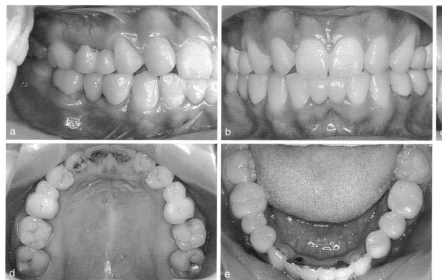

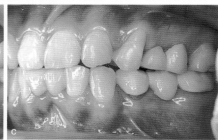

图2-5a~e 初诊时口内照，主诉为咀嚼困难而来院就诊

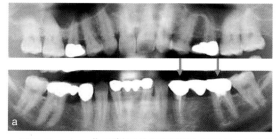

图2-6a、b 曲面断层片和牙周检查记录。可以清楚看到修复体的存在和牙齿的缺失，对于牙周组织来说，检查到了出血，探诊深度并非特别深，是简单的牙周炎初期，接受治疗即可好转

根据决策树的信息，由于"后牙支撑条件和神经肌肉的运动功能正常"（图2-8），考虑"需要对前牙引导进行调整"。

因此，将后牙支撑作为现在颌位的基准，以改善咬合引导的缺陷和早期接触，并结合美学性和功能性要点的同时制作诊断蜡型。

此时重要的是要听取患者的要求和可接受的治疗方法。当时患者接受了修复体治疗以及外科处理等的治疗方案，但是不考虑进行矫正治疗和种植治疗。另外，患者对治疗时间周期和治疗费用没有限制（图2-9），考虑到患者的上述情况采取了制作诊断蜡型的治疗方案。

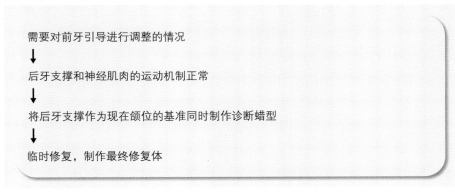

图2-7　基础资料。检查可见口内整体不良修复体较多，颞下颌关节未发现问题，但是左右侧的运动皆由磨牙部分来进行引导，加上非功能侧也检查到了咬合接触

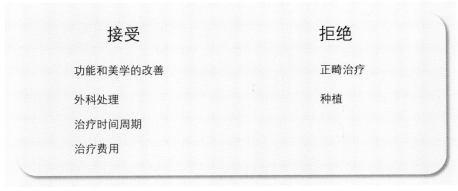

图2-8　治疗流程图

图2-9　因为患者并没有考虑正畸治疗和种植，所以以修复体治疗为主

●诊断蜡型的制作

制作诊断蜡型是为了明确治疗目标。明确了治疗目标，就可以确定修复治疗的范围，对于牙列缺失的修复方法，以及是否需要正畸治疗的参考。本病例需要恢复前牙的美学，赋予适合的咬合诱导，磨牙区牙尖交错位的状态下重建稳定的咬合面形态。这个病例本来需要正畸治疗，但是由于患者拒绝，所以通过制作蜡型判断只使用修复手段是否可以改善（图2-10，图2-11）。

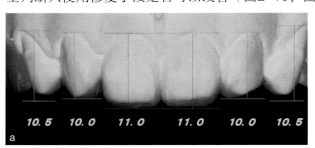

图2-10a　制作诊断蜡型，确定中切牙的边缘位置，参考平均牙冠长度，协调上颌前牙区牙冠形态的协调。因为患者的牙冠长度均略短于平均长度，所以将 1|1 延长至11mm，并在舌侧表面稍微添加厚度。本病例是 2|2 牙损失，尖都位于侧切牙处，因此需要将其作为侧切牙来制作诊断蜡型

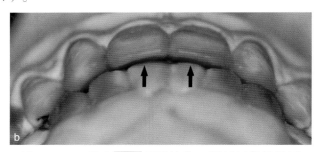

图2-10b　因为 1|1 牙列缺失，所以以前接受了 2+2 的桥体修复，通过诊断蜡型确认了上颌前牙舌侧和下颌前牙的唇侧到切端修复添加可以获得合适的前牙诱导。在对 1|1 延长牙冠长度的同时改变舌侧形态赋予前牙诱导

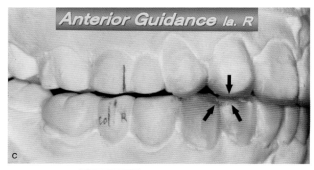

图2-10c　②1|1② 为桥修复体，但是将该桥修复体延长到 3|3，使其成为 ③②1|1②③ 牙桥，在诊断蜡型上确认了上颌尖牙和下颌尖牙的D形引导（上颌尖牙舌侧近中面与下颌尖牙颊侧近中面）（功能侧为D形接触时咬合容易被向外引导）与侧切牙之间的缝隙形成的尖牙引导殆。同时，即使赋予前磨牙尖类似于尖牙的形状，前磨牙依旧可以呈咬合分离的状态。另外，术前磨牙的咬合面平缓，上下磨牙间有缝隙形成，应该赋予咬合面适当的磨牙咬合面的颊尖的舌斜面与舌尖的颊斜面角度

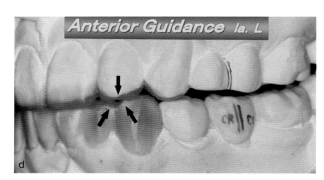

图2-10d　与对侧相同，上颌尖牙和下颌尖牙的D形引导与侧切牙形成三点的尖牙引导殆，同时上下磨牙间有缝隙形成，应该赋予磨牙咬合面适当的颊尖的舌斜面与舌尖的颊斜面角度

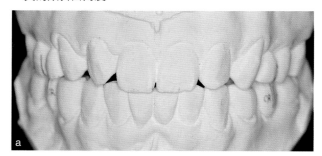

图2-11a　术前的诊断模型，明显呈开殆状态，上下颌存在空隙

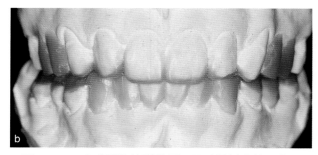

图2-11b　完成后的诊断蜡型，开殆得以改善，磨牙咬合面也赋予了合适的展开角。诊断蜡型由笔者本人完成，会了解之中的很多细节。这也是制作诊断蜡型的乐趣之一，推荐大家首先尝试自己制作一次

●临时修复

制作临时修复体是为了前瞻性地检验最终修复体形态，戴入临时修复体期间检查功能和美学并进行修正。根据诊断蜡型制作临时修复体并戴入（图2-12~图2-14）。

在试戴阶段，首先要确认是否改善了患者的主诉"咀嚼困难"。还有对于是否有不适，赋予的咬合诱导是否舒服，牙冠状形态是否符合美学标准，牙周组织是否有炎症，临时修复体的厚度是否得以确保（合适的基牙预备），是否会发生异常的咬合磨耗，咀嚼、吞咽、发音是否有问题，牙冠形态是否易于清洁等方面需要确认。

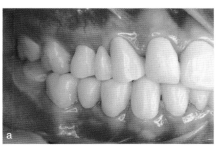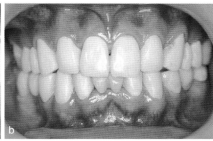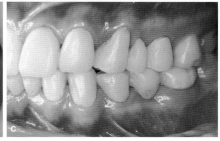

图2-12a~c 根据诊断蜡型进行最初临时修复体的制作，并对功能和美学进行评估。佩戴临时修复体期间进行清洗牙、刮治、根管治疗等基础治疗，根据情况对临时修复进行调整

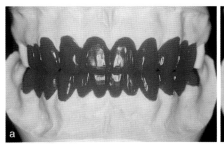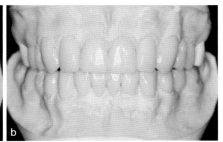

图2-13a 基础治疗结束后，将通过调整之后的临时修复体形态复制到第二次诊断蜡型，制作最终临时修复体

图2-13b 兼备功能与美学的最终临时修复体，因为可以根据预备好的基牙形态制作诊断蜡型，更精密地制作龈缘下临时修复体的形态

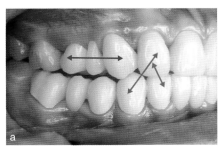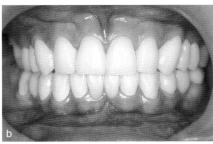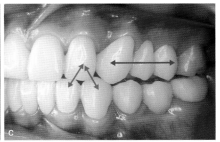

图2-14a~c 戴入最终临时修复体，虽然牙列形态并不正常，但是红色箭头（尖牙位于侧切牙的位置），下颌侧切牙，尖牙部形成尖牙诱导，实现了开𬌗。特别是前磨牙区是桥体修复（蓝色箭头），避免咬合干扰。磨牙区咬合面才可以赋予适当的颊舌向斜面角度

●基牙预备至戴入最终修复体

　　患者戴入最终临时修复体，使用3~6个月后进行最终基牙预备（图2-15）。
与最终临时修复体模型交叉上𬌗架（图2-16，图2-17），制作并戴入最终修复体
（图2-18，图2-19）。

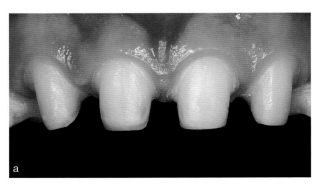

图2-15a　最终基牙预备。所有修复体均为金属烤瓷
冠修复，当时（20世纪90年代初期），由于材料限
制，虽然使用了360°牙冠的预备，但尽可能地注意
对牙髓的保护和避免牙周的伤害

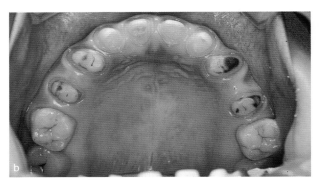

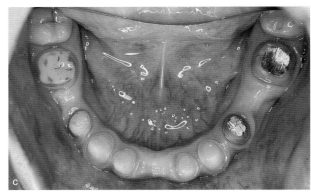

图2-15b、c　基牙预备后的上下颌𬌗面照

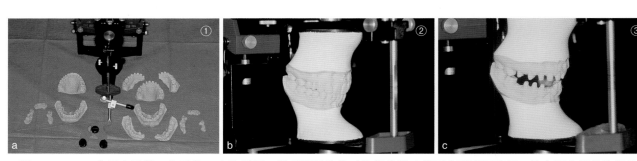

图2-16a~c　交叉上𬌗架。为了将口内使用了一段时间后的临时修复体的功能形态再现于𬌗架，并应用在最终修复体
上。需要分别对以下项目进行采集：临时修复体模型与面弓、上下基牙模型、临时修复体与和基牙咬合关系、基牙与
基牙的咬合关系（①）。首先临时修复体模型上𬌗架后，在切导盘上用树脂复制前牙引导（②），然后通过咬合关系
将基牙模型依次上𬌗架（③）

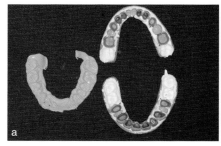

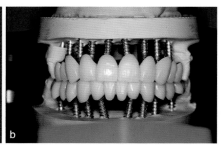

图2-17a、b　再次上𬌗架。为了减少
制作修复体时所产生的误差，再次上𬌗
架，减少最终修复体的咬合调整

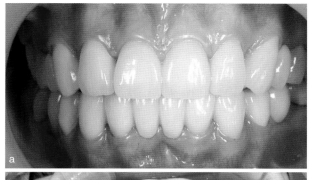

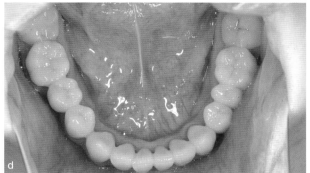

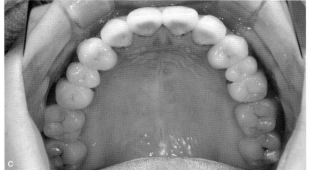

图2-18a～d 戴入最终修复体

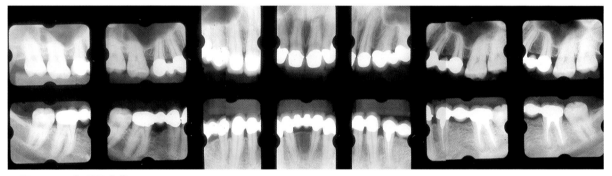

图2-19 术后根尖片

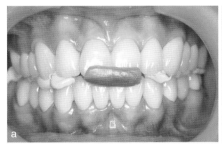

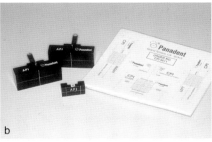

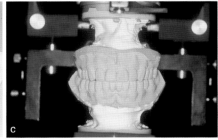

图2-20a～c 术后取CR咬合关系以及模型，上𬌗架，通过Axis Position Indicator检查ICP与CR是否存在不同

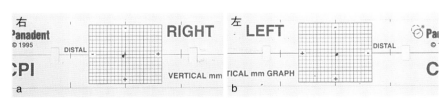

图2-21a、b 左右两侧ICP与CR无错位

术后取CR咬合关系，上𬌗架，检查与最大牙尖交错位是否存在不同，无错位（图2-20，图2-21）。

术后预后良好（图2-22，图2-23）约20年后（图2-24），右侧桥修复体基牙

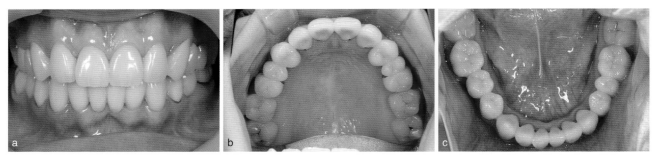

图2-22a～c　术后8年

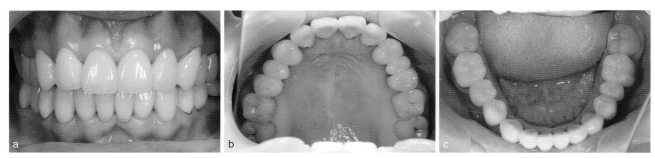

图2-23a～c　术后16年

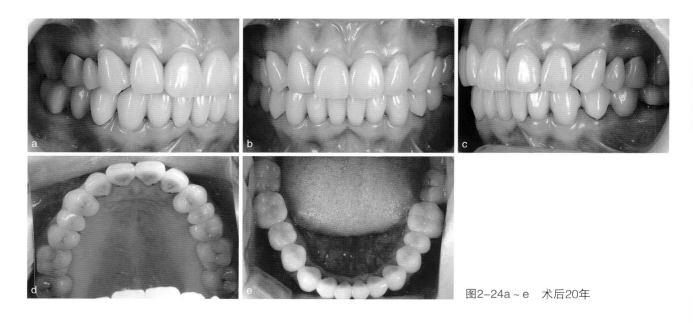

图2-24a～e　术后20年

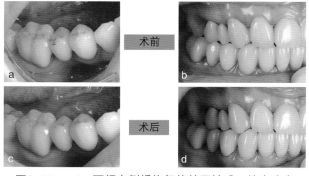

图2-25a～d　下颌右侧桥修复体基牙敏感，检查咬合后发现存在侧方运动干扰，调整咬合后敏感症状消失

出现敏感症状。在检查咬合时，发现侧方运动时存在咬合干扰（图2-25上），保证尖牙保护殆的陶瓷在术后20年产生磨损，咬合干扰导致了敏感反应。咬合调整后，症状缓解（图2-25下）。

该病例没有特别的不良习惯，并且长期保持了稳定的牙列和咬合。但是，也会存在过大的咬合力成了破坏的原因不得不重新修复的病例。下面我们将介绍这类典型病例。

◼ 病例2

　　患者为40多岁的男性，初诊主诉为咀嚼困难（图2-26，图2-27）。因为有牙科治疗恐惧症，所以几乎不去医院，一味忽视病情。而且，根据下颌前牙区的咬合磨耗推测该患者以前有磨牙症。

病例2　对于因牙齿脱落而失去前牙引导患者的治疗方法

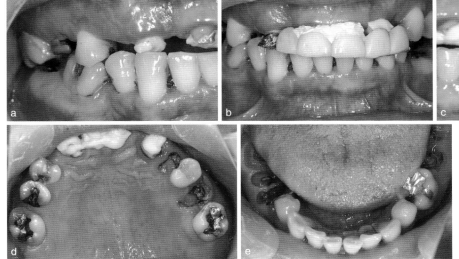

图2-26a～e　初诊时口内状况，主诉为咀嚼困难

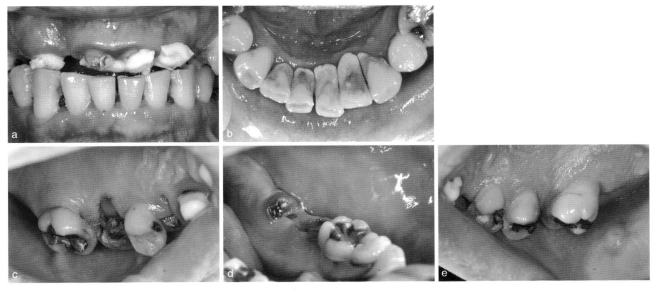

图2-27a～e　口内清洁情况非常差，并且存在许多残根

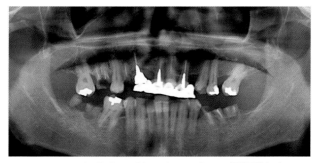

图2-28　术前曲面断层片，2|3、5|5缺失，6 4 3、6 7、7 6无法保留

术前的牙周检查

	445		434		3310		不能	不能	不能		333	333		334
7	6	5	4	3	2	1	1	2	3	4	5	6	7
	443		443		646		333	334	333		333	333		433
	444		444	433		不能	不能	不能		不能	433	333	
7	6	5	4	3	2	1	1	2	3	4	5	6	7
	444		434	434	433	333		333	333	333	433		

图2-29　术前的牙周检查

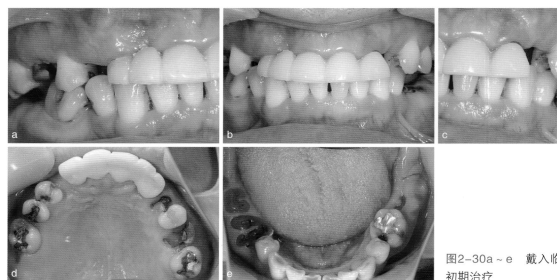

图2-30a～e　戴入临时修复体，开始初期治疗

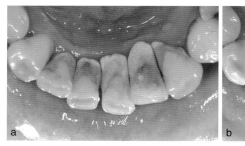

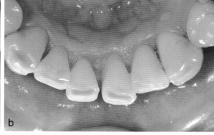

图2-31a　术前，下颌前牙

图2-31b　初期治疗后，下颌前牙

　　首先通过X线片和口内检查判断牙齿保留的可能性（图2-28，图2-29）。制作、戴入临时修复体（图2-30）。在检查和诊断颌位的同时开始初期治疗（图2-31a、b）。

　　此患者诊断为"需要对前牙引导进行调整"和"后牙支撑和神经肌肉机制正常"，所以制作了诊断蜡型（图2-32）。

　　此患者需要早期建立稳定的咬合，所以首先要在下颌植入种植体，制作并戴入临时修复体。在观察期间进行临时修复体的调整（图2-33～图2-35）。为了改善牙龈缘位置，对上颌前牙部1|1 2行冠延长术（图2-36）。

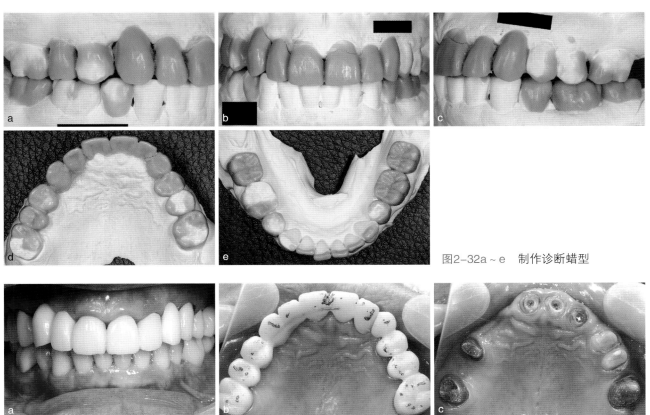

图2-32a~e 制作诊断蜡型

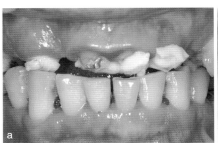

图2-33a 下颌骨种植体植入后，戴入临时修复体

图2-33b 戴入上颌临时修复体

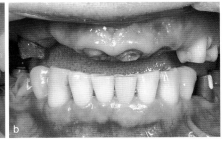

图2-33c 摘下临时修复体时的状态

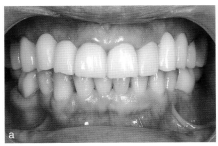

图2-34a 术前的正面照

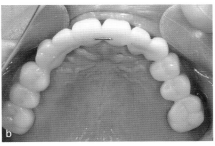

图2-34b 摘下临时修复体时的状态

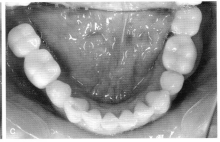

图2-35a~c 戴入临时修复体后6个月，口内情况

　　图2-34a、b与术前相比，可以观察到进行临时修复后下颌前牙之间的间隙消失了（未进行正畸治疗）。虽然也取决于牙结石的附着情况，也可以推测术前只有前牙咬合支撑（vertical stop），通过赋予磨牙的咬合支撑改善了前牙的外展前伸，笔者认为这是一个咬合力影响牙列完整的例子。

经过最终临时修复体调整后（图2-37），取模（图2-38），戴入最终修复体（图2-39）。

后期维护中，3|出现了崩瓷（图2-40），5年后 2|又出现了崩瓷（图2-41），采取研磨抛光。

8年后（图2-42），咬合从尖牙保护𬌗变为组牙功能𬌗（图2-43），未引起咬合干扰。下颌切缘产生咬合磨耗，下颌磨牙金属冠也产生损耗（图2-44，图2-45）。这是夜磨牙造成的，再次指导使用磨牙𬌗垫。

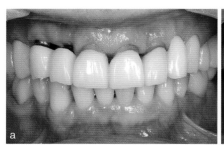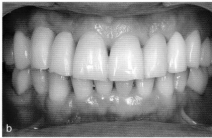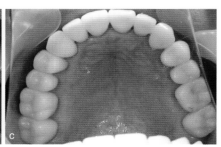

图2-36a～c　临床冠延长术后，重塑龈缘，调整临时修复体

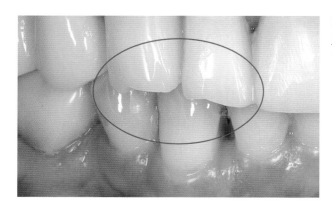

图2-37　术后预后检查时，发现侧切牙与尖牙位置的磨损属于反弧形（红圈内）。考虑是因为右侧下颌运动的运动范围超过了切缘所导致

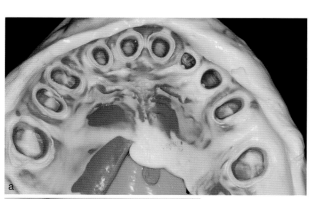
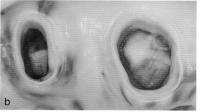
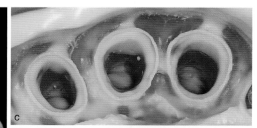
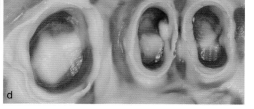

图2-38a～d　取模

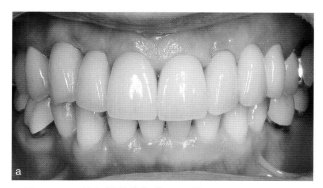

图2-39a　戴入最终修复体正面照

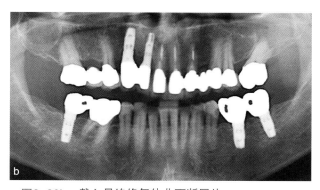

图2-39b　戴入最终修复体曲面断层片

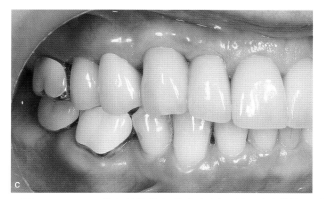

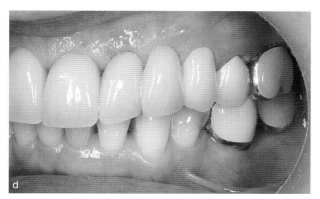

图2-39c、d　戴入最终修复体右左侧面照。右侧侧切牙和尖牙为种植修复体，为了保护磨牙区桥修复体，赋予了尖牙保护殆

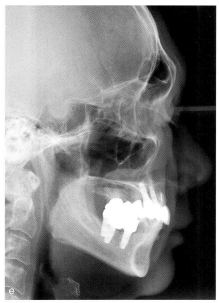

图2-39e　戴入最终修复体的X线头影测量分析

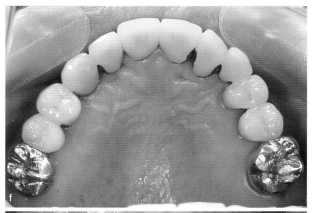

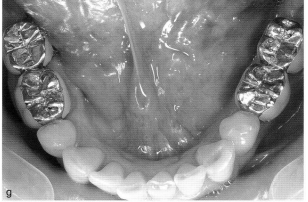

图2-39f、g　戴入最终修复体后的上下颌殆面照

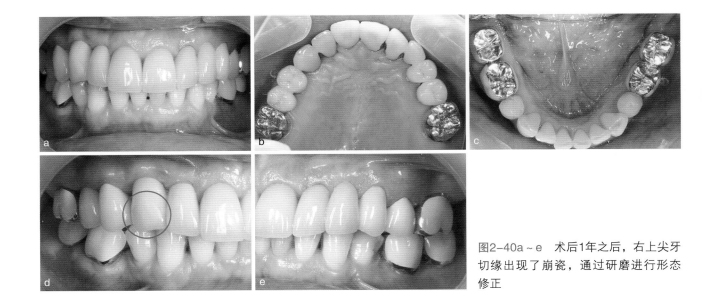

图2-40a~e 术后1年之后，右上尖牙切缘出现了崩瓷，通过研磨进行形态修正

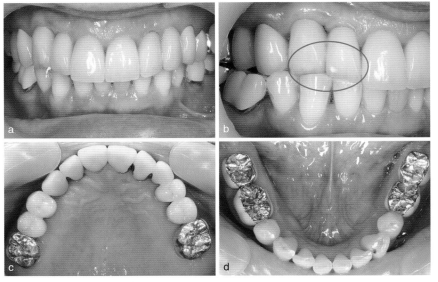

图2-41a~d 术后5年无特别大的变化，这次又发现右侧侧切牙的切缘部分出现崩瓷，对其进行了形态修正。观察了（红圈内）会发现临时修复体上的咬合磨耗也出现在了陶瓷冠上，使我不得不考虑超过切缘的咬合引导

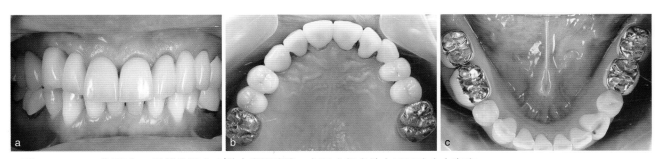

图2-42a~c 术后8年。虽然此后 3 2 并未发现崩瓷，但是在很多地方可见咬合力存在

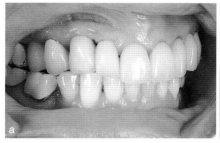
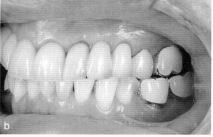
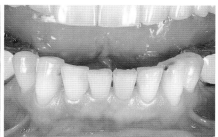

图2-43a、b　术后8年，咬合从尖牙保护𬌗变为组牙功能𬌗，未引起咬合干扰

图2-44　下颌切缘产生磨耗

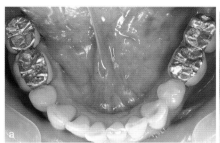
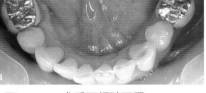

图2-45a　术后下颌𬌗面照

图2-45b　术后8年下颌𬌗面照，磨牙金属冠发生磨耗

　　将术后8年的状况与治疗刚结束当时的状态进行对比，明显发现下颌前牙和磨牙金属冠的咬合磨耗很大。虽然对颌牙为陶瓷还是金属不同咬合磨耗会存在区别，但是天然牙的自然伸长弥补了咬合磨耗，尽可能地保护了牙列完整。

■ 正常功能活动和异常功能活动

　　虽然无法控制发生在口内的力量本身，但是能够通过调整口腔环境（牙列、上下颌位置关系、牙周组织、龋病控制等），使这些力量不会破坏牙齿和颞下颌关节以及牙周组织。

　　但是以夜磨牙为代表的非功能运动远远超出了想象。咬合力约为正常时的6倍，牙齿接触时长约为正常的8倍（表2-1）。由于医生无法控制此异常现象，因此夜间使用夜磨牙𬌗垫。另外，需要指导患者白天避免牙关紧咬、牙齿接触习惯（Tooth Contacting Habit，TCH）。

表2-1　正常功能运动和异常功能运动的比较

要素	正常功能运动	异常功能运动
咬合力	12kg/cm²	74kg/cm²
牙齿接触时的下颌位	牙尖交错位	牙尖交错位，其他颌位
牙齿接触时长	15~20分钟/天	2~162分钟/天
肌肉状态	生理性	非生理性
有无保护神经反应	有	无
情绪变化带来的影响	无	有

■病例3

　　患者为30多岁女性，主诉为颞下颌关节疼痛以及开口障碍，有拔除4颗第一前磨牙正畸治疗的既往史（图2-46）。在开口时下颌向左侧偏移（图2-47）。

　　在美学方面，患者对于上颌前牙向内倾斜，造成口唇部外观暗淡非常介意。检查确认了相对面部前牙区向内倾斜严重（图2-48）。原因是患者曾经拔除上下颌第一前磨牙后进行了正畸治疗。同时，不可否认，下颌前牙也向内倾斜在正畸治疗时前牙区产生了暂时性的早接触，导致下颌向后的位移的可能性。

病例3　后方决定要素存在问题的病例

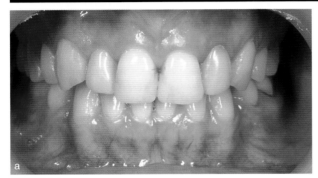

图2-46a　初诊时，主诉为颞下颌关节的疼痛与开口障碍

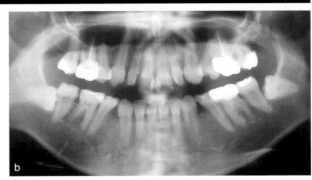

图2-46b　有拔除上下颌第一前磨牙的正畸治疗既往史

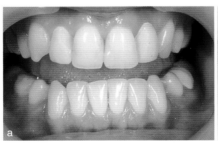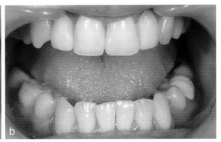

图2-47a、b　开口时下颌向左侧偏移

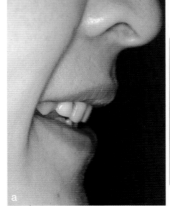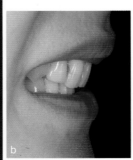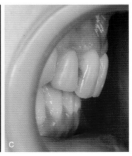

图2-48a～c　因上颌前牙向内侧倾斜，口唇部显得暗淡

使用关节运动描记仪测量时，发现左侧的颞下颌关节运动不佳，稍微被压向了后方（图2-49，图2-50）。使用𬌗垫一段时间后（图2-51），观察到情况有所改善（图2-52，图2-53）。以𬌗垫治疗后的颌位取咬合关系，将模型上𬌗架（图2-54a、b）。

在模型上制作临时修复体（图2-55a、b），给患者戴入（图2-56a）。定期检查咬合状况。使用了大约1年（图2-56b）。

右侧	左侧

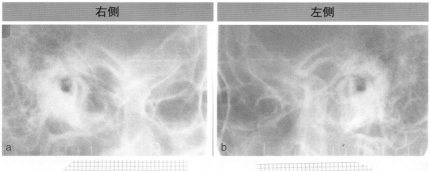

图2-49a
右侧髁突

图2-49b
左侧髁突

图2-50a　右侧髁突的运动轨迹

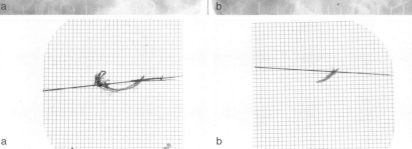

图2-50b　左侧髁突的运动轨迹，可见运动情况差

使用𬌗垫治疗

图2-51　使用𬌗垫进行调整治疗

图2-52　𬌗垫治疗后，髁突运动得到了改善

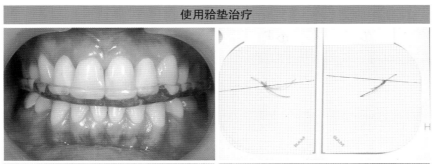

图2-53a
右侧髁突

图2-53b
左侧髁突

图2-54a　以𬌗垫治疗后的颌位取咬合关系

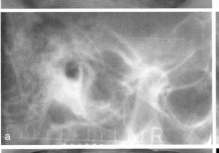

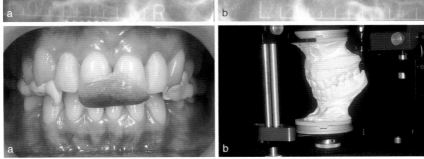

图2-54b　将模型上𬌗架

经过治疗，确认了功能和美学的改善，也得到了患者的认可，开始确定性治疗。首先是磨牙区由临时修复过渡到最终修复，保持了现在的颌位与前牙引导。接着上颌前牙区 2 1│1 2 为了恢复功能和美学选择了全冠修复，而在上颌 3│3 处仅需要恢复功能制作了舌侧贴面，唇侧则通过美白改善了颜色。首先制作了现在临时修复体模型（图2-57a），之后制作硅橡胶导板，在口内试戴（图2-57b），

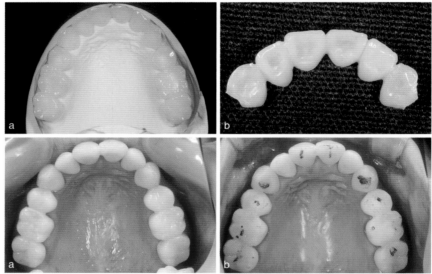

临时修复体

图2-55a、b 在模型上制作临时修复体

图2-56a 临时修复的颌位与殆垫治疗时相同

图2-56b 该临时修复体使用了大约1年，确认颞下颌关节并无问题后开始下一步治疗

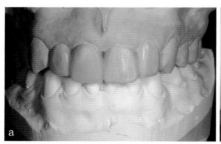
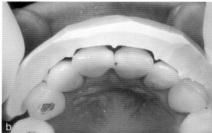
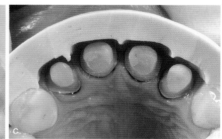

图2-57a 佩戴临时修复体的情况下取模，之后根据模型制作硅橡胶导板

图2-57b 硅橡胶导板在口内试戴

图2-57c 基牙预备时确保修复体厚度

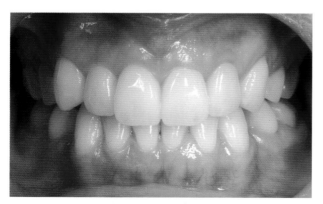

图2-58 最终修复体戴入（2+2为全瓷冠，3│3为舌侧贴面，磨牙区为金属烤瓷冠和金属冠）

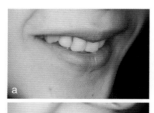
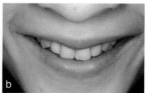
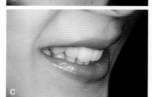
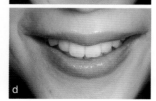

图2-59a～d 口唇照（上：术前，下：术后）

在进行基牙预备时确保修复体厚度的同时，避免对牙体过度的磨除（图2-57c）。

戴入最终修复体后，中切牙的切缘位置得到了改善，口唇部变得明亮起来（图2-58，图2-59）。

术后8年，美学方面没有特别的变化，颞下颌关节也没有发现异常（图2-60）。术后10年因为天然牙变黄，色调有所不同。但是对美学和功能方面并无影响（图2-61）。

随访

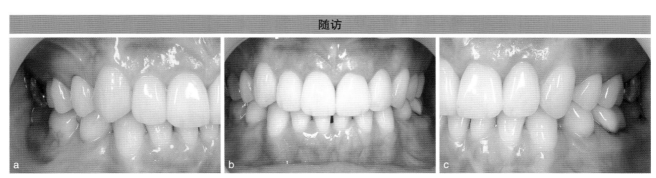

图2-60a～c　术后8年，<u>1</u>因为牙髓炎，进行了根管治疗

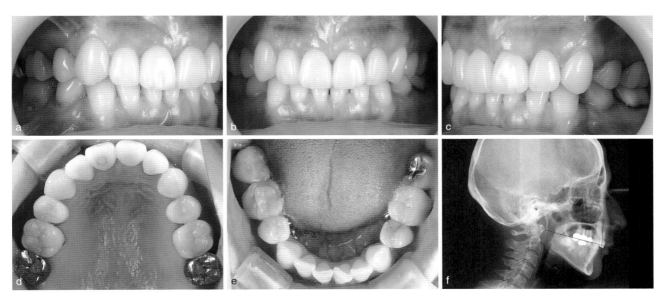

图2-61a～f　术后10年，美学和功能方面并无问题，X线头影测量分析显示前牙唇侧加厚使中切牙的位置得到改善，因为最终修复体戴入后，没有持续进行美白治疗，所以天然牙与修复体出现色差

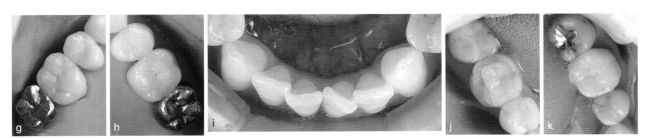

图2-61g～k　下颌前牙、上下颌左右磨牙部分没有观察到非常大的变化

■ 前言

通过相似病例对天然牙与种植体长期预后产生的咬合状态变化进行比较。

病例4　天然牙修复治疗后咬合面随时间发生的变化

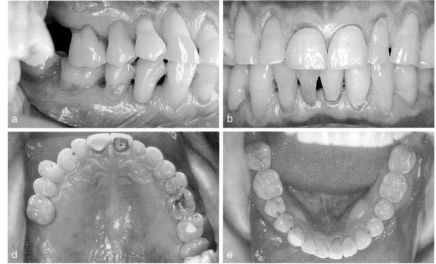

图2-62a~e　初诊时口内状况

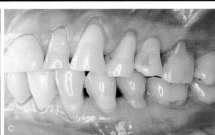
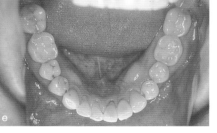

图2-63a、b　使用髁突运动描记仪进行下颌功能运动检查，观察到肌肉紧张，开口和闭口运动中左右侧存在差异

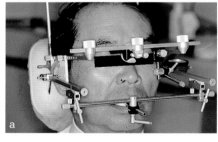
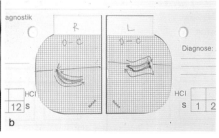

■ 病例4

患者为50多岁男性，主诉为舌头没有地方放（图2-62）。检查全口存在咬合磨耗，楔状缺损处被树脂修复。

因为下颌运动不自然，进行了髁突运动描记功能检查，可见肌肉紧张，开闭口运动中左右侧存在差异（图2-63）。制作了粭垫让患者使用，以改善下颌运动。一段时间后患者肌肉紧张得以缓解，描记仪记录显示下颌运动轨迹平滑（图2-64，图2-65）。

为了保持粭垫治疗后的咬合高度，使用树脂进行了临时试验性修复。观察一段时间后（图2-66），在患者感到这个咬合高度很舒适后，进行了最终修复（图2-67）。

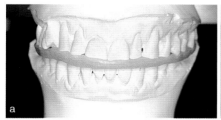
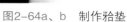
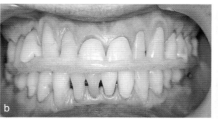

图2-64a、b 制作𬌗垫

图2-65 让患者使用𬌗垫，改善下颌的运动。再次检查时，患者肌肉的紧张得以释放，开闭口动作顺滑

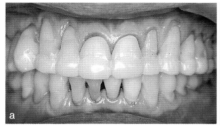
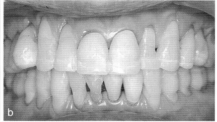

图2-66a 按照戴入𬌗垫时的咬合高度，用树脂进行临时修复

图2-66b 赋予尖牙保护𬌗，患者使用了3~4个月

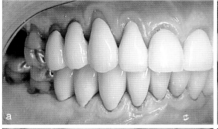
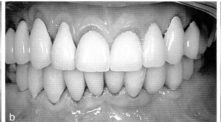
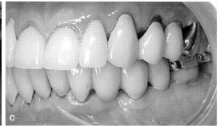

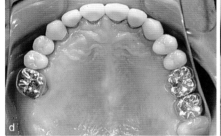
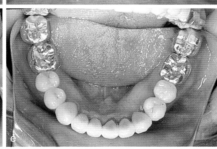

图2-67a~e 在试验性修复中没有发现功能问题后，在此颌位进行最终修复

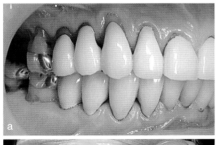
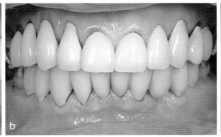
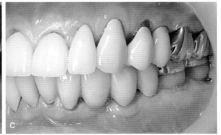

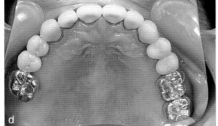
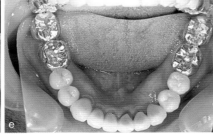

图2-68a~e 术后10年

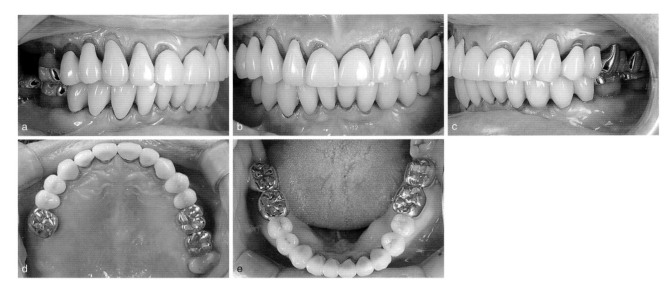

图2-69a～e　术后20年

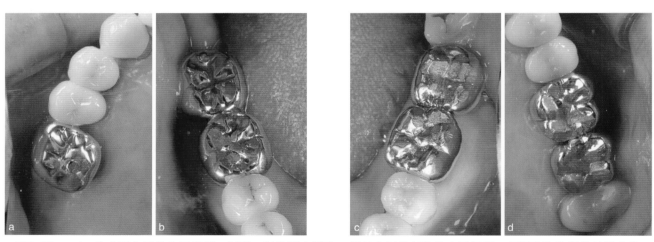

图2-70a～d　咬合面金属发生了磨耗、洞穿、结构形态消失。虽然金属修复体发生了问题，但是陶瓷修复体并没有发现问题

　　术后10年一直没有特别的变化（图2-68）。但是之后因为妻子罹患了痴呆症，需要照顾。不知是否是因为劳累、心理压力，术后20年磨牙区金属冠出现了咬合磨耗（图2-69，图2-70）。虽然金属修复体出现了问题，但是陶瓷修复体却无问题。金属冠因为咬合磨耗出现洞穿，陶瓷修复体却完好无损的原因到底是什么呢？当然与使用了粭垫治疗获得了与颞下颌关节相协调的适当的咬合高度，经过试验阶段的确认后，进行了最终修复有关，还应该与天然牙对咬合磨耗的应激反应（伴随着磨耗伸长）维持了咬合有关。

　　为了进行比较下面将介绍与种植体上部结构相关的病例。

病例5　种植体上部结构咬合面随时间的变化

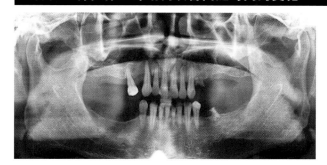

图2-71　术前曲面断层片，上下颌两侧磨牙区牙列缺损

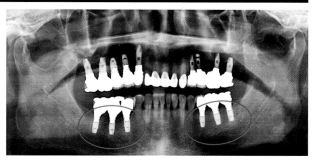

图2-72　术后曲面断层片，上下颌两侧磨牙区种植修复。术后发现咬合平面左右两侧高度稍微有差异，这是因为种植外科时是按照牙槽嵴顶的位置植入种植体的，所以种植体植入深度左右不同，而修复时为了左右牙冠长度相同而导致的

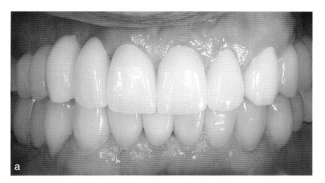

图2-73a　最终修复后的正面照，左右咬合平面不协调

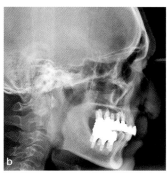

图2-73b　术后的X线头影测量分析，磨牙咬合面形态平缓

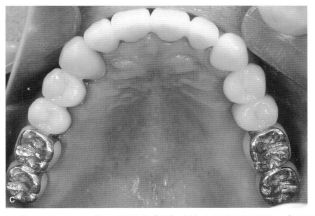

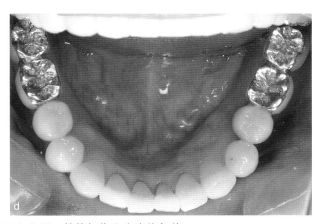

图2-73c、d　戴入最终修复体时的上下颌𬌗面照，磨牙区咬合面为金属，其他部位为陶瓷修复体

病例5

　　患者为50多岁男性，初诊时主诉上下颌两侧磨牙区牙列缺损，导致咀嚼困难（图2-71）。上下颌磨牙区植入种植体（图2-72，图2-73），完成修复。上颌 7 6 | 6 7 和下颌 7 6 | 6 7 使用金属连冠修复。其他部位使用了陶瓷修复。

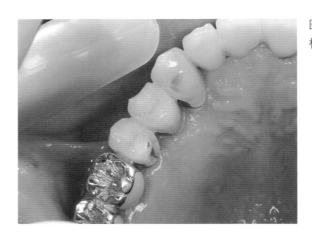
图2-74　术后3年，上颌右侧种植体上部结构陶瓷修复体破损

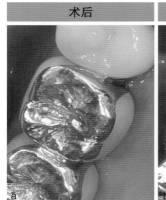
图2-75a　戴入最终修复体时

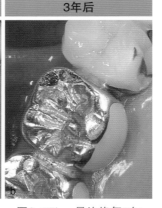
图2-75b　最终修复3年后金属冠出现磨耗，陶瓷修复体破损

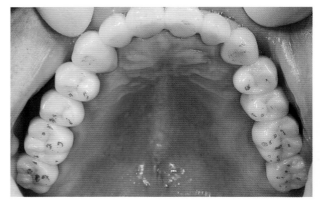
图2-76　使用氧化锆材料对全颌再次修复

　　术后发现左右咬合平面高度略有不同。这是因为制作上部构造时过于注重美学效果，为了保持左右牙冠的长度相同，没有考虑到种植体植入深度的不同，导致了咬合平面高度左右出现差异。

　　术后预后良好，但是3年后因种植体上部结构陶瓷修复体破损就诊（图2-74）。仔细检查发现上颌右侧 7 6 的金属咬合面出现了明显的咬合磨耗（图2-75a、b）。治疗当时为了防止牙冠碎裂，选择了金属咬合面修复，却导致了前磨牙陶瓷修复体的破损。最终使用氧化锆材料对全颌进行了再次修复（图2-76）。

　　这时回想起病例4（第84页），是磨牙区使用了金属冠，其他部分是陶瓷修复。术后20年虽然金属冠咬合面出现了磨损和洞穿，但陶瓷修复体却完全没问题（图2-77）。

　　本病例中磨牙区咬合面使用的材料为金属，其他部位使用的为陶瓷，与病例4几乎相同（图2-78）。但是一个病例使用了20年没有出现问题，而另一个病例仅在3年后就发生了破损，结果完全不同，这使笔者决定讨论一下产生这种差异的原因是什么。

病例4	病例5
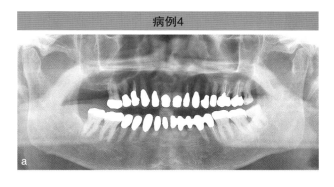	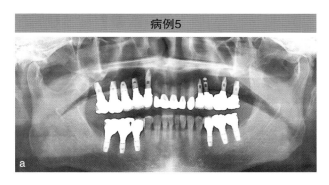
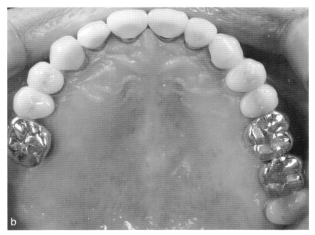	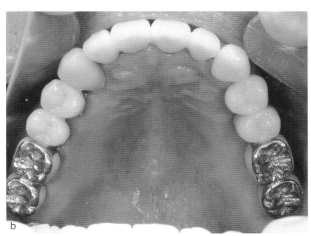
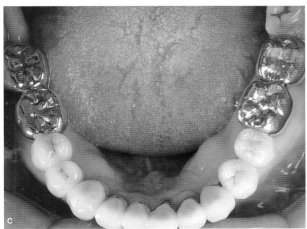	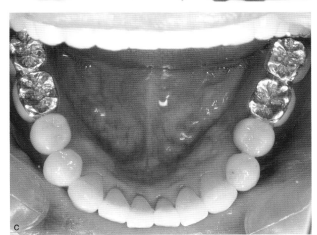

图2-77a～c 病例4，术后20年　　　　　图2-78a～c 病例5，术后当时

●讨论

　　两个病例的不同点，当然存在咬合平面不协调，但是重点在于病例4为天然牙，而病例5为种植体。两个病例都发生了咬合磨耗，但不同的是磨耗发生后的状态。当天然牙发生磨耗时，通常会代偿性伸长以补偿磨损的高度。而种植牙在发生了磨耗后不会伸长，导致咬合高度变低。也就是陶瓷修复咬合接触过重导致破损。

　　Dawson认为在大量临床实践中，可以发现严重咬合磨损并不会降低咬合高度。因为正常的情况下，天然牙为了维持初始的咬合高度而伸长，与磨耗的状态相互协调。"通过前述可见，发生咬合磨耗时会产生两种情况：一种通过牙齿的

伸长保持咬合高度，另一种由于无法伸长咬合高度降低。

综上所述，在对容易发生咬合磨损的患者进行种植修复时，尤其是上下颌同时进行种植修复的情况下，种植体的上部结构应尽可能使用不易磨耗的材料，或者应尽可能避免使用不同材料。也就是应该统一为咬合磨损程度相同的材料。

■ 总结

正如我们在本章中所见，针对以颞下颌关节为中心的后方决定要素以及控制下颌运动的前方决定要素的检查和诊断，是咬合治疗的基本关键。维持口内的稳定以及良好的力量控制，需要合适的前牙引导和磨牙支撑咬合高度。

但是，在术后遭遇的因咬合力造成的变化，往往大大地超越了我们术前、术中的判断。

术后修复体破损、咬合磨耗、牙齿的移动和松动、牙根折裂、继发龋、颞下颌关节障碍等会以多种形式表现出来。即使为了防患于未然，使用了更坚固的修复体、不会根折的种植体，咬合力也会瞄准脆弱的部分进行"攻击"。下一章中我们将为大家介绍如何诊断"力"所影响的部位，以及如何进行应对。

第3章
薄弱环节理论（力的管理）
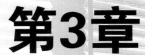
Weak Link Theory (Force Management)

第1节 受到口颌系统内产生的异常咬合力影响的组织

受到异常咬合力影响的部位

口内不仅仅是咀嚼时会产生应力，夜间的磨牙和白天的牙齿接触习惯（Tooth Contacting Habit，TCH）等也会产生各种力，这种异常的咬合力会造成什么影响呢？

作为临床表现，颞下颌关节疼痛与肌肉疲劳造成的僵硬，以及牙槽骨的垂直性吸收，牙体松动，牙周膜间隙增大，牙齿的咬合磨耗，楔状缺损和牙根吸收等症状。也就是会对颞下颌关节和咀嚼肌、牙周组织、牙体及修复体造成影响（图3-1）。

颞下颌关节和咀嚼肌

颞下颌关节疼痛，颞下颌关节杂音，咀嚼肌紧张，张口受限，咀嚼障碍

牙周组织

牙槽骨的垂直性吸收，牙齿松动和移位，牙周病早期发病，牙周膜间隙增大，骨瘤，骨密度异常

牙体及修复体

叩诊痛，咬合痛，咬合磨耗，楔状缺损，牙根吸收，牙根折裂，修复体破损

图3-1 受到口颌系统产生的异常咬合力影响的组织部位与症状

虽然这种异常的咬合力会对口颌系统的不同部位造成损伤，但是不同个体会出现不同的损伤（图3-2）。

牙齿弱的情况	▶ 牙体磨损，牙折
骨组织弱的情况	▶ 骨吸收→形成骨下牙周袋→牙齿松动→牙齿脱落
牙周组织弱的情况	▶ 牙齿松动→牙龈萎缩→牙龈炎症
牙髓弱的情况	▶ 牙齿敏感，由外伤和感染导致的牙髓坏死，根尖病灶的形成
牙周组织强的情况	▶ 颞下颌关节负荷过重→颞下颌关节紊乱
骨组织强的情况	▶ 骨组织增生对抗咬合力

图3-2 异常的咬合力，会在口颌系统的任意部位获得代偿

　　由于患者的个体差异，口内产生的异常咬合力影响的部位会有不同。出现颞下颌关节和咀嚼肌（图3-3）、牙周组织（图3-4，图3-5）、牙体及修复体（图3-6～图3-9）等受损状况。

①张口受限

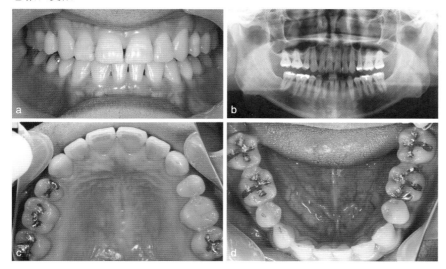

图3-3a～d　患者因张口困难来院就诊，过去有牙列正畸的既往病史。检查牙列整齐，也未发现牙齿的咬合磨耗。口内情况正常。曲面断层片，牙周组织和牙槽骨也非常健康。但是往往是这种乍一看没有问题的病例，会出现颞下颌关节的异常

②牙齿松动

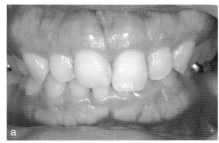
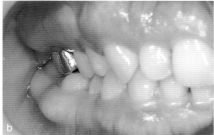

图3-4a、b　患者因为⌞5的松动来院，非常显著的骨隆起，咬合力强

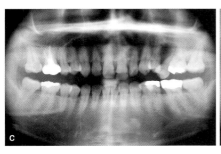
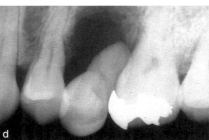

图3-4c、d　从X线片观察除⌞5外未检查到牙周病，提示我们骨吸收并非只是由牙周病引起，异常的咬合力也可能导致

③咬合紊乱

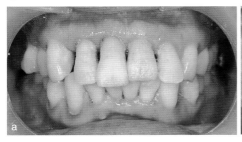
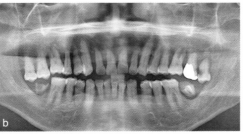

图3-5a、b　主诉为咬合紊乱，检查诊断为重度牙周病，全颌牙齿松动，牙槽骨吸收严重，但是颞下颌关节没有症状，也未出现咬合磨耗

④牙齿折裂

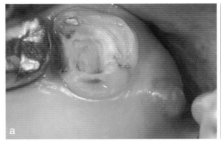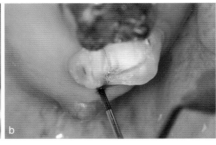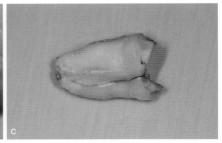

图3-6a 佩戴着临时修复体的上颌第二磨牙远中出现脓肿　　图3-6b 牙体有裂缝，远中发现深牙周袋　　图3-6c 牙体有裂缝，远中发现深牙周袋

⑤磨牙牙齿敏感

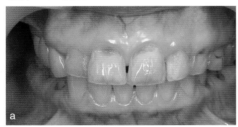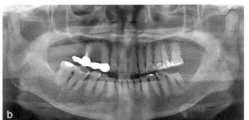

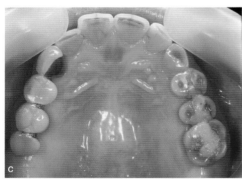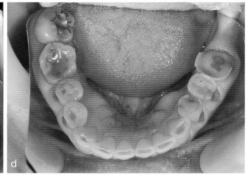

图3-7a~d 患者为60多岁女性，主诉为磨牙牙齿敏感，检查后发现全颌牙齿咬合磨耗明显，特别是磨牙区、颞下颌关节、牙周组织

⑥前牙牙齿敏感

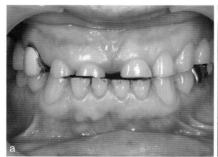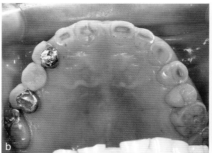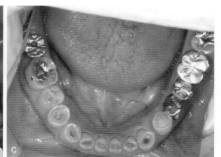

图3-8a~c 患者为60多岁男性，主诉为前牙牙齿敏感，与图3-7不同前牙咬合磨耗严重，这种不同到底是什么原因

⑦修复体破损

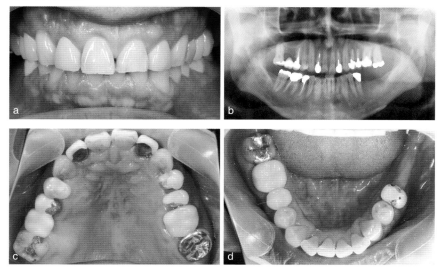

图3-9a～d　因修复体严重破损来院，未检查到严重的牙槽骨吸收，牙周也未出现严重的问题，考虑牙列缺损的原因为咬合力导致

薄弱环节理论

如上述介绍的各种病例，有的出现了牙体、牙周组织没有问题，但颞下颌关节出现症状；有的出现了牙体和颞下颌关节没有问题，但牙周组织存在问题；有的出现了牙周组织和颞下颌关节没有问题，但是牙体组织、修复体出现咬合磨耗和牙折、破损等各种情况。

对这种现象的发生虽然没有明确的答案，但根据每个患者的面部骨骼、咬合类型、牙齿位置、颞下颌关节、肌肉、牙体、牙周组织自我免疫能力的差异，病情的发展过程遵循各自的路径。但它们共同的特点——咬合力，是主要原因。

Mehta等将症状容易发生在患者薄弱区域的现象称为**薄弱环节理论**（图3-10）。

根据他们的研究，对患者在：肌肉、颞下颌关节功能紊乱（Muscle and TMJ Disorder）、牙周疾病（Periodontal Disease Assessment）和牙齿咬合磨耗（Tooth wear Assessment）3项评估中进行严重程度的分类（图3-11），从图中的分析结果可以解决一直以来存在的疑问。

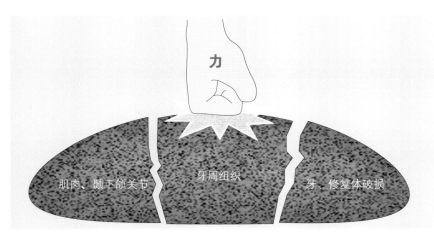

图3-10　薄弱环节理论（The Weak Link Theory）。口腔中产生的力会对患者的"弱点"造成影响

肌肉、颞下颌关节　　牙周组织　　牙、修复体破损

1 牙齿咬合磨耗评估
根据磨耗面的数量

No wear	0 facets
Mild wear	1 ~ 5 facets
Moderate wear	6 ~ 10 facets
Severe wear	11 ~ 20 facets
Flattened	>20 facets

2 肌肉、颞下颌关节功能紊乱评估
根据 Helkimo index

Clinically symptom free	Di0
Mild dysfunction	Di1
Moderate dysfunction	Di2
Severe dysfunction	Di3

3 牙周病评估
根据 P.L. index

Normal	P.I.<0.3
Simple gingivitis	P.I. 0.3 ~ 0.9
Beginning destrutive	P.I. 0.9 ~ 1.5
Advance destrutive	P.I. 1.6 ~ 5.0
Terminal	P.I. >5.0

患者	牙齿咬合磨耗	肌肉、颞下颌关节功能紊乱	牙周病	结果
A	38	Di1	0.47	HLL
B	20	Di1	0.27	HLL
C	14	Di1	0.28	HLL
D	21	Di1	0.27	HLL
E	5	Di3	0.80	LHL
F	24	Di1	0.00	HLL
G	2	Di3	0.00	LHL
H	2	Di3	0.30	LHL
I	4	Di1	0.00	LLL

者	牙齿咬合磨耗	肌肉、颞下颌关节功能紊乱	牙周病	结果
J	5	Di2	0.25	LHL
K	15	Di1	0.00	HLL
L	4	Di3	0.75	LHL
M	5	Di1	1.25	LLH
N	2	Di3	0.44	LHL
O	5	Di1	0.44	LLL
P	16	Di1	2.25	HLH
Q	14	Di1	0.04	HLL
R	7	Di1	1.22	LLH

图3-11 检查患者牙齿咬合磨耗、肌肉与颞下颌关节功能紊乱、牙周病的情况（A~R），超过正常范围的已用红字标注。所有存在症状的患者都只有在一项评估中出现了异常（除患者 P 以外）

请注意图3-11中结果，患者A、B、C、D为HLL，即存在多数牙齿咬合磨耗，但肌肉、颞下颌关节功能紊乱和牙周病两项并不存在问题。E患者为LHL、牙齿咬合磨耗和牙周病两项没有问题，但是肌肉、颞下颌关节功能紊乱有问题。

像这样，这里被检查的大多数患者只有一个项目为H，其余的为L。如果肌肉、颞下颌关节功能紊乱有问题，则牙齿咬合磨耗和牙周病两项就没有异常；如果有严重的牙周疾病，则肌肉、颞下颌关节功能紊乱以及牙齿咬合磨耗就不存在异常；在有严重的"牙齿咬合磨耗"的情况下，肌肉、颞下颌关节功能紊乱和牙周病两项并不存在问题。

也就是说，不同的患者会在口颌系统中最薄弱部位出现问题。因此，通过分析患者出现症状的部位，进行分类，明确需要进行集中处理的部位。

接下来，针对各种类型的特征以及对应方案进行讲解。

第2节 | 颞下颌关节、咀嚼肌受到影响的患者

■ 了解患者的类型

牙齿（咬合磨耗）、肌肉、颞下颌关节和牙周组织这些部位出现症状是由于口内产生的异常力量所导致的。但在本章节中，将会首先介绍颞下颌关节、咀嚼肌发生异常的患者。

颞下颌关节、咀嚼肌出现紊乱的病例特征如下（图3-12）。

1. 可发现咬合早接触
2. 正中关系位向牙尖交错位滑走运动方向为向后
3. 侧方运动时存在咬合干涉
4. 没有牙槽骨吸收和牙齿松动
5. 天然牙的咬合磨耗少

图3-12　颞下颌关节、咀嚼肌出现紊乱病例的特征

如图3-12所示，虽然发现咬合早接触或侧方运动存在咬合干涉，但是未出现牙槽骨吸收、牙齿松动和天然牙咬合磨损的情况下，多数咀嚼肌、颞下颌关节会出现问题。

有数据表明，约有30%的成年人患有颞下颌关节疾病，发病频率很高。

关于颞下颌关节疾病的病因：咬合关系由来，由于咬合不协调引起髁突生理性的错位，导致对关节盘的压迫，由于颌位偏移影响了颞下颌关节的解剖结构；精神压力由来，造成颞下颌关节疼痛的原因更多地源于咀嚼肌群的疼痛，精神压力造成咬合肌群疼痛和造成功能障碍，这时多会伴有夜磨牙症。

● 夜磨牙症

关于夜磨牙症也有很多说法，如"为了获得稳定的咬合，下意识地将不协调的部分磨除的行为"［Shore（1959）］，"由于咬合不协调，发生下颌位长时间异常的错位，产生肌肉疲劳，是为了促进代谢的行为"［Guichet（1973）］等。夜磨牙的危害为：

1. 当肌肉过度收缩时，新陈代谢产物的累积压迫血管和神经。
2. 轻度症状会引起按压疼痛，重度会导致持续疼痛。
3. 如果这种情况长期持续，会发生关节盘、双板区处穿孔（图3-13）。

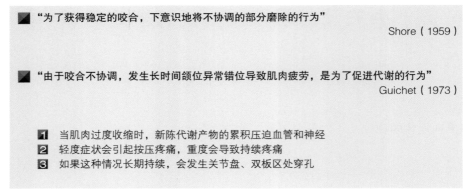

"为了获得稳定的咬合，下意识地将不协调的部分磨除的行为"

Shore（1959）

"由于咬合不协调，发生长时间颌位异常错位导致肌肉疲劳，是为了促进代谢的行为"

Guichet（1973）

1 当肌肉过度收缩时，新陈代谢产物的累积压迫血管和神经
2 轻度症状会引起按压疼痛，重度会导致持续疼痛
3 如果这种情况长期持续，会发生关节盘、双板区处穿孔

图3-13　夜磨牙症病因和症状

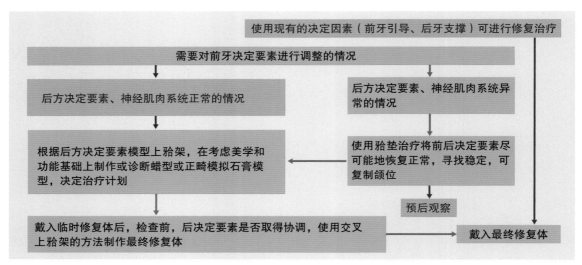

图3-14　后牙支撑或者神经肌肉机制存在异常的病例的治疗计划

●颌功能异常时临床治疗的方法

如果后方决定要素、神经肌肉机构存在异常，就需要在实施决定性治疗之前寻找稳定的颌位。如果赋予治疗性咬合时，尽量避免对颞下颌关节施加压力。

因此，笔者首先使用殆垫治疗尽可能地将前后决定要素恢复正常，寻找稳定的颌位。

一旦获得了稳定的颌位，根据后方决定要素模型在考虑美学和功能的基础上，制作诊断蜡型或正畸模拟模型，决定治疗计划。

之后使用诊断蜡型制作、戴入临时修复体。检查以及确认前方决定要素和后方决定要素牙是否协调。针对临时修复进行咬合调整、修复边缘修整，在确认无误后，使用交叉上殆架的方法，制作最终修复体（图3-14）。下面将通过病例对该流程进行讲解。

病例1　肌肉、颞下颌关节出现问题的病例

如图3-15所示，患者因张口受限就诊。

"Muscle and TMJ Disorder" 为（＋），"Periodontal Disease Assessment" 为（－）"Tooth wear Assessment" 为（－），牙周组织以及牙与修复体均无问题，颞下颌关节与肌肉出现症状的病例。

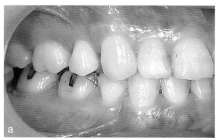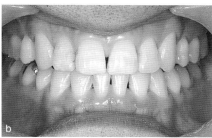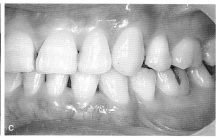

图3-15a~c　初诊时主诉为张口受限，下颌正中线稍微偏向左侧，未检查出牙周与咬合磨耗的问题，是症状出现在颞下颌关节与肌肉的类型。患者为40多岁男性，有正畸治疗的既往史，不希望再次进行正畸治疗

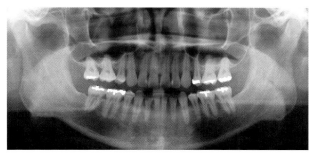

图3-16　初诊时的曲面断层片，数年前有正畸治疗既往史，牙列虽然整齐，推测髁突的位置向后方错位

1. 最大开口度的减小（M：40mm以下，F：35mm以下）
2. 开口运动向患侧偏移
3. 开口速度降低
4. 开闭口时异常晃动

图3-17　开口运动时的异常症状

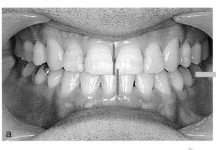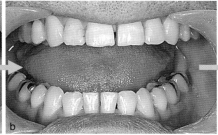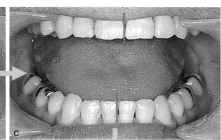

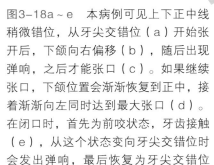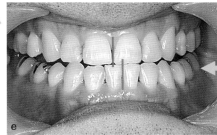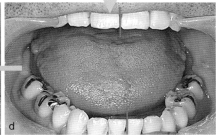

图3-18a~e　本病例可见上下正中线稍微错位，从牙尖交错位（a）开始张开后，下颌向右偏移（b），随后出现弹响，之后才能张口（c）。如果继续张口，下颌位置会渐渐恢复到正中，接着渐渐向左同时达到最大张口（d）。在闭口时，首先为前咬状态，牙齿接触（e），从这个状态变向牙尖交错位时会发出弹响，最后恢复为牙尖交错位（a）。根据这些情况，诊断为右侧的颞下颌关节盘可复性前方移位

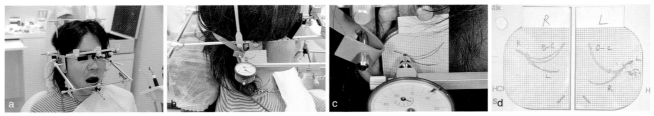

图3-19a~d 从下颌运动描记仪来看，左侧的开闭口时轨迹稳定，而右侧的开闭口的轨迹不同

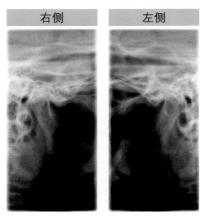

图3-20 牙尖交错位时颞下颌关节断层片影像，推断右侧髁突稍微后方移位

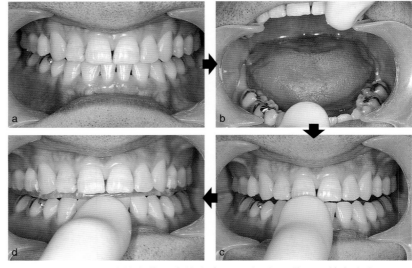

图3-21a~d 𬌗垫的制作。先使患者开口（b），然后，前方咬合，回复为牙尖交错位的途中，在关节盘快要前方脱位之前的位置取得咬合关系（c），上𬌗架，制作了𬌗垫（d）

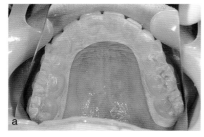

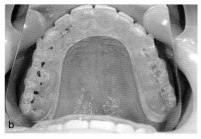

图3-22a、b 进行咬合调整，在患者右侧的关节盘在髁突上的状态下，使左右咬合接触均等

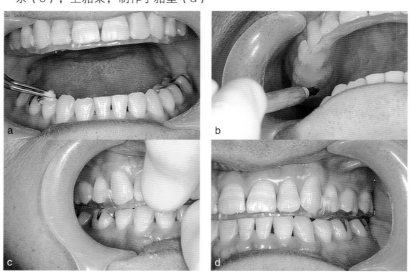

图3-23a~d 让患者使用一段时间，因为韧带的修复上下颌之间出现间隙，在右侧添加树脂（a，b），之后在𬌗垫上赋予尖牙引导（c，d）。像这样进行调整，让患者在一定的时间内尽可能地长时间佩戴𬌗垫，以等待恢复。结果患者在使用𬌗垫时没有症状，但是在停止使用后还会出现疼痛

　　如前述此类病例在进行确定性治疗前，使用𬌗垫缓解肌肉紧张，寻找稳定、可复的下颌位。获得了稳定的下颌位后，接下来就是考虑如何维持颌位稳定的问题了。

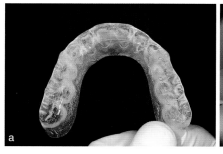
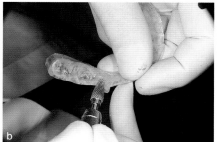

图3-24a、b　对颌垫进行咬合调整

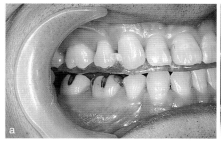
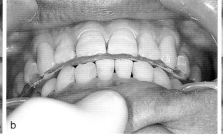
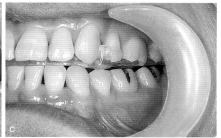

图3-25a~c　调整结束后赋予尖牙引导

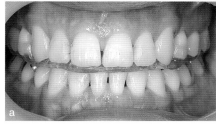
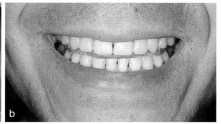

图3-26a、b　使用1个月左右，尽可能让患者长时间使用

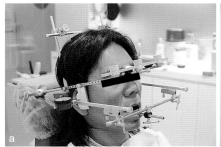
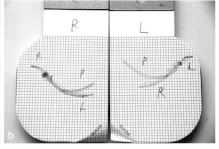

图3-27a、b　𬌗垫使用1个月后，再评估，在戴入𬌗垫时进行张闭口运动，右侧的张闭口路线趋于稳定

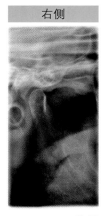
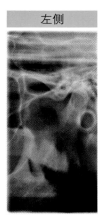

图3-28　使用𬌗垫时的颞下颌关节断层片图像，右侧髁突位置得到改善

　　该患者在几年前有过正畸治疗史，并且牙列虽然排列整齐，但张口运动时出现问题（图3-16~图3-19）。尤其考虑右侧髁突向后方错位（图3-20）。制作𬌗垫的步骤，首先让患者张口（图3-21b），然后前咬至前牙接触，再回复牙尖交错位的过程中（图3-21a），关节盘马上就要脱位前取咬合关系（图3-21c）。以这个颌位制作𬌗垫（图3-21d）。然后咬合调整至左右咬合接触均等（图3-22），赋予尖牙引导。此外，在使用过程中上下颌之间可能出现间隙，此情况下应添加树脂以尽可能保持初始颌位（图3-23~图3-26）。

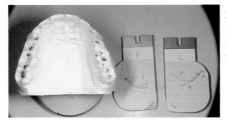
图3-29 再次评估后，症状得以改善，使用制作𬌗垫的模型以及𬌗垫上𬌗架

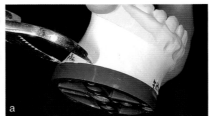
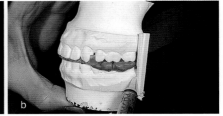
图3-30a、b 将下颌模型的底座移除，根据𬌗垫上的压痕固定下颌位置，使用夹板进行固定

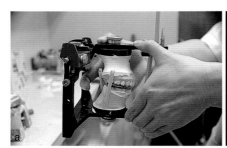
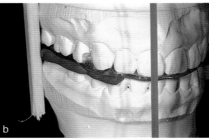
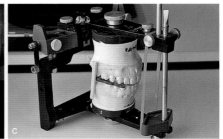
图3-31a~c 下颌模型固位于底座，上𬌗架

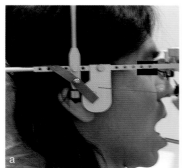
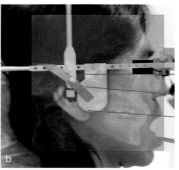
图3-32a、b 参考侧位片中的咬合平面，制作诊断蜡型

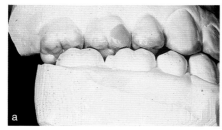
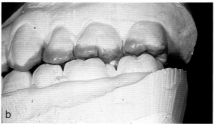
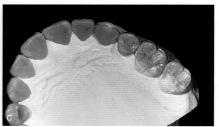
图3-33a~c 通过诊断，得知仅对上颌进行的蜡型制作就可赋予合适的咬合平面和咬合高度，咬合高度以使用𬌗垫时的高度为基准

　　在使用𬌗垫1个月后进行再评估（图3-27，图3-28）。如果症状得以改善，则可以保持现有颌位。首先，以佩戴𬌗垫时的颌位重新上𬌗架（图3-29~图3-31）。然后，参照侧位片中的咬合平面制作诊断蜡型（图3-32，图3-33）。本病例可以仅通过对上颌进行调整，就可得到合适的咬合平面和咬合高度。根据诊断蜡型制作树脂贴片并戴入口内（图3-34，图3-35）。

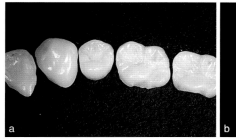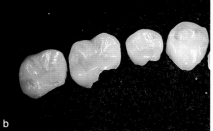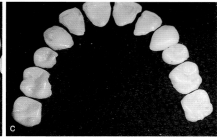

图3-34a～c　根据蜡型制作树脂贴片

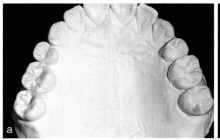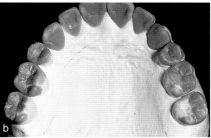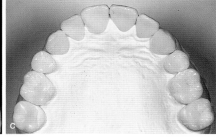

图3-35a～c　左：术前，中：诊断蜡型，右：树脂贴片（未对原本牙齿咬合面切削）

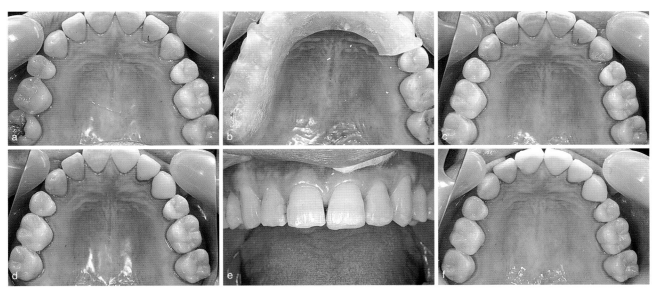

图3-36a～f　在戴入树脂贴片时，要特别注意由技术失误导致咬合高度和颌位的变化。首先切掉𬌗垫的 5 6 7 区，戴入树脂贴片并调整咬合，再去除𬌗垫的 7 6 5 区，戴入树脂贴片。磨牙区咬合稳定后，在3+3舌面树脂贴片，为了尽可能地维持𬌗垫的颌位，这种同时使用部分的𬌗垫与树脂贴片在口内调𬌗的方法非常有效

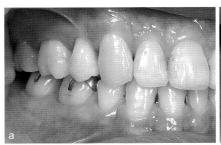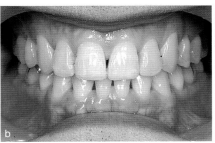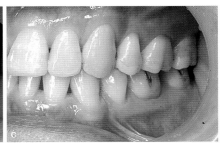

图3-37a～c　赋予了与佩戴𬌗垫时相同的颌位和咬合高度

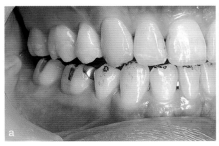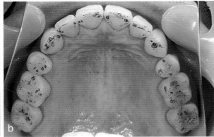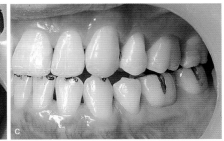

图3-38a～c 咬合调整，确立了尖牙引导保护殆，颞下颌关节无弹响

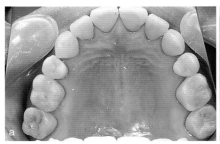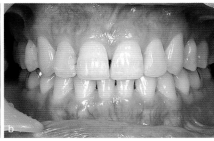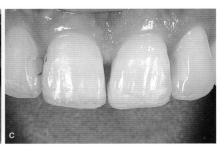

图3-39a～c 3个月后，确认患者没有咬合磨耗和其他不适，恢复良好

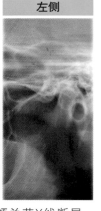

图3-40 颞下颌关节X线断层片，髁突的位置与使用殆垫时位置一致

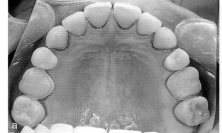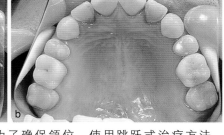

图3-41a、b 进行最终修复，为了确保颌位，使用跳跃式治疗方法（Functional skip method），首先取下 6 3 1|1 3 6 处的临时修复体，备牙取模。第二次治疗时，戴入 6 3 1|1 3 6 的陶瓷高嵌体以及舌侧贴面后，再取下 7 5 2|2 5 7 处的临时修复体，备牙取模。第三次治疗时，戴入 7 5 2|2 5 7 处的陶瓷高嵌体以及舌侧贴面。其中高嵌体、舌侧贴面的制备都是在无麻醉的情况下进行的，备牙范围都保持在牙釉质层内，粘接修复。咬合没有发生偏移

　　在戴入树脂贴片时需要极其细心地操作，一旦出现技术失误很容易导致颌位的变化（图3-36～图3-38）。

　　理论上戴入树脂贴片的颌位与佩戴殆垫时的颌位相同，但是不能否定模型、贴片制作中的变形，戴入时发生的位移还会存在。仔细观察预后，确认没有问题后（图3-39，图3-40），再进行最终修复（图3-41～图3-44）。术后随访（图3-45～图3-49）

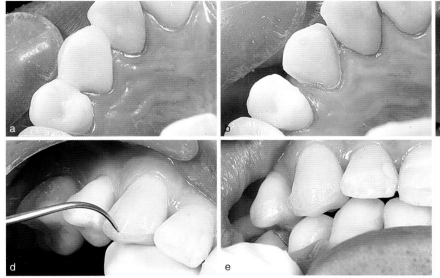

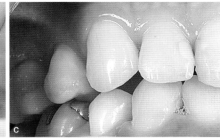

图3-42a～e　陶瓷修复体的试戴。a：3┃树脂临时修复时。b：舌侧贴面制备后的状态。c：制备后咬合的状态，检查修复空间。d：试戴，用手指按住，检查密合度。舌侧贴面的基牙形态为凹面，所以试戴时如果用很大力量咬合的话会使之折断，而且需要一直用手指抵住，所以这时不能进行咬合调整，需要在修复体制作阶段对接触面的角度以及密合度进行高度精细地制作。e：戴入后

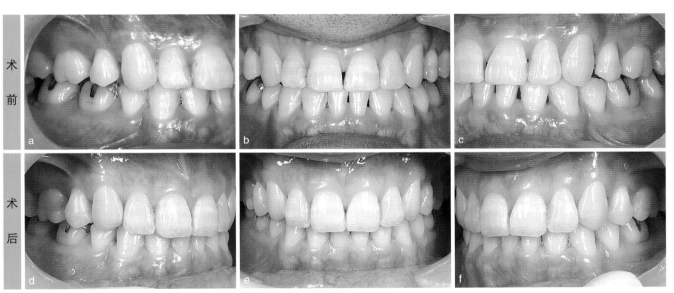

图3-43a～f　术前（上），术后（下）。由于抬高了咬合高度，前牙牙冠长度延长了，因此为了前牙暴露在唇面的舌侧贴面颜色与天然牙的色调一致，所以在试戴时当场进行了染色，烧结，颜色与天然牙的颜色相匹配

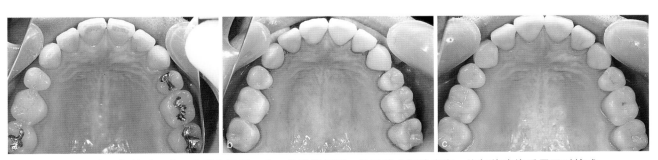

图3-44a～c　左：初诊时，中：临时修复时，右：最终修复后。为了防止切端崩瓷，修复体边缘采用了对接式

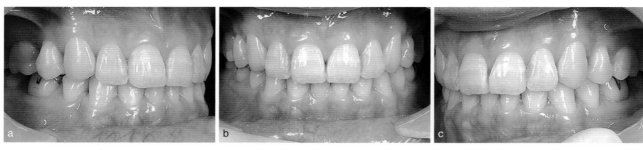

图3-45a~c　3年后

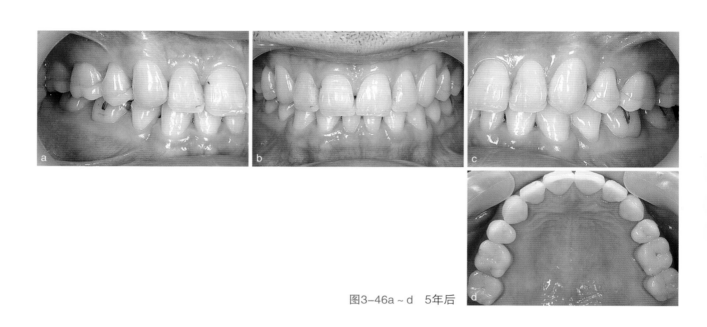

图3-46a~d　5年后

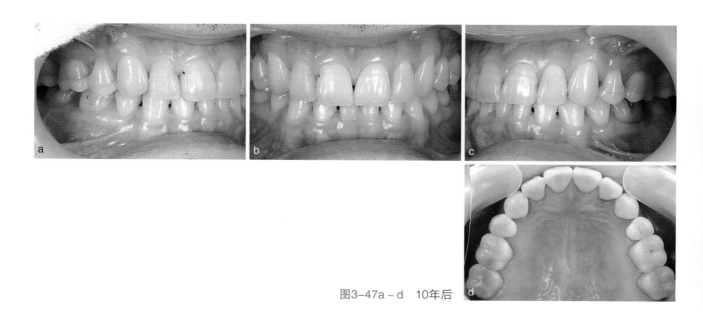

图3-47a~d　10年后

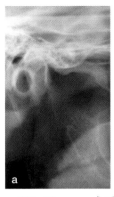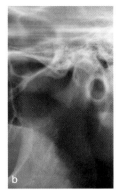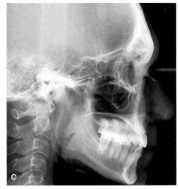

图3-48a～c　术后的颞下颌关节断层片和侧位片，颞下颌关节状态维持良好

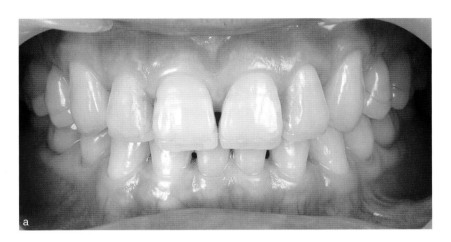

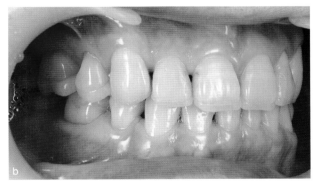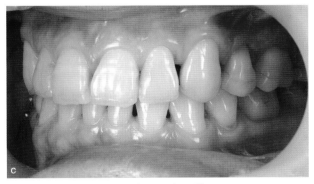

图3-49a～c　15年后，因为修复体边缘是对接式，可以看见粘接后水门汀分界线，功能方面没有异常

■ 总结

　　患者手术治疗已经15年了，其间未出现张口困难和修复体破损及咬合面磨耗等情况。从美学的角度看，因为修复体边缘是对接式，所以可以看见粘接后水门汀的分界线。但是功能方面无任何异常（图3-49）。

　　在薄弱环节理论中，由于咬合力使颞下颌关节受到损伤时，必须仔细地摸索颌位，以保证颞下颌关节在不受到任何压力的情况下进行治疗。

　　患者因张口困难和有颞下颌关节弹响来院就诊。笔者在15年前曾对此患者进行过美学修复治疗（图3-50）。之后该患者定期复诊维护。术后15年，患者自觉颞下颌关节不适而来院（图3-51a、b）。以前移动至 $\overline{6}$ 的位置的 $\overline{8}$ ，松动2度，推测磨牙咬合不稳定可能是导致颞下颌关节不适的原因之一。

　　从颞下颌关节X线片中可以发现两侧关节窝与髁突之间，两侧都缺少空隙，尤其是右侧更为明显（图3-52a）。X线头影测量分析显示患者有骨性Ⅱ类的倾向，上颌前牙的牙轴略显直立。此外，颌位可能已经发生后移（图3-52b）。

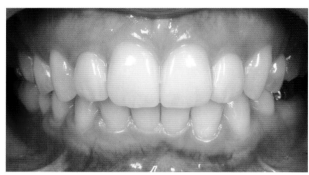

图3-50　15年前状况， $\overline{2}$ 为冠修复， $\overline{1}$ 和 $\overline{1\,2}$ 为贴面修复

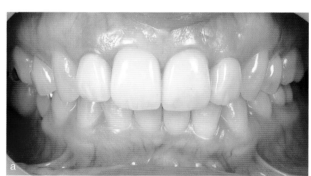

图3-51a　术后15年，定期复诊维护，修复体没有太大变化，但是感觉颞下颌关节不适

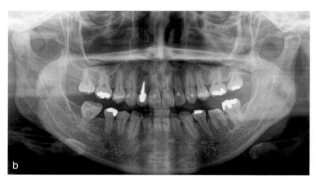

图3-51b　术后15年的曲面断层片，将 $\overline{8}$ 移动至 $\overline{6}$ 的位置，松动2度，牙根较短，考虑很难保留，告知了患者可能拔除

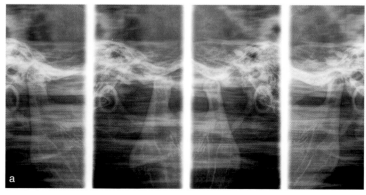

图3-52a　颞下颌关节X线片，两侧关节窝与髁突之间空隙少，尤其是右侧更为明显

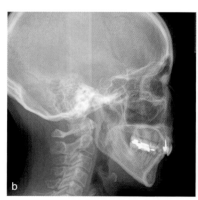

图3-52b　X线头影测量分析显示患者有骨性Ⅱ类的倾向，上颌前牙牙轴略显直立。此外，显示颌位可能已经发生后移

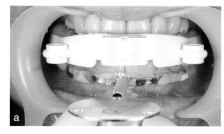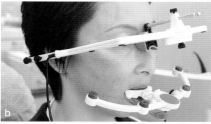

图3-53a　让患者咬住殆叉，以此位置进行CT拍摄

图3-53b　安装好测量装置后，让患者做下颌运动

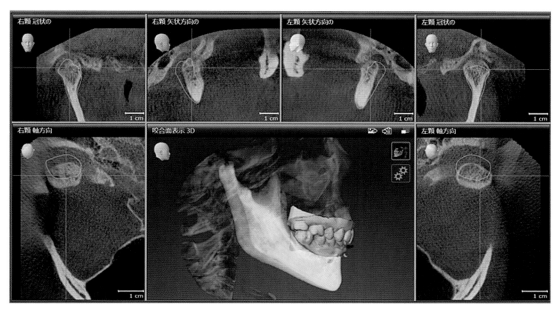

图3-54　牙尖交错位，青色圆圈的部位为牙尖交错位时髁突的位置。拍摄CT时颌骨的状态为咬合着咬合叉的状态

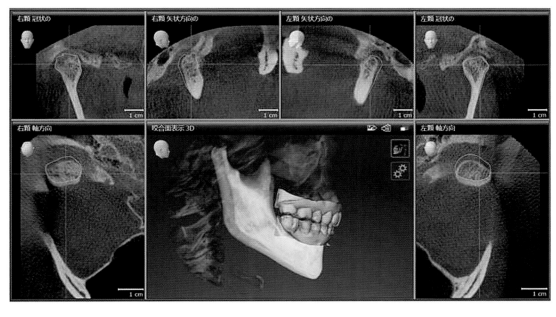

图3-55　前牙早接触，青色圆圈的部位为早接触时髁突的位置，在这时进行咬合的话，髁突会向后方退缩位移

　　上个病例使用了下颌运动描记仪模拟下颌运动。但本病例我们使用了"Sicat Function（sirona公司）数字化诊断技术分析"颌骨运动的轨迹。首先进行了CT检查（图3-53a），然后使用下颌运动描记仪记录颞下颌运动轨迹（图3-53b）。

　　测定结果可见牙尖交错位时（图3-54）髁突向后方退缩位移。在诱导时注意不要使关节发出弹响，同时使患者做闭口运动时前牙出现早接触（图3-55），这时可以让患者咬合闭合为牙尖交错位，髁突会向后方退缩位移。考虑出现这种情

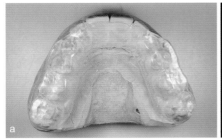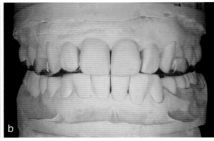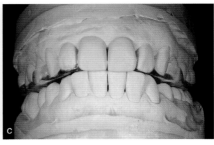

图3-56a~c 以早接触时的颌位为基准，制作𬌗垫，这个位置没有出现关节弹响

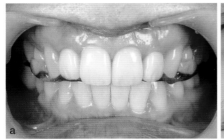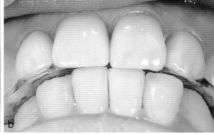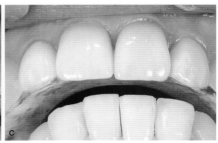

图3-57a、b 戴入𬌗垫时

图3-57c 患者戴入𬌗垫，放倒牙椅时颌位后移，前牙开颌状态时磨牙咬合，呈双重𬌗（Dual bite）

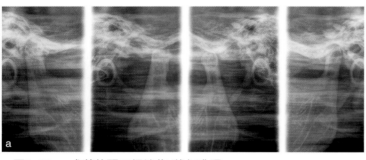

图3-58a 术前的颞下颌关节X线标准照

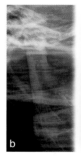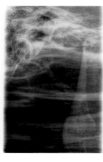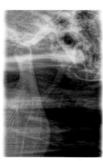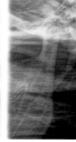

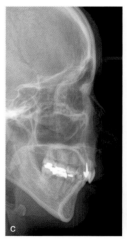

图3-58c 术前的侧位片

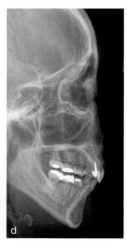

图3-58d 戴入𬌗垫时的侧位片

图3-58b 戴入𬌗垫时颞下颌关节X线标准照，髁突和关节窝之间产生空隙，疼痛也消失

况可能是因为产生了对颞下颌关节的压迫，因此可以考虑以咬合前的颌位（即前牙早接触时的颌位）为基准做𬌗垫。

因此，我们应该在前牙早接触的状态下取模然后制作𬌗垫（图3-56a~c）。使用了𬌗垫时如果无弹响或无疼痛则表明患者处于舒适的状态（图3-57a、b）。但是，应该注意当患者躺在牙椅上时，即使佩戴𬌗垫，咬合时下颌位置也会向后移动，后牙在咬合时前牙为开口状态（图3-57c）。这种在站立状态和平躺状态下，下颌位处于不同状况的情况被称为"双重𬌗（Dual Bite）"（参见第203页）。

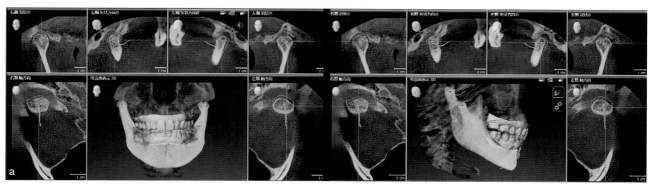

图3-59a 戴入𬌗垫时的牙尖交错位状态

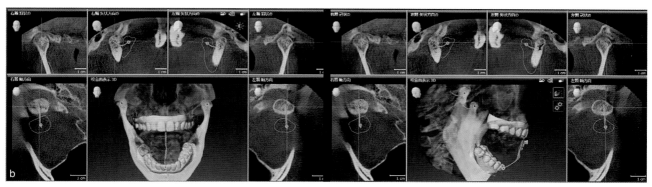

图3-59b 最大张口位

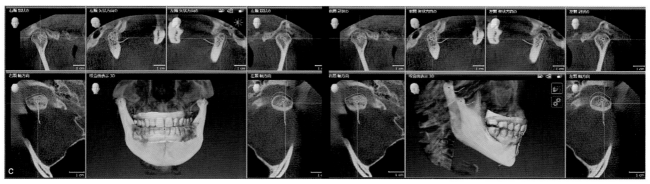

图3-59c 闭口时，髁突并没有向上方移位，可以进行滑顺地转动、滑动

在这种状态下咀嚼会对颞下颌关节造成非常大的压迫，属于非常危险的状态。在佩戴𬌗垫时，因为咬合的程度存在界限，因此不能够像未使用𬌗垫时那样向上方咬合。推测在未治疗之前咬合时会造成颞下颌关节的压迫。我们考虑这也是造成患者张口受限和弹响的原因。

使用𬌗垫一段时间之后，髁突和关节窝之间产生空隙，疼痛也逐渐消失，所以应该继续指导患者坚持正确地使用𬌗垫（图3-58）。

使用Sicat Function对颌垫治疗后的状态进行分析，让患者从牙尖交错位开始（图3-59a），最大限度地张口（图3-59b），然后做闭口运动（图3-59c）。

张口闭口运动的运动轨迹稳定，并且髁突在旋转、滑动中并没有向上方移位。如果没有进行𬌗垫治疗的话，可以想象磨牙咀嚼时髁突会向后上方移动，对颞下颌关节造成伤害，为了避免这种情况的发生，为稳定颌位需要抬高磨牙区的

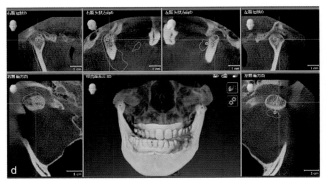
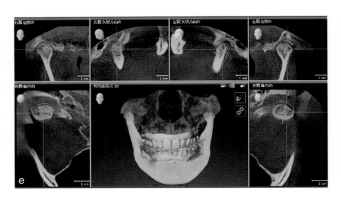

图3-59d、e　右侧方运动

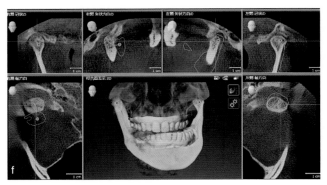
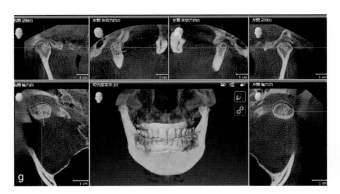

图3-59f、g　左侧方运动

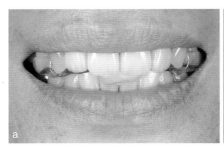
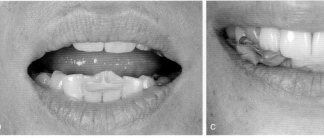

图3-60a、b　使用前牙定位装置，取使用𬌗垫时的颌位记录

图3-60c　在这个位置取磨牙的咬合关系，这是戴入𬌗垫时的颌位

咬合高度。

　　现在的颌位，侧方运动非常平滑（图3-59d～g），因此以𬌗垫治疗后的颌位进行治疗。

　　接着需要使用临时修复体置换𬌗垫，应该提升上颌的高度、下颌的高度，还是同时提升上下颌的高度？需要仔细斟酌（图3-60）。如果提升下颌高度，则咬合平面会变得倾斜陡峭；如果提升上颌高度，则咬合平面会变得平缓。我们使用X线头影测量分析（图3-61）检查作为判断基准，此病例判断应该同时提升上下颌的咬合高度。

　　将使用𬌗垫后的颌位模型上𬌗架（图3-62），上下颌之间的间隙较大。仅通过修复治疗难以恢复咬合高度。通过X线头影测量分析确认，确认咬合高度即使轻微降低，也在Harvold-McNamara Triangle平均值的范围内。首先在𬌗架上对模型进行咬合调整，减少上下颌间的空隙后进行修复治疗。

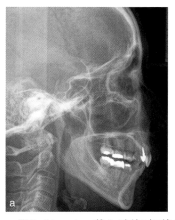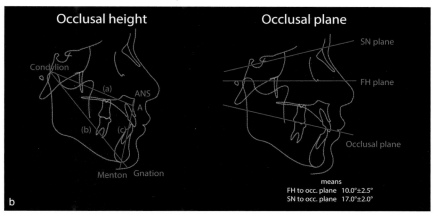

图3-61a、b 戴入殆垫时X线头影测量分析。关于咬合高度和咬合平面的设定可以参考第18页的咬合高度、咬合平面

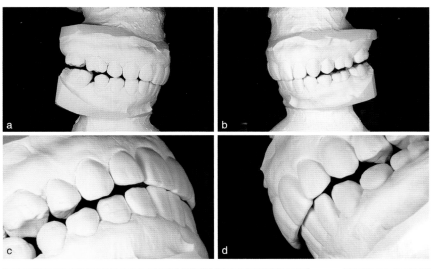

图3-62a～d 以殆垫治疗后的颌位将模型上殆架，上下颌之间间隙较大。仅通过修复治疗非常困难

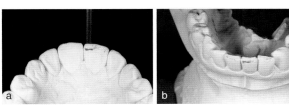

图3-63a、b ⌊1 与 1⌉ 出现接触

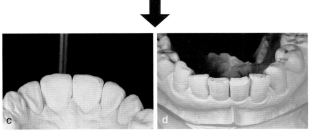

图3-63c、d 咬合调整

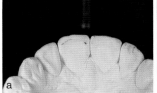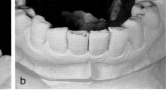

图3-64a、b 接着 1⌋ 与 ⌊1 接触，咬合调整

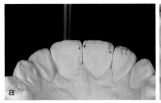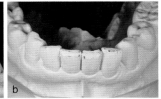

图3-65a、b 使用咬合纸检查，1⌋1、1⌋1 的近中与⌊1 的远中、⌊2 出现接触，继续调整咬合

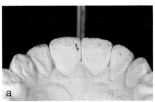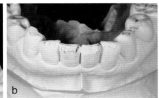

图3-66a、b ⌊1 与 1⌉ 出现接触，这时完成咬合调整，详细记录咬合调整的顺序、位置

113

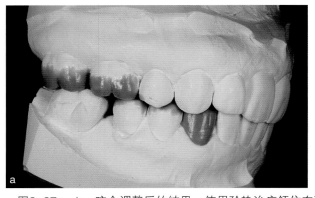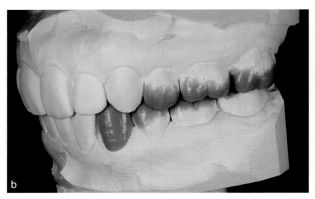

图3-67a、b　咬合调整后的结果，使用𬌗垫治疗颌位在下颌旋转运动范围内减少上下牙列间的空隙后，进行诊断蜡型的制作

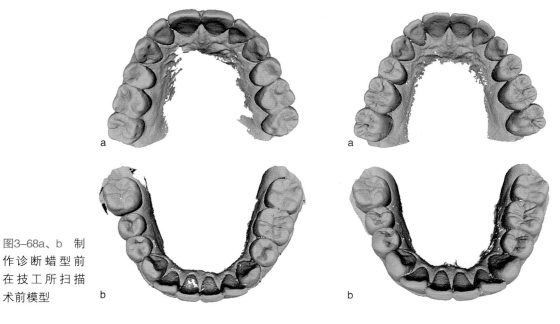

图3-68a、b　制作诊断蜡型前在技工所扫描术前模型

图3-69a、b　制作诊断蜡型后的模型在技工所再次扫描，将这两个模型叠加，制作树脂临时修复

在模型上使用咬合纸检查咬合接触，⌊1和⌈1出现接触（图3-63a、b），咬合调整后上下颌右侧⌈1出现接触（图3-63-c、d）。咬合调整后（图3-64a、b），上颌左右1⌋1、下颌左右1⌈1的近中与上颌左⌊1的远中，下颌左⌈2出现接触，继续调整咬合（图3-65a、b）。接着右侧上下颌1⌋、⌈1出现接触，这时完成咬合调整（图3-66a、b），详细记录咬合调整的顺序和位置，在实际调整中作为参考。

在减小了上下颌间间隙后，制作诊断蜡型（图3-67）。虽然咬合调整，降低了咬合高度，但是因为在髁突旋转范围内，所以并未对颞下颌关节产生压迫。

我们对诊断蜡型前后的模型进行了技工仓扫（图3-68，图3-69），将这两个模型叠加，它们之间的差别就是临时修复的形态。

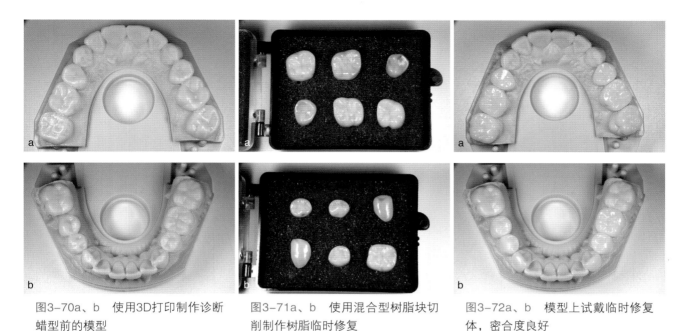

图3-70a、b　使用3D打印制作诊断蜡型前的模型

图3-71a、b　使用混合型树脂块切削制作树脂临时修复

图3-72a、b　模型上试戴临时修复体，密合度良好

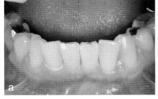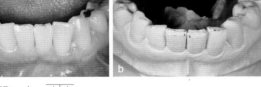

图3-73a、b　实际口内咬合调整，模拟模型上调整位置进行调整

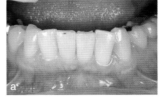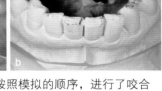

图3-74a、b　对 1| 进行调整

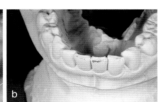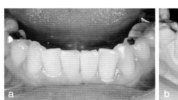

图3-75a、b　 1|1

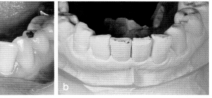

图3-76a、b　接着是 1| 按照模拟的顺序，进行了咬合调整。术前完整记录调整的部位、次数，以及最终调整点至关重要

　　通过3D打印制作模型（图3-70），并使用混合型复合树脂制作了树脂临时修复体（图3-71，图3-72），然后在口内咬合调整（图3-73～图3-76），最终将殆垫的颌位准确地转换到树脂修复（图3-77）。

　　最后制作并戴最终修复体（图3-78，图3-79）。至今该患者颌位稳定，因为赋予了尖牙保护殆，所以术前牙根较短的下颌右侧 6| 松动度得以改善。术后6个月检查状况良好无异常（图3-80）。

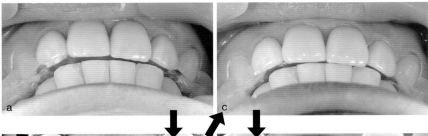

图3-77a　正确戴入树脂贴片的方法。首先戴入𬌗垫，因为是咬合调整后，所以前牙没有咬合

图3-77c　调整𬌗垫至前牙有接触

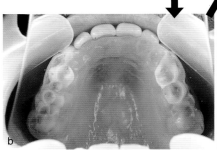

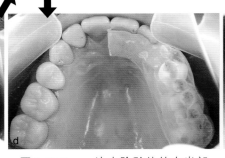

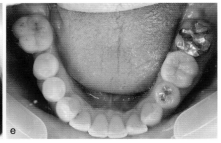

图3-77b　在𬌗垫上添加树脂固定颌位

图3-77d　一边去除𬌗垫的右半部分一边确认颌位，戴入树脂贴片。右侧完成后戴入左侧临时修复体

图3-77e　先戴入上颌临时修复体，再戴入下颌临时修复体

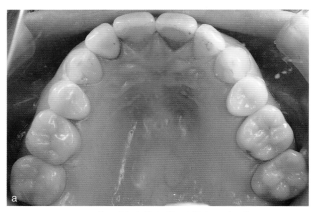

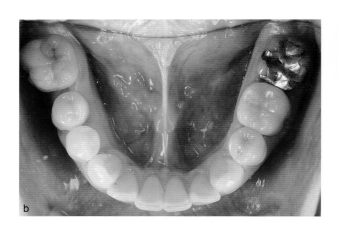

图3-78a、b　戴入最终修复体后的上下颌𬌗面照

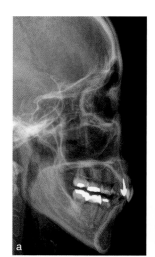

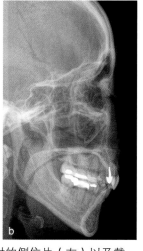

图3-79a、b　𬌗垫佩戴时的侧位片（左）以及戴入最终修复体后的侧位片（右），两者基本一致

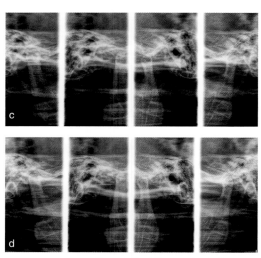

图3-79c、d　戴入𬌗垫时的颞下颌关节X线标准照（上）和戴入最终修复体后的颞下颌关节X线标准照（下）基本一致，成功地将𬌗垫佩戴时使𬌗关系重现于最终修复

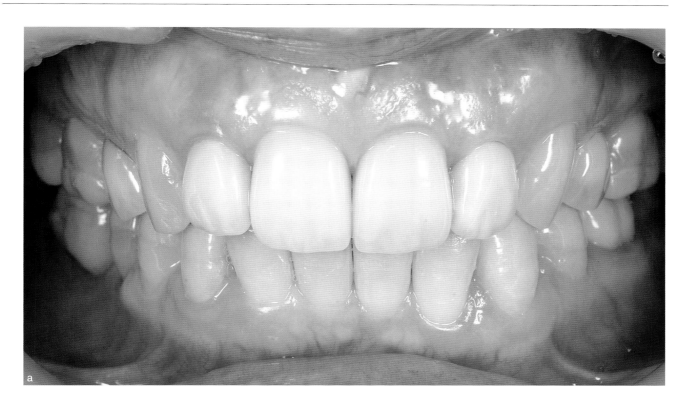

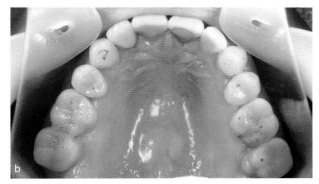
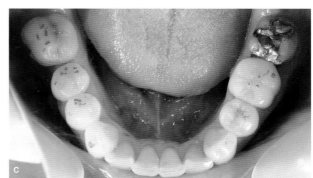

图3-80a~c 戴入最终修复体后6个月，初诊时 6̲ 松动2度消失了，可以赋予合适的咬合接触

■ 结论

本节介绍了如何处理因为口内异常的机械应力所造成的颞下颌关节和咀嚼肌异常的病例。对于颞下颌关节障碍𬌗垫治疗是可逆性的，可作为第一选择，如何将𬌗垫治疗所获取的颌位转移到修复治疗是非常重要的。

接着将介绍因口内异常的机械应力造成牙周组织异常的病例。

牙周组织出现问题的患者特征如下（图3-81）。患者除了患有牙周病以外，往往还伴随着前牙诱导不足（**1**）以及侧方运动时的咬合干扰（**2**）的受力问题。

1 前牙诱导不足

2 侧方运动时的咬合干扰

3 存在咬合干扰的牙齿出现垂直性牙槽骨吸收以及牙齿松动

4 牙周膜及牙槽骨硬线的增宽

5 颞下颌关节不存在异常

6 天然牙的磨损量少

图3-81　牙周组织存在问题的患者特征

●牙周组织存在问题的患者特征

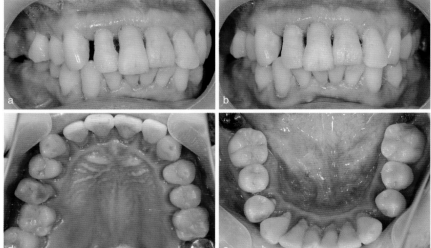

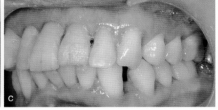

图3-82a～e　患者为50多岁男性。主诉为"牙齿松动"。全口牙齿松动，牙龈萎缩。伴随前牙诱导不足以及前磨牙侧方运动存在咬合干扰

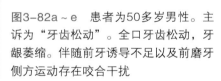

图3-83a、b　曲面断层片、根尖片。全颌骨吸收达根尖部，重度牙周炎。可以观察到牙周膜以及牙槽骨硬线的增宽

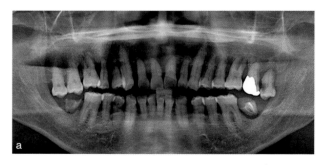

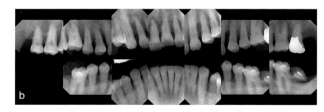

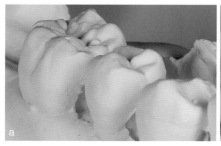

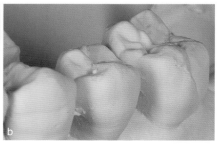

图3-84a、b　下颌磨牙区天然牙模型。尽管牙周组织和骨组织受到了如此巨大的损伤，并且患者年龄也超过了50岁，但天然牙却丝毫没有出现磨损的情况。可以推测这个病例牙齿松动、摇摆，所以没有产生牙齿磨损，但咬合力却导致重度牙槽骨吸收，咬合崩溃

咬合创伤对牙周组织的影响

牙周组织的状态	临床组织学的变化	骨缺损	牙周附着丧失	牙周袋深度增加
健康的牙周组织	伴随炎症的松动	有	无	无
牙龈炎	同上	有	无	无
出现症状的牙周组织的状态	同上	有	无	无

Greenstein G, Polson A; Understanding Tooth Mobility; Compend Contin Educ Dent, Vol IX No 6 470–479 1988

图3-85　牙周病与咬合创伤的关系。非细菌性介入，咬合创伤会造成牙槽骨吸收

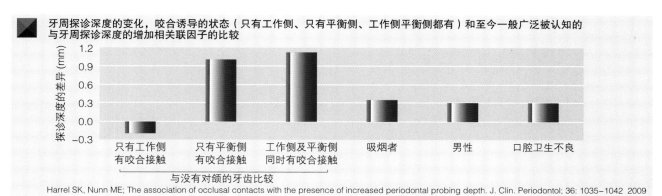

牙周探诊深度的变化，咬合诱导的状态（只有工作侧、只有平衡侧、工作侧平衡侧都有）和至今一般广泛被认知的与牙周探诊深度的增加相关联因子的比较

Harrel SK, Nunn ME; The association of occlusal contacts with the presence of increased periodontal probing depth. J. Clin. Periodontol, 36: 1035–1042 2009

图3-86　把没有对颌的牙齿的牙周探诊深度设定为0mm，比较至今一般广泛被认知的对牙周探诊深度有影响的风险因子及各种咬合接触状态的差异。只有平衡侧有咬合接触，工作侧及平衡侧都有咬合接触会使牙周探诊深度增加。这证明了即使没有细菌参与，力也是造成牙周探诊深度增加的一个原因。因此，对于牙周病患者的治疗不能单纯去除细菌，同时需要解决力的影响

图3-82、图3-83为50多岁男性患者，主诉"牙齿松动"来院就诊。检查可见全颌重度牙周病，伴随牙齿松动以及牙龈萎缩。需要强调的是，该患者牙齿均为天然牙，除了|7之外没有修复治疗痕迹。另外，仔细观察各个牙齿后会发现，尽管患者超过50岁，但咬尖、三角嵴、窝沟等仍然很明显（图3-84）。这个病例力的作用并未对颞下颌关节或者牙齿本身产生影响，而是集中体现在牙周组织损伤。

●牙周病与力的关系

引起牙周病的主要原因是细菌，但力的影响同样不能忽视。图3-85是关于调查咬合创伤影响的研究。与牙周组织的状态无关，在所有的状态下都产生了牙槽骨的吸收，但并不伴随牙周袋深度的增加。也就是说，不是因为感染力的影响也会产生骨吸收。

另外，图3-86是咬合接触状态（只有工作侧有咬合接触，只有平衡侧有咬合接触、工作侧及平衡侧同时有咬合接触）和各种风险因子（吸烟者、男性、口腔卫生不良）对牙周探诊深度增加存在影响的研究。以没有对颌的牙齿为基准，研究证明只有平衡侧有咬合接触、工作侧及平衡侧同时有咬合接触与牙周探诊深度增加有关。

以上具有代表性的2篇论文为我们提示，治疗牙周疾病，不仅应该去除细菌，还要解决咬合力的问题。

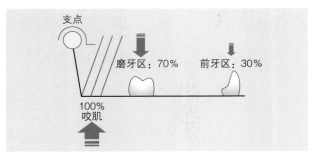

图3-87　如果咬肌的力量为100%的话，磨牙区承担70%，前牙区承担30%的力量。因此，磨牙区稳定的咬合状态是很重要的

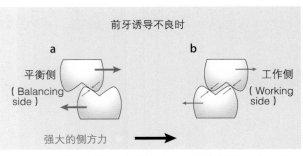

图3-88　前牙诱导不良的情况下，平衡侧的咬合接触集中在一点，侧方力很大。因此，确立良好的前牙诱导非常重要

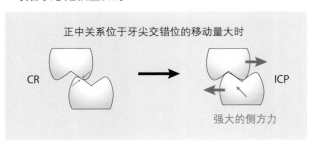

图3-89　在正中关系位与牙尖交错位的移动量大的情况下，经过正中关系位的早接触后，向牙尖交错位移动的过程中产生了强大的侧方力，因此移动量越大对牙齿的损伤也越大

●前牙诱导

那么如何赋予前牙诱导，控制力量呢？让我们再看一下图3-86，研究结果提示只有"工作侧咬合接触"使牙周探诊深度减少，其他情况都较基准增加。结论只有赋予工作侧咬合接触是理想的状态。

如图3-87所示，咬合力是以颞下颌关节为支点的三级杠杆，磨牙会分担大部分的力。如果咬肌的力量为100%的话，磨牙区承担70%、前牙区承担30%的力量。磨牙区需要具备能够承受如此巨大咬合力的稳定垂直咬合关系。

除此之外，对下颌的运动方向起到诱导作用的前牙诱导对控制咬合力是非常重要的。从杠杆原理我们也能得出赋予适合的前牙诱导关系是有利的。

但是，如果前牙诱导不足的话，磨牙区会发生咬合接触，平衡侧的咬合接触只会碰到工作的牙尖侧（图3-88a），这会给牙齿带来很大的伤害。另外，工作侧的咬合接触为2点接触（图3-88b），并且力也作用在长轴方向上，因此侧方力会被分散。从这我们可以看出，平衡侧的咬合接触从保护牙周组织的观点来看是要尽量避开的。

另外，还要注意正中关系位（CR）与牙尖交错位（ICP）偏差比较大的情况。在咬合关系持续的状态，从CR向ICP移动过程中，咬合力会作为对牙齿作用持续的侧方力（图3-89）。

从以上观点看，如果是由于力的作用致使牙周受损的患者，除了控制细菌，还需要对力做到以下几点对应：

- 确立稳定的磨牙区咬合关系。
- 确立稳定的前牙诱导关系。
- 尽可能将正中关系位与牙尖交错位一致。

病例1　通过稳定咬合关系使牙周病得以改善的病例

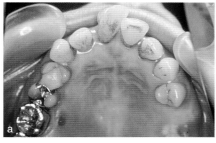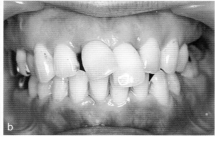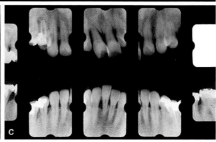

图3-90a～c　初诊时口内照及根尖片。患有重度牙周病。没有稳定的磨牙区的垂直咬合关系以及前牙诱导关系。牙齿磨损，肌肉及颞下颌关节无异常。Periodontal（＋），TMJ（－），牙齿磨耗（－）

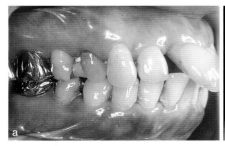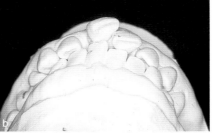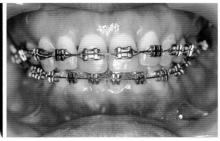

图3-91a、b　初诊时侧面照以及模型观察。受下颌前牙冲撞的影响，1向唇侧显著倾斜，同时伴随伸长

图3-92　正畸治疗。使伸长的上下颌前牙区得到改善

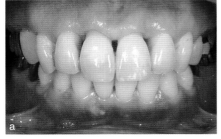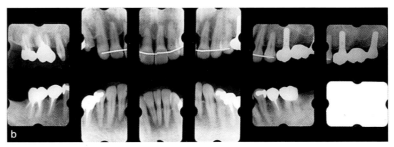

图3-93a、b　治疗结束6年后的状态。通过正畸治疗改善了错殆并且赋予了前牙诱导，通过种植治疗使得磨牙区咬合稳定，改善了咬合状态，维持了长期的稳定

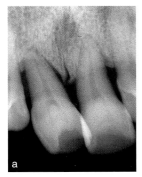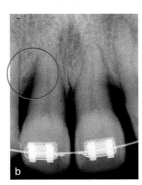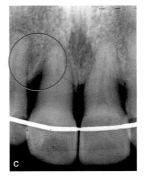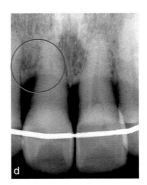

图3-94a～d　上颌前牙区的根尖片（从左：术前，正畸治疗中，治疗结束时，术后6年）。1远中（红圈内）观察到骨再生，牙槽骨平缓化。磨牙区咬合的稳定，适当的前牙诱导赋予使得前牙区的骨吸收已改善。也就是说，前牙区的骨吸收并不源于细菌，而是由力引起的

　　患者是以牙齿松动来院就诊（图3-90）。前牙区唇侧倾斜伴以伸长（图3-91），是因为磨牙区咬合不稳定，前牙诱导丧失出现问题的病例。对这样的病例不仅仅需要进行彻底的牙周治疗，同时对于力的控制也是必需的。

因此，对上下颌的前牙区正畸压低，进行了全口正畸治疗（图3-92）。同时也进行了牙周外科、磨牙区的种植治疗，通过除去细菌以及确立磨牙区的垂直咬合关系从而获得了稳定的前牙诱导关系。

治疗结束6年后的状态（图3-93），牙周组织及骨形态得到了改善。值得强调的是前牙区的变化。1远中（图3-94，红圈内）观察到了骨再生。也就是说前牙区骨吸收的原因不是由于细菌，而是由于力。初诊时曾认为1可能无法保留，但我们需要关注到通过对于咬合力的控制及牙列不正的改善，可能会产生令人吃惊的变化。

左侧磨牙区桥体松动，5松动2度。这是因为前牙区唇倾丧失了前牙诱导致使磨牙区遭受侧方力。乍一看是因为感染造成，实际上是因力的影响的典型病例。

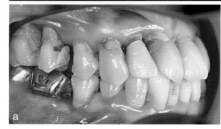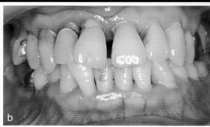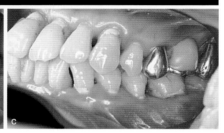

病例2　通过种植修复恢复稳定的垂直咬合关系的病例

图3-95a～c　6 5牙齿松动情况严重，曾用钢丝和粘接剂固定。7 6的状况比较好，与6 5对颌的4 5也非常松动，右侧咬合关系到第一前磨牙为止。左侧垂直性骨吸收，前牙诱导丧失，磨牙区受到强大的侧方力。Periodontal（＋），TMJ（－），牙齿磨耗（－）

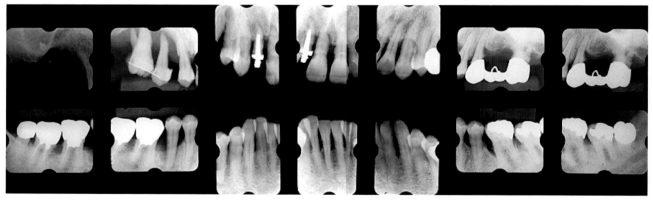

图3-96　根尖片

患者主诉右上6 5牙齿松动（图3-95，图3-96）。7 6的状况比较好，但与6 5存在咬合关系的5的松动情况也非常明显。右侧垂直咬合关系到第一小臼齿为止。

左侧桥部磨牙有松动，5的松动度为2度。由以上所见可推断出这是由于前牙诱导消失从而使作用在磨牙区的侧方力过强造成的。这是一个乍看之下会怀疑是由细菌感染引起的牙周病，但经过仔细检查后发现更大程度上是由于力引起的病例。

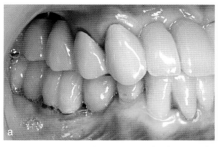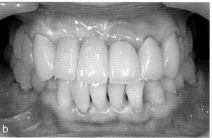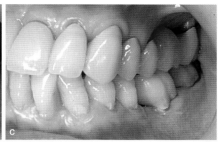

图3-97a～c　安装最终修复体。经过骨增量，根管治疗后，<u>7 6 5</u>及<u>5</u>部位进行种植

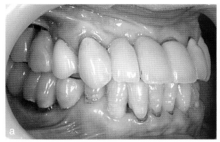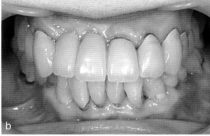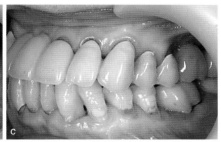

图3-98a～c　术后11年

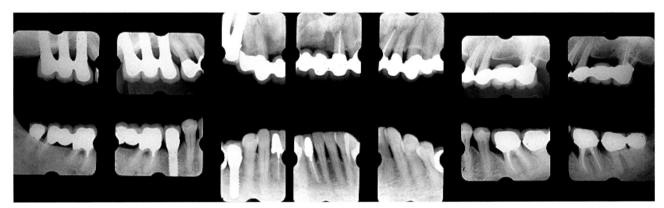

图3-99　同上，根尖片。牙槽骨情况较为稳定。未使用夜磨牙𬌗垫

●治疗过程

治疗包含对于$\frac{7\ 6\ 5}{5}$部进行骨增量，在种植及根管治疗结束后安装最终修复体（图3-97）。通过磨牙区的种植修复获得了垂直咬合稳定，以及赋予了正确的前牙诱导。

术后11年，未见异常（图3-98，图3-99）。

本病例也是力对牙周组织造成创伤，最终导致严重崩坏的病例，治疗方针如第120页阐述过的，确立稳定的磨牙垂直咬合关系、稳定的前牙诱导、尽可能将正中关系位与牙尖交错位保持一致是治疗关键。

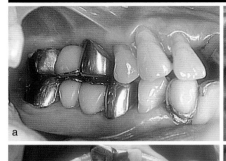
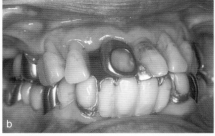
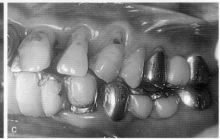
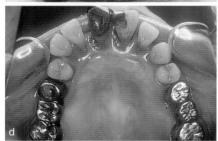
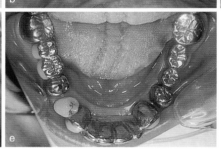

图3-100a～e　初诊时（1989年），50多岁（当时）女性。全颌都存在问题。特别是上颌前牙区的松动，以及严重唇倾

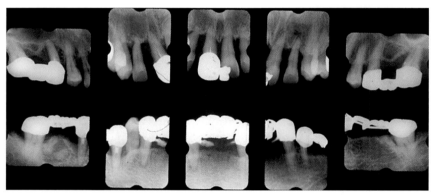

图3-101　初诊时的根尖片。上颌前牙区严重的骨吸收

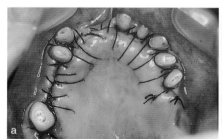
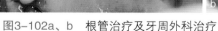
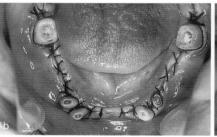

图3-102a、b　根管治疗及牙周外科治疗

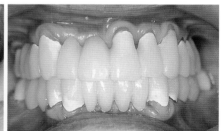

图3-103　安装临时修复体

　　患者为在1989年初诊时年龄50多岁女性，主诉是上颌前牙的严重唇倾，松动（图3-100，图3-101）。全颌存在问题，还有无法保留的牙齿。上颌前牙区有明显的骨吸收。

　　当时临床未普及种植术以及骨增量的技术，治疗计划是以赋予磨牙区稳定垂直咬合关系并尽量保留牙齿为出发点，进行了牙周修复治疗。

　　首先进行的是根管及牙周外科治疗（图3-102），安装临时修复体（图3-103）。初期治疗结束时，炎症得到了控制，牙周的炎症得到了改善（图3-104）。

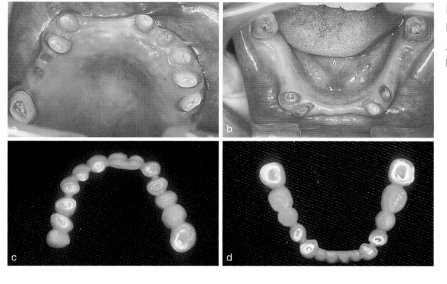

图3-104a～d　炎症得到了控制。此时，由于过长的桥体修复，并且伴随牙周病，所以并未进行最终修复治疗，以临时修复的状态进行了术后观察

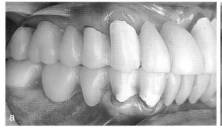 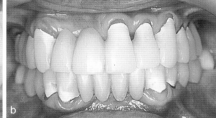 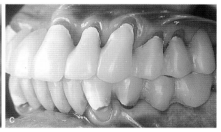

图3-105a～c　安装临时修复体3年后

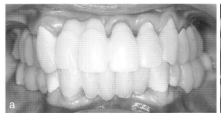 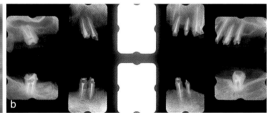

图3-106a、b　安装临时修复体5年后。骨吸收的情况得到改善，情况稳定

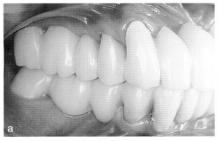 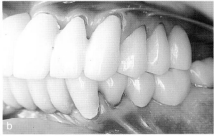

图3-107a、b　安装临时修复体7年后，在此期间重新做了个几次临时修复。最终因为费用问题在保险范围内选择了最终修复体

　　安装临时修复体3年后（图3-105）。由于伴随着不断地调整，材料产生劣化，重新制作了临时修复体。安装临时修复体5年后（图3-106）。骨吸收的情况得到改善，情况稳定。

　　安装临时修复体7年后（图3-107）。又一次重新制作了临时修复体。由于患者的经济情况发生了改变，最终决定在保险范围内选择最终修复体。

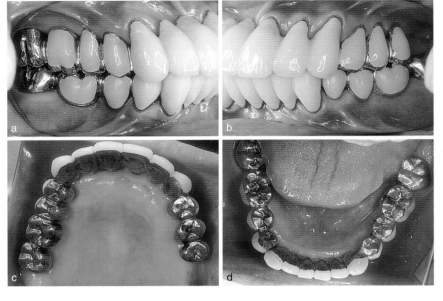

图3-108a、b　临时修复8年后，最终
戴入金属树脂冠

图3-108c、d　同上，上下颌殆面照

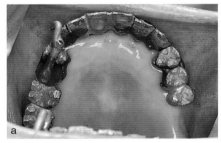
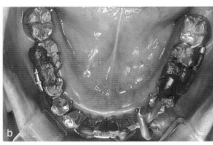

图3-109a、b　Key and Keyway

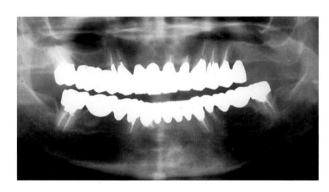

图3-110　安装最终修复体后的曲面断层片

　　安装了金属烤塑冠的最终修复体（图3-108）。为后焊接抽取口内位置关系，并在 3 4 间赋予（图3-109）。

　　术后11年并未出现异常（图3-111），术后22年虽然外观上出现变化，但并不影响使用（图3-112，图3-113）。术前、术后的根尖片（图3-114，图3-115）上虽可以观察到根尖病变，但骨吸收并未发生。

■后记

　　一般认为残余牙少时如果不采用种植治疗，长期预后会受到影响。但只要咬合关系稳定即使是牙周修复治疗也能达到良好的长期预后。

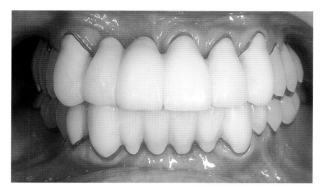

图3-111　术后11年

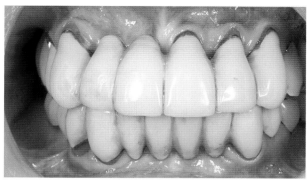

图3-112　术后22年

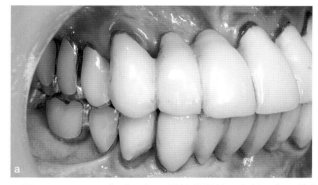

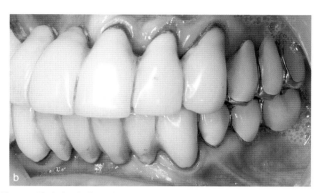

图3-113a、b　术后22年。虽然美学并不完美，但是恢复了功能，即使在保险范围内的治疗也可达到良好的长期预后。此后由于患者高龄，不能定期来院检查，现在在养老院进行定期的维护。没有出现异常

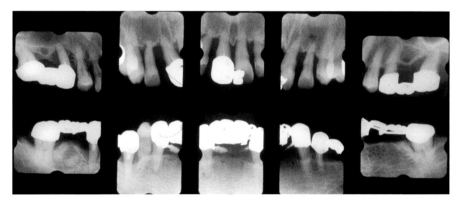

图3-114　术前根尖片

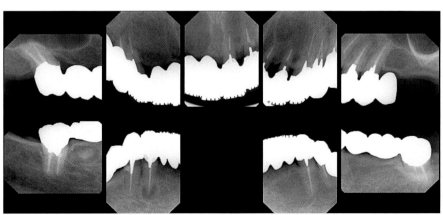

图3-115　术后22年根尖片。虽可以观察到根尖病变，但咬合力得以控制

　　对因为力使牙周组织受创的病例，一定要在确立稳定的咬合关系的基础上再进行牙周治疗。

至此我们讨论了关于力对肌肉多种颞下颌关节、牙周组织的影响情况。以下将继续探讨力对牙齿及修复体的影响情况。

不是由于龋齿的原因引起牙齿缺损的情况被称为"牙齿磨耗"。这是由于咬合不正或刷牙方法不正确等引起的磨损，以及由于胃食管返流病（gastroesophageal reflux disease，GERD）或呕吐引起的酸蚀等所产生的。近年来，虽然"牙齿磨耗"已成为继龋齿、牙周病之外的第三大疾病，但暂时还无明确的治疗办法。重度牙齿磨耗在20岁人群中为1/33人、70岁人群中为1/6人。这种病因随着年龄增长而增加，但在临床上年轻的患者也很多。因此，如何进行修复治疗，则需要慎重考虑。

在"薄弱环节理论"中，牙齿磨耗与牙周组织、颞下颌关节同样是由力所引起的疾病。如果只是单纯地进行修复治疗的话，之后还会再次发生缺损，同时也会导致修复体损坏，因此在首先明确病因后再制订治疗计划是非常必要的。

1 非常明显的咬耗情况

2 咬合是面之间的咬合方式，可观察到修复体的损坏

3 可观察到修复体的损坏，没有牙槽骨吸收或牙齿松动的情况

4 没有牙槽骨吸收或牙齿松动的情况

5 颌关节无异常

图3-116 "牙齿磨耗"患者的特征（引用自参考文献[8]）

Frank Spear总结了牙齿磨耗患者的特征如下（图3-116）。像这样牙齿磨耗患者（图3-117）的治疗比较困难的理由，Spear给出了以下几点：有失败的风险、需要治疗的牙齿数量多、治疗复杂、需要修复的牙冠长度短，所剩牙齿量不足，没有足够的修复空间、需要改变咬合高度等（图3-118）。确实在临床上，"牙齿磨耗"患者当中会出现有"临时修复体反复损坏、由于伴随磨损牙齿会发生挺出，无法判断原本咬合高度、造成牙齿磨耗的原因不明朗"等疑难病例。

因此，首先我们需要明确磨耗的原因以及种类。

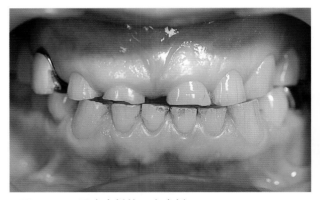

图3-117 牙齿磨耗的一个病例

1 有失败的风险

2 需要治疗的牙齿数量多

3 治疗复杂

4 需要修复的牙冠长度短，所剩牙齿量不足

5 没有足够的修复空间

6 需要改变咬合高度

图3-118 牙齿磨耗患者的治疗困难的理由

■磨耗患者会出现的问题

首先要理解磨耗患者会出现的问题。Spear论述了陶瓷部的破损、牙齿的破损、种植牙的破损、Solder joint的破损等可能性，总结来看可以归纳为"不知何时会发生什么的恐惧感"（图3-119）。即是说，牙齿和修复体都有破损及磨损的风险。在临床的对应上，首先需要了解原因，这样才能做到防患于未然。

1	陶瓷部的破损
2	牙齿的破损
3	种植牙的破损
4	solder joint的破损
5	无法提前预计

图3-119　牙齿磨耗患者会出现的问题（引用自参考文献[8]）

■造成磨耗的原因

造成磨耗的原因可分为物理因素和化学因素。

1. 物理因素

咬耗（attrition）（图3-120）：由咬合时与对颌牙的接触所造成的磨耗。

磨耗（abrasion）（图3-121）：由与牙刷，牙膏等会引起磨损的物质的接触所造成的磨耗。

2. 化学因素

腐蚀（erosion）（图3-122）：由酸蚀引起的磨耗。

脱矿（perimolysis）（图3-123）：以咬耗、磨耗为诱因的脱矿。

1-1. 物理因素——咬耗

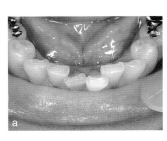
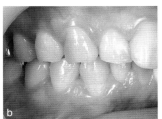
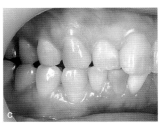
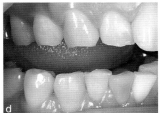

侧方运动时上下颌尖牙的咬耗一致

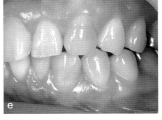
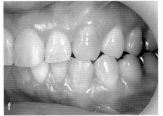
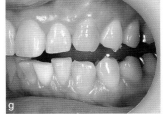

图3-120a～g　由咬耗引起的磨耗

1-2. 物理因素——磨耗

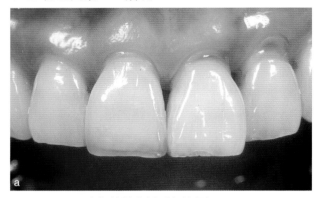

图3-121a 由机械性磨耗引起的损坏

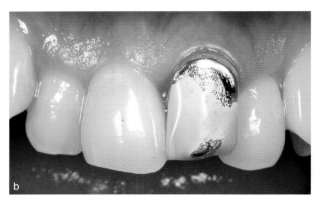

图3-121b 由刷牙引起的树脂前装材料的损坏

2-1. 化学因素——酸蚀

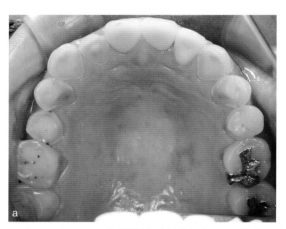

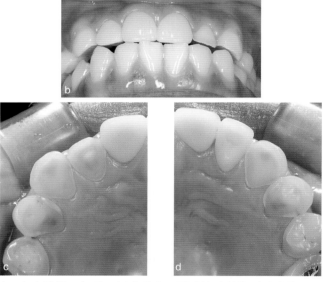

图3-122a~d 由于酸蚀引起的损坏。虽然在牙尖交错位时不存在接触，但是可以发现由于胃酸等酸性物质造成的损坏。酸蚀与力不存在直接关系，可以通过陶瓷进行修复

2-2. 化学因素——脱矿

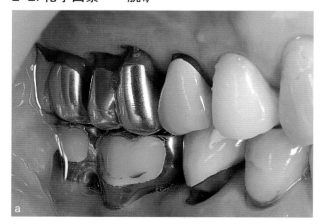

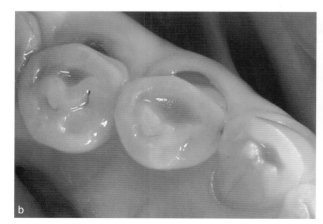

图3-123a、b 由脱矿引起的损坏。由咬合力引发的磨耗继而产生脱矿

■ 牙齿损坏（牙齿磨耗）为何会发生

关于牙齿损坏（牙齿磨耗）的病因，特别需要强调的是咀嚼方式、非功能性
殆运动、夜磨牙（图3-124）。

1. 咀嚼方式

了解患者的咀嚼方式非常重要。咀嚼方式分为垂直和水平方式两种（图
3-125），在这里需要注意的是有水平方式咀嚼的患者。

一般来说，水平咀嚼方式的患者的运动范围较广，并且由于运动方向为水平
方向，这就造成牙齿会发生磨损的可能性变高。文献也证明了与具有垂直咀嚼方

① 与功能相关的病因
咀嚼方式（垂直、水平）
② 与咬合相关的病因
非功能性殆运动
③ 与神经肌肉相关的病因
夜磨牙

图3-124 牙齿磨耗的病因（引用自参考文献[8]）

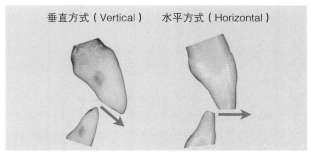

垂直方式（Vertical） 水平方式（Horizontal）

图3-125 咀嚼方式。分为垂直和水平方式。垂直不
易引起咬耗，水平易引起咬耗，发生牙齿磨耗的概
率高

● 垂直咀嚼方式的患者

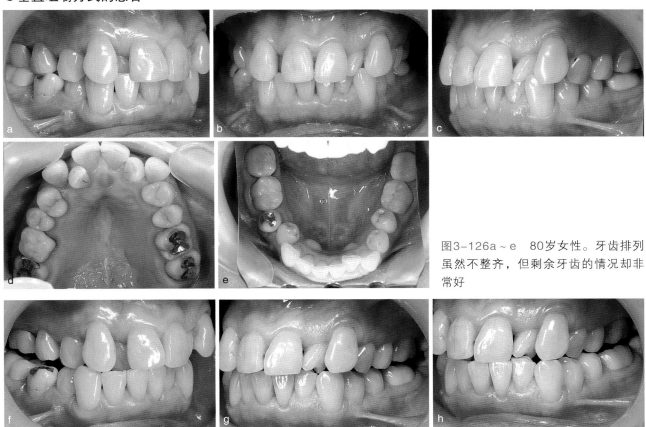

图3-126a~e 80岁女性。牙齿排列
虽然不整齐，但剩余牙齿的情况却非
常好

图3-126f~h 即使牙齿排列情况并不理想，但尖牙诱导成立，也几乎观察不到磨耗

●水平咀嚼方式的患者

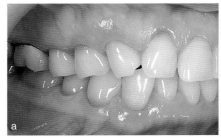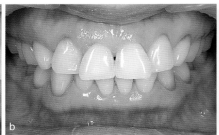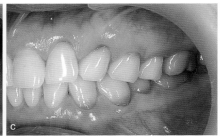

图3-127a～c　30岁女性。水平咀嚼方式。患者虽然年轻，但能观察到很明显的牙齿磨耗

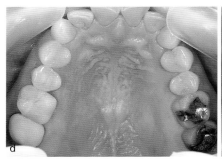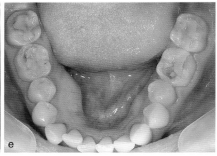

图3-127d、e　上下颌咬合情况。观察到骨隆起，咬合力强

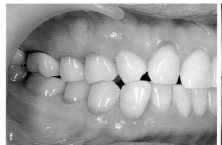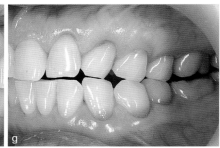

图3-127f、g　左右侧方运动时。参与运动诱导的牙齿相互咬合，磨耗情况明显。今后可预测为全平衡。虽然患者希望进行陶瓷修复治疗，但这种情况下由陶瓷进行修复的风险是很高的

式的患者比较，水平咀嚼方式的患者更容易发生牙齿磨耗。为了防止牙齿磨耗，如果赋予诱导牙一个大的角度，此时会造成诱导牙的磨损。如果采用比较硬的材料（如氧化锆）来缓解诱导牙的磨损的话，这将会导致诱导牙的振荡和牙根破折。对应像这种具有明显水平咀嚼方式的患者，一般来说通过赋予修复体在侧方运动时比较缓的角度是比较可取的。

　　图3-126的患者为80岁女性。虽然牙齿排列情况不理想，但无牙齿的缺损情况，并且修复体数量也很少。该患者为垂直咀嚼方式，并且保持尖牙诱导方式（图3-126f～h），无牙齿磨耗。

　　相反，水平咀嚼方式的患者（图3-127）容易发生牙齿磨耗，并且修复体也容易磨损，因此在材料的选择上非常困难。治疗方法一般分为两种：考虑咀嚼方式，在已知会伴随振荡风险的情况下选择不易磨损的材料；保守治疗，利用树脂材料进行反复塑形调整。

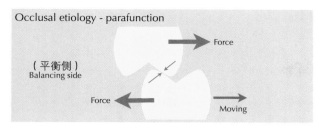

图3-128　当平衡侧存在咬合接触时，为避免接触发生，牙齿之间互相摩擦导致牙齿磨耗

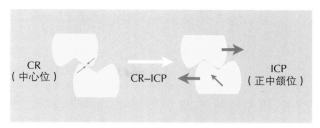

图3-129　当中心位（CR）与正中颌位（ICP）不一致，为了避免在正中颌位产生干涉，牙齿之间互相摩擦导致牙齿磨耗

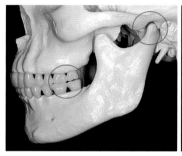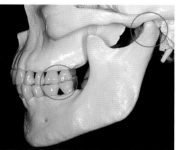

图3-130　当发生咬合干涉时，牙齿之间互相摩擦导致牙齿磨耗

- 起床时的磨牙被定义为下颌错位
- 成人发病率为20%
- 是生理还是病理暂不清楚
- 压力或不安情绪被认为是风险因素

图3-131　磨牙的生理及病理（引用自参考文献[10]）

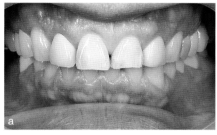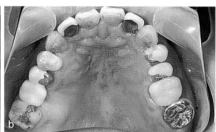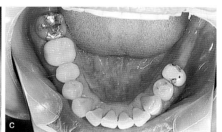

图3-132a～c　存在磨牙情况的患者。可以观察到由磨牙引起的牙齿及修复体的牙齿磨耗。这种情况，掌握患者的咀嚼方式，设定颌运动时角度很重要，但同时需要使用到𬌗垫。这个病例就是在得到了患者同意配合使用𬌗垫的情况下进行了修复治疗的

2. 功能异常

牙齿磨耗同样会由功能异常（口腔不良习惯等非功能运动）引起，特别是多发在存在咬合干涉的情况下。

举例来说，当平衡侧存在咬合接触时，为避免接触发生，牙齿之间会产生摩擦（图3-128），当中心位（CR）与正中颌位（ICP）不一致，为了避免在正中颌位产生干涉，牙齿之间产生摩擦（图3-129），当发生咬合干涉时，牙齿之间产生摩擦（图3-130），上述的功能异常会最终导致磨耗。

3. 磨牙

关于磨牙，一般被认为是与压力、睡眠时的觉醒、遗传、中枢自律神经系统的异常活动等各种因素有关，但是具体原因并不明确（图3-131）。但即使咀嚼或咬合无异常的人也会出现"修复体损坏，发生牙齿磨耗"。对夜磨牙可以使用𬌗垫（图3-132），对具有牙齿接触习惯（Tooth Contacting Habits，TCH）的人可对其进行指导，有需要的话也可以并用𬌗垫。

■通过磨耗的模式进行诊断

在什么部位发生了磨耗。分析发生磨耗的原因是解决问题的入口。磨耗大致分为：①前牙区还是磨牙区、②左侧还是右侧、③上颌还是下颌3种模式。为什么磨耗会出现在这个部位，诊断其发生机制才能确定合适的解决方案。

①前牙区还是磨牙区
●磨耗发生在前牙区（图3-133）

有几种原因可造成前牙区的磨耗。首先前牙区有夜磨牙的习惯，或end to end的位置磨牙。其次髁导的角度过于陡峭。还有由于呕吐、反酸或习惯用牙咬酸性食物（柠檬等）等原因。

> **磨耗的模式**
> ①前牙区还是磨牙区
> ②左侧还是右侧
> ③上颌还是下颌

●前牙区的磨耗

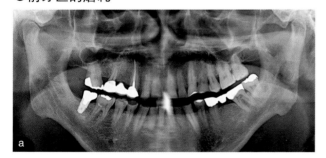

图3-133a 曲面断层片

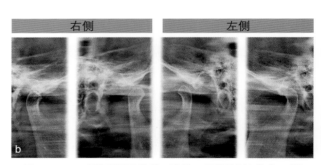

图3-133b 颞下颌关节的X线片。可通过关节窝、髁突的形态和位置来进行推测

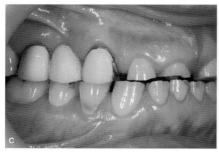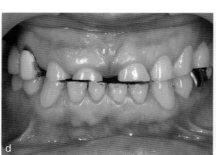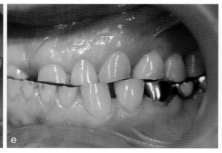

图3-133c～e 前牙区观察到很明显的磨耗

● **当磨耗发生在磨牙区**

　　前牙开𬌗并伴随夜磨牙的患者，只有磨牙存在咬合接触，磨牙区会出现磨耗。另外，髁导过于平缓的患者也容易发生磨牙区的磨耗（图3-134，图3-135）。

　　还有，睡眠中的胃食管反流症导致胃液倒流到口内，也可引起磨牙被酸蚀。

● **磨牙区的磨耗**

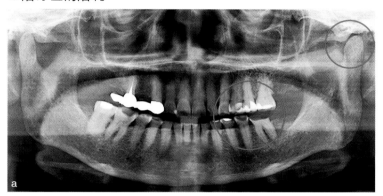

图3-134a　曲面断层片。除了无对颌关系 7| 以外的下颌磨牙区出现了明显的磨耗

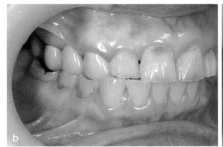 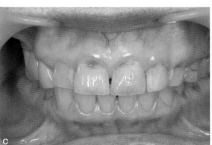 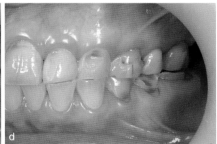

图3-134b~d　磨牙患者，可观察到磨牙区明显的磨耗。同时，在前牙的颈部可观察到牙体缺损

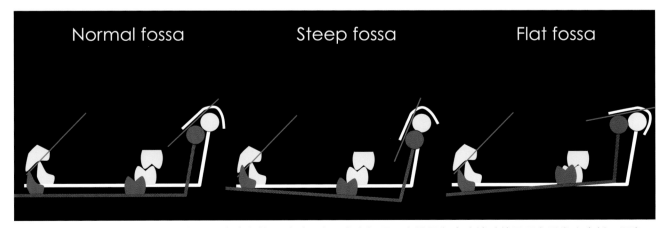

图3-135　Spear F认为当髁导与切导角度保持一致时不容易发生问题，当髁导角度陡峭时前牙区容易发生磨耗，而角度平缓时磨牙区易发生磨耗（引用自参考文献[8]）

②左侧还是右侧

当左右磨耗情况有差异，一般可以判断夜磨牙只发生在一侧，或单侧的髁突高度减少。

● 左侧还是右侧①（图3-136）

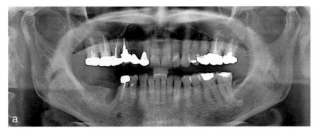

图3-136a　右侧磨牙区牙列缺失，希望接受种植治疗

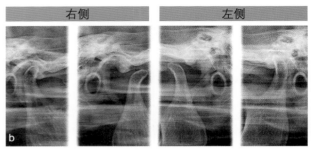

图3-136b　颞下颌关节的X线片。左侧髁突正常，但右侧关节窝看上去倾斜较为平缓，髁突的高度也有减少

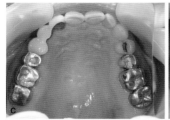
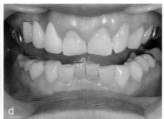
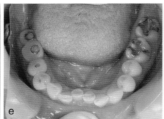
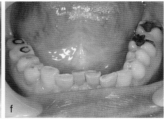

图3-136c~f　种植，安装过渡义齿1个月后的状态。可观察到只有右侧有显著磨损，左侧并无变化

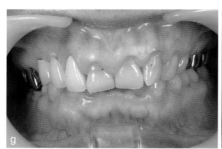
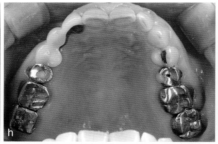
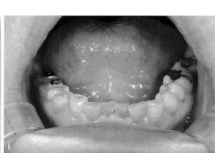
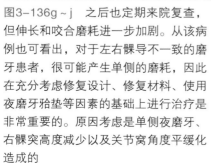
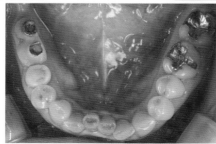

图3-136g~j　之后也定期来院复查，但伸长和咬合磨耗进一步加剧。从该病例也可看出，对于左右髁导不一致的磨牙患者，很可能产生单侧的磨耗，因此在充分考虑修复设计、修复材料、使用夜磨牙殆垫等因素的基础上进行治疗是非常重要的。原因考虑是单侧夜磨牙、右髁突高度减少以及关节窝角度平缓化造成的

● 左侧还是右侧②（图3-137）

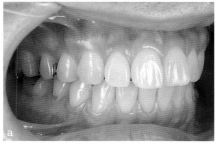
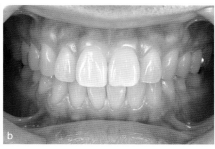
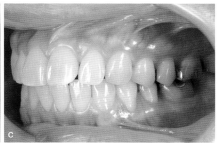

图3-137a ~ c　患者为40多岁男性。主诉为希望把磨牙区的金属修复体换成牙齿颜色。乍一看，牙齿排列整齐没有问题

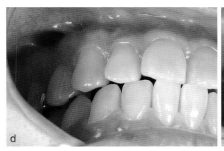
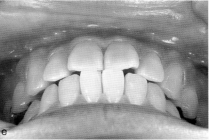
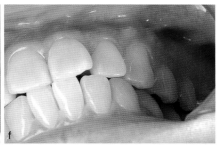

图3-137d ~ f　侧方运动时尖牙诱导，Ⅰ类关系，无问题

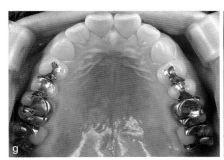
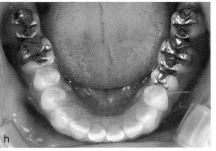

图3-137g、h　磨牙区有金属嵌体，患者希望把金属换成陶瓷

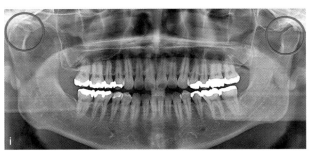

图3-137i　曲面断层片。可明显观察到左右髁突形态不同。左侧是正常的，但右侧形态平缓

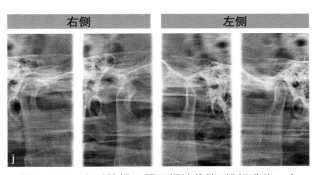

图3-137j　之后拍摄了颞下颌关节的X线标准片。右侧髁突形态平缓，存在于左侧

右侧	左侧

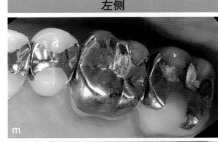

图3-137k、l
观察磨牙区的金属嵌体右侧发现金属的磨耗，并且咬合面三角嵴消失

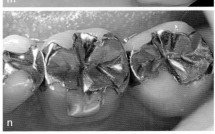

图3-137m、n
左侧没有发现磨耗，并且隆线得以保留。是左右差异显著的病例如果在左右两侧进行陶瓷修复，预后会如何呢？可以预想到只在右侧产生磨损或损坏的情况。向患者说明了以上风险，最终决定维持现状定期复查

③上颌还是下颌

上下颌的牙齿接触才能咬合，因此只有上颌或者下颌的牙齿磨耗的情况几乎是不会发生的，但有以下几种不良习惯的患者会引起单侧的磨耗。这些未必与咬合有关。

> 由过食症引起的胃酸的作用
> 经常饮用碳酸饮料
> 有磨牙的习惯
> 局部引起酸蚀的习惯
> 外伤

●上颌还是下颌（图3-138）

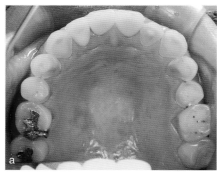

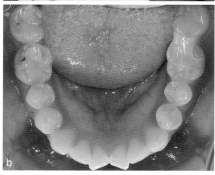

图3-138a、b　只在上颌牙齿观察到由酸蚀引起的磨耗

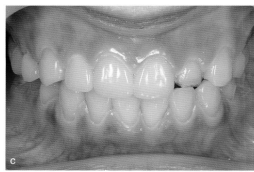

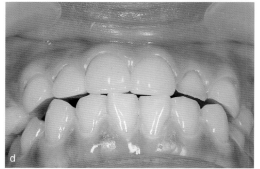

图3-138c、d　发生酸蚀的部位并不存在咬合接触，因此这不是由咬合引起的磨耗

■磨耗会对咬合高度（Vertical Dimension of Occlusion）有何影响

当磨耗发生后，口内会有何变化呢？修复治疗时，只是恢复到原本牙冠的长度就可以了吗？

当磨耗发生后，口内会发生"通过牙齿的伸长，或者牙槽骨的伸长维持咬合高度"或"由于无法伸长引起咬合高度减少"其中的一种。

Dawson表示，闭口肌的长度为保持咬合高度起到了作用，即使在磨耗迅速发生的情况下，牙槽突起会伸长与因磨耗减少量同等的量（图3-139）。

但是，在牙齿或牙槽突起无法伸长时，虽然咬合高度会减少，但仅凭口内观察无法判断是发生了伸长还是咬合高度减少。

此时，可以参考的是牙冠的平均长度、牙冠的形状、CEJ的位置以及侧位片测量分析。种植修复当然不会发生伸长，但是如果上部修复发生磨耗的话咬合高度是减少的。

考虑上述方面，在修复治疗时，首先需要诊断是维持现有的咬合高度，还是抬高咬合，接着观察是否可以改变覆盖与覆𬌗后制作诊断蜡型和制订治疗计划。

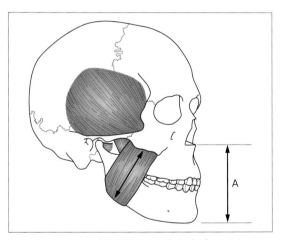

图3-139　Dawson表示，咬合高度是由闭口肌的长度来维持的，即使磨耗进行迅速，也不会改变咬合高度。由磨耗造成的减少量会被牙槽突起的伸长量所弥补（引用自参考文献[11]）

◢对于改变咬合高度需考虑的方面

对于磨耗患者，进行修复治疗时可能需要改变或者恢复咬合高度。但是，经常会有人问"当咬合高度发生改变，是否会引发问题呢"。那么到底咬合高度的改变会不会对人体造成伤害呢？

关于改变咬合高度，Frank Spear认为，关节盘和髁突的关系正常，并且改变咬合高度后髁突的位置没有变化的话，对于TMJ并无影响。而且因为修正咬合高度肌肉的不适感也会在大概2周后消失，持续的情况只占5%。只要赋予正常的咬合面形态以及咬合关系便不会出现问题。另外，关于改变咬合高度后的稳定性，伴随咬合高度的变化，咬肌的长度变化大的话，术后可能会出现反弹。

伴随着咬合高度的变化，肌肉的活性也会发生改变，关于咬合力的增大会不会对修复体产生影响这个问题，肌肉活性的增加只是暂时性的，术后3~4个月会恢复到术前强度。

笔者对上述观点也基本认同，即只要不大幅度改变咬合高度，就不会出现问题。关于确定咬合高度的几种方法如图3-140所示。这之中笔者会特殊参考"②利用正畸学标准值的方法"，在第17页进行了详述。

◢ **确定咬合高度方法的指南**

1 利用诊断用模型进行分析（修复体制作的可能性）
2 利用正畸学标准值的方法
3 以息止颌位时空隙量为基准的方法
4 以发音及美学为基准的方法
5 利用𬌗垫进行摸索
6 利用肌肉生物监测器的方法

图3-140 在决定咬合高度时可参考的方法。也可以同时应用多种方法来确定

病例1 为了确保修复空间抬高咬合高度的病例

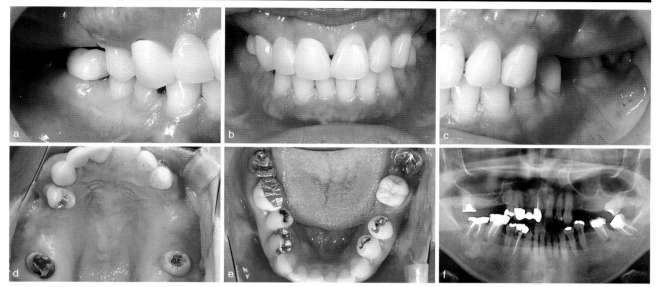

图3-141a~f 术前。上颌存在牙列缺损，上颌两侧磨牙区的残存牙齿也很难保留。虽然前牙区有咬合接触，但是磨牙区的下颌牙齿已经咬住上颌牙龈，几乎没有修复的空间。及时进行种植治疗，也需要确保磨牙区的修复空间以及纠正咬合平面。包括抬高咬合高度是否妥当等需要反复试错

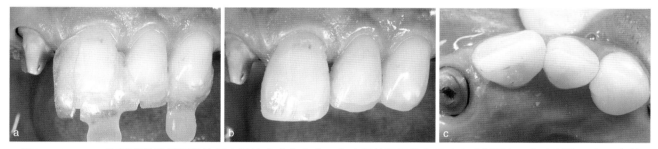

图3-142a~c 为了确保磨牙区的修复空间抬高咬合高度，为确保前牙覆盖和覆殆在舌侧添加了复合树脂。应用诊断蜡型制作导板后，在前牙区直接加压固化

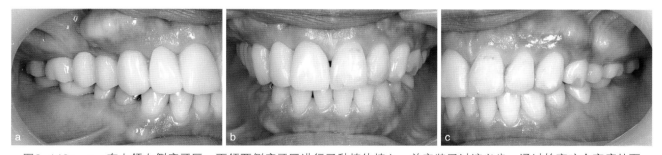

图3-143a~c 在上颌左侧磨牙区、下颌两侧磨牙区进行了种植体植入，并安装了过渡义齿。通过抬高咬合高度从而确保了磨牙区的修复空间并纠正了咬合平面。应用过渡义齿确认咬合的抬高是否造成不适

■ 病例1

图3-141是一位因牙列缺损而造成咀嚼障碍的患者。上颌牙列缺损以及下颌两侧磨牙区存在不可保留的牙齿。虽然前牙区有咬合接触，但考虑咬合高度已经下降（图3-141a~f）。

本病例采用了图3-140确定咬合高度方法的指南当中的"**1**利用诊断用模型进

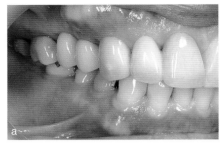 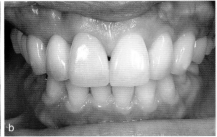 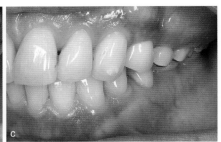

图3-144a～c　最终修复体安装后

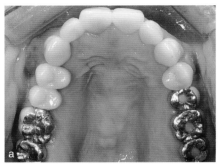 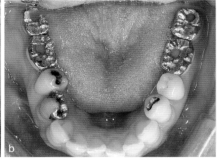 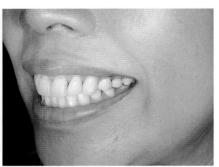

图3-145a、b　上下颌𬌗面照

图3-145c　与口唇的关系

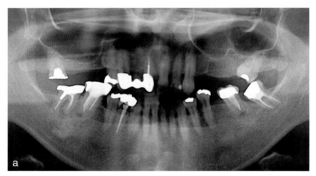 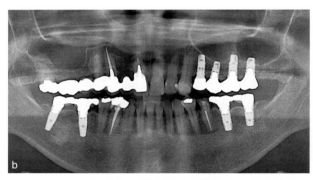

图3-146a　术前曲面断层片

图3-146b　术后曲面断层片。术前没有足够的修复空间，但仍然避开上颌窦与下颌神经管完成了种植治疗

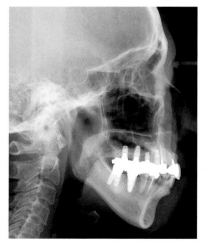

图3-147　从术后的侧位片测量分析中也确认了咬合高度的抬高量是在允许范围内的

行分析、**3**以息止颌位时空隙量为基准的方法、**4**以发音及美学为基准的方法"为参考，在前牙区抬高咬合高度3mm，安装了过渡义齿以确认抬高量是否妥当。首先在确保了磨牙区的修复空间的同时，为保持适当的前牙覆盖、覆𬌗，通过诊断蜡型制作了导板，在前牙区直接添加了复合树脂（图3-142a～c）。上颌左侧磨牙区，下颌两侧磨牙区进行了种植，安装了种植过渡义齿（图3-143a～c），并确认由于咬合的抬高没有造成患者的不适，同时确认美学性与功能性。

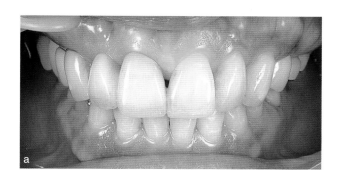

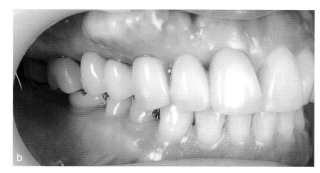

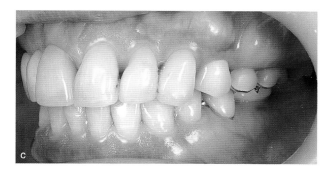

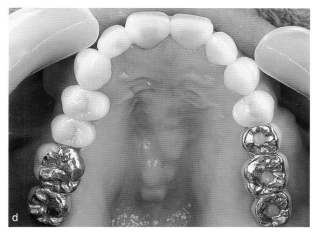

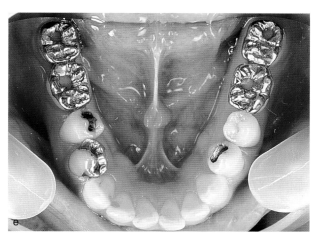

图3-148a～e 术后7年。没有问题，种植部的金属咬合面也没有观察到磨耗

　　在确认患者在生活、咀嚼时没有任何不适，也不影响发音的情况后，安装了最终修复体（图3-144～图3-147）。治疗7年后的照片，没有问题（图3-148）。

■ 总结

　　这是一例为确保修复空间而对咬合高度进行抬高的病例。在抬高咬合高度时，通过过渡义齿来确认肌活性的动向是很重要的。同时，伴随着咬合高度变高，前牙的覆盖覆𬌗也需要随之改善，本病例采用了复合树脂直接修复。

　　本病例关于咬合抬高的量，是通过诊断用模型进行分析、息止颌位时的空隙量、发音及美学这几个方面综合考量后决定的。接下来想探讨一下应用侧位片测量分析的方法。

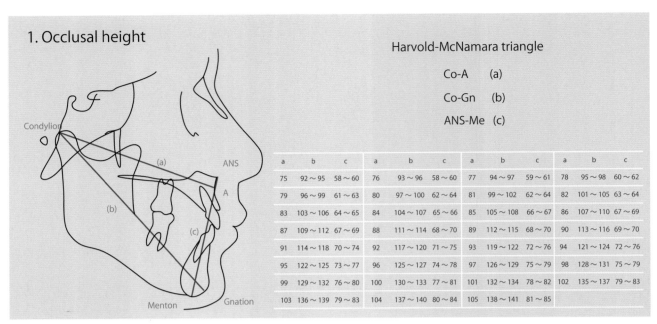

1. Occlusal height

Harvold-McNamara triangle

Co-A   (a)
Co-Gn (b)
ANS-Me (c)

a	b	c	a	b	c	a	b	c	a	b	c
75	92～95	58～60	76	93～96	58～60	77	94～97	59～61	78	95～98	60～62
79	96～99	61～63	80	97～100	62～64	81	99～102	62～64	82	101～105	63～64
83	103～106	64～65	84	104～107	65～66	85	105～108	66～67	86	107～110	67～69
87	109～112	67～69	88	111～114	68～70	89	112～115	68～70	90	113～116	69～70
91	114～118	70～74	92	117～120	71～75	93	119～122	72～76	94	121～124	72～76
95	122～125	73～77	96	125～127	74～78	97	126～129	75～79	98	128～131	75～79
99	129～132	76～80	100	130～133	77～81	101	132～134	78～82	102	135～137	79～83
103	136～139	79～83	104	137～140	80～84	105	138～141	81～85			

图3-149　Co-A（a）、Co-Gn（b）、ANS-Me（c）的平均值

■ 决定咬合高度的标准——利用正畸学基准值的方法

　　笔者在对于咬合高度进行再评估时，一般会参考正畸学基准值Harvold-McNamara triangle。正如第1章说明的那样，这个基准值之所以在临床上容易应用，是因为只要Co-A（a）、Co-Gn（b）的值是确定的，ANS-Me（c）的值也会随之确定（图3-149）。我们需要考虑的个体是生物体，因此不用绝对值而是以一定范围来考虑问题。在这一点上，应用Harvold-McNamara triangle正合适。

　　下面来看一下（c），（c）的位置恰好是内部边缘。由于是内部边缘的位置，所以它可以被用作在咬合器上进行决定咬合高度的蜡型的指标。比如，"想把（c）提高2mm"时，只要使内部边缘位置抬高2mm即可。在正畸学中也经常会以"角度"为指标，但在咬合器上却不易操作。从这点上来看，Harvold-McNamara triangle是以距离为考量的，所以在咬合器上非常容易应用。另外，这个指标是通过骨骼的特点得出的，因此不会受残存牙齿、修复体、牙齿或牙槽骨挺出量的影响。因此，在临时修复体以及最终修复体的阶段用这个指标来进行再评估是可取的。

病例2　运用侧位片测量分析抬高咬合高度的病例

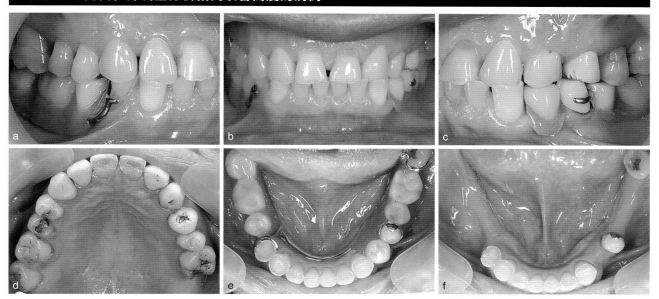

图3-150a～f　患者初诊时，68岁男性。因磨牙区活动义齿咀嚼不适，希望种植治疗。下颌前牙区可观察到几乎接近牙髓的磨耗。摘除义齿后发现牙槽骨骨吸收严重

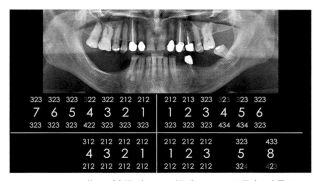

图3-151　曲面断层片。下颌磨牙区可观察到骨吸收。牙周几乎无异常，牙根的状态良好。可推测是由龋齿引起咬合崩坏的病例

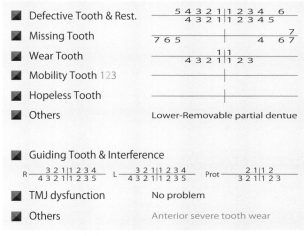

图3-152　基础资料。通过观察Guiding Tooth & Interference可发现多颗牙齿在侧方运动时发生接触，不是理想状态

病例2

患者男性初诊时68岁。因磨牙区活动义齿无法咀嚼，希望接受种植治疗而就诊（图3-150）。下颌前牙区可观察到几乎接近牙髓的磨耗，上颌中切牙也可观察到明显的磨耗。通过曲面断层片，并未发现严重的牙周问题，但下颌磨牙区存在骨吸收情况（图3-151）。在分析基础资料时发现侧方运动时多颗牙齿发生接触（图3-152）。

观察前牙区的磨耗，左侧 2| 和 |3 存在交叉咬合（图3-153），右侧 2| |3 也存在嵌入式咬合（图3-154）。如果是end to end的磨耗的话，上下颌牙齿的切缘都应该有磨平的痕迹，但本病例上颌前牙区的切缘是正常的，因此诊断为垂直型的前

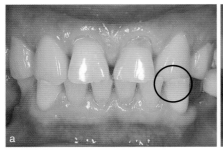 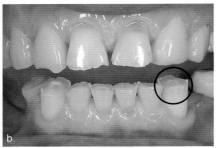

图3-153a、b　前牙区的磨耗明显，左侧2和3存在交叉咬合，嵌入式咬合

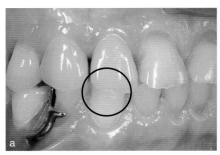 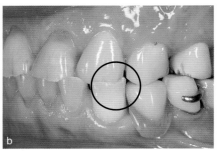

图3-154a、b　2和3，2和3嵌入式咬合，从这个状态几乎无法进行侧方运动。因此虽然前牙区存在磨耗，但是并没有end to end的磨牙情况

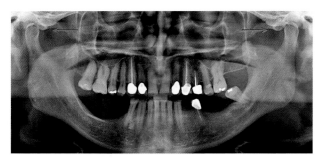

图3-155　髁突左右对称

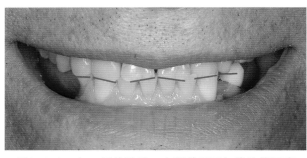

图3-156　与口唇的关系。上颌前牙区切缘连线因磨耗高低不平，影响美观

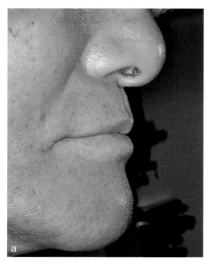 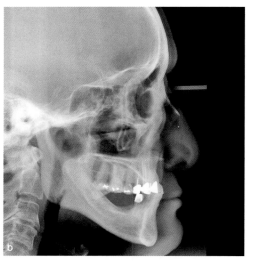

图3-157a、b　侧位片测量分析。患者的下面部短，从侧面看呈现为有些凹陷的口唇，侧貌没有覆盖和覆𬌗，咬合高度好像稍稍变低了

咬合（图3-155，图3-156）。

　　从侧位片测量分析，患者的下面部短，呈有些凹陷的侧貌。而且没有覆盖覆𬌗（图3-157a、b）。综合所述，对于是否可以抬高咬合高度，是否能够赋予合适的覆盖覆𬌗，还需要进一步分析。

146

● 侧位片测量分析

首先对软组织及侧貌进行分析（图3-158）。相对中面部的82.0mm，下面部明显短，只有69.0mm。另外，鼻唇角为87°，与平均值相比成锐角，上唇突出。

关于上下颌中切牙的位置，上颌中切牙由于倾斜所以突出程度大，下颌中切牙由于下颌骨的突出也稍稍位于前方位（图3-159）。

作为咬合高度抬高的指标，应用Harvold-McNamara triangle（图3-160）。

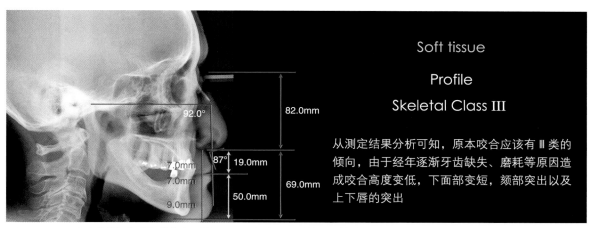

图3-158　应用侧位片进行软组织分析。下面部短，判断可以抬高咬合高度

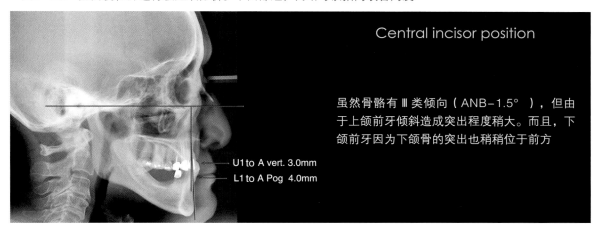

图3-159　上下颌中切牙位置诊断。由于上下颌中切牙倾斜造成突出程度大。另外，下颌前牙由于下颌骨的突出也稍稍位于前方

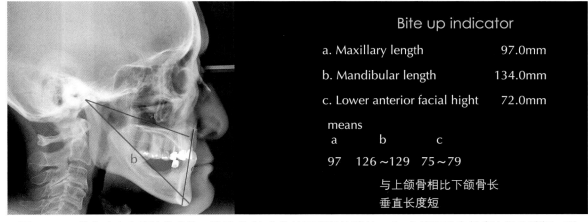

图3-160　抬高咬合高度的参考值。该患者（b）值的下颌骨体稍长，（c）值和垂直长度比平均稍短。判断有必要抬高咬合高度

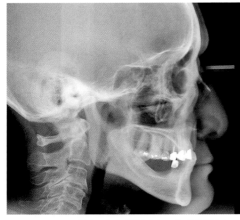

抬高咬合的计划

抬高咬合的计划

为改善Ⅲ类倾向，抬高咬合，使下颌顺时针旋转，颏部后退，ANB角度变大

Harvold-McNamara triangle分析垂直高度的平均值为75～79mm，因此以最小值75mm为抬高量初始值

当前的垂直高度为72mm，因此在前牙区需要3mm的抬高量

图3-161 抬高咬合的计划。本病例设定3mm为抬高量的初始值

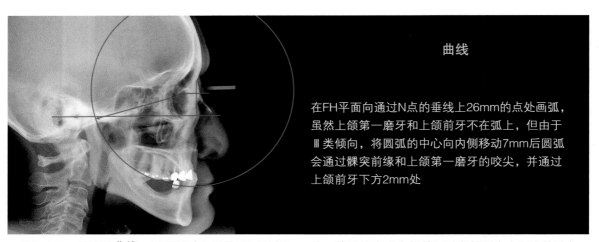

曲线

在FH平面向通过N点的垂线上26mm的点处画弧，虽然上颌第一磨牙和上颌前牙不在弧上，但由于Ⅲ类倾向，将圆弧的中心向内侧移动7mm后圆弧会通过髁突前缘和上颌第一磨牙的咬尖，并通过上颌前牙下方2mm处

图3-162 关于殆曲线。圆弧通过上颌前牙区下方2mm处，伴随抬高咬合将前牙区变长后会在适当的殆曲线范围内

（a）为97.0mm，（b）为134.0mm，（c）为72.0mm。与（a）值相比，（b）长（c）短，因此可以判断抬高咬合高度是必要的。

其次是上举量，由于（c）的平均范围为75～79mm，因此将其最小值3mm上举作为起始点（图3-161）。咬合弯度呈圆弧状时，在上颌前牙下方通过2mm，呈平缓状（图3-162）。但是随着咬合提高，通过增加上颌前牙的牙冠长度，诊断殆曲线也收敛到适当的范围。

●治疗目标

通过以上的分析决定治疗计划。前牙区增加3mm咬合高度，下颌顺时针移动改善Ⅲ类倾向，由此赋予正确的覆盖覆殆，获得正确的前方诱导。

通过分析殆曲线的结果，可知上颌磨牙区的位置是无异常的，因此只在下颌磨牙区进行种植。此时需要考虑到牙冠长与种植牙长的比例。将上颌前牙区的牙冠增长2mm，赋予正确的殆曲线及咬合平面。

关于正畸治疗，考虑到患者的诉求以及年龄，决定不进行正畸治疗。

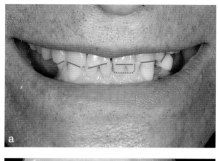
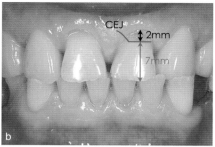

图3-163a 上颌前牙露出度。由于磨耗的影响，看起来较短

图3-163b 蓝线表示CEJ的位置。CEJ到切缘的距离为7mm，牙龈有2mm的退缩。如果以现有的牙龈缘的为冠边缘的话，考虑上颌前牙露出度需再延长2mm，牙冠长设定为11mm

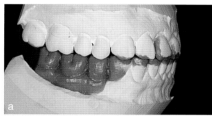
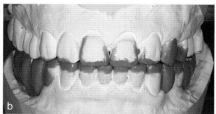
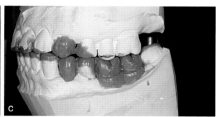

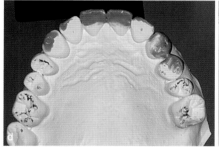
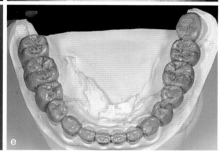

图3-164a~e 制作诊断蜡型。按上述的方案将上颌前牙延长。不改变上颌磨牙，下颌磨牙区植入种植。由于两侧磨牙区的骨吸收明显，因此还需考虑是制作带牙龈瓷的上部结构还是将冠延长

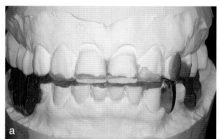
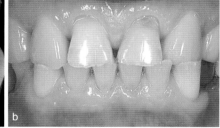
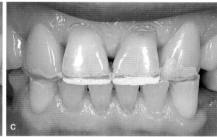

图3-165a 参照前牙区诊断蜡型，制作树脂垫

图3-165b 术前状态

图3-165c 戴入树脂垫后的状态。在切缘位置使用含阻射成分的树脂材料进行侧位片拍摄，可得到骨与牙齿的关系

●上颌中切牙的位置关系

上颌中切牙的内部边缘位置可用作治疗的初始点（参考《口腔综合修复策略》）。观察本病例中的患者，会发现牙齿与嘴唇的关系，前牙受到磨耗的影响看起来比较短（图3-163a）。关于牙冠长，CEJ（图3-163b，蓝线）到切缘的距离为7mm，并且龈缘的位置在其上方2mm处，这可能是挺出的结果。只要再将切缘延长2mm左右就能得到理想的牙齿和嘴唇的关系。

●诊断蜡型

接下来制作诊断蜡型并进行模拟（图3-164）。抬高咬合高度3mm，上颌中切牙延长2mm。之后为判断抬高量是否合适，制作树脂导板进行侧位片测量（图3-165a~c）。

●侧位片

水平	抬高咬合2mm	抬高咬合4mm

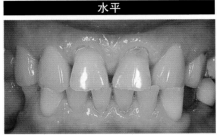 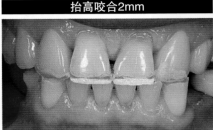 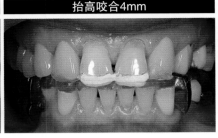

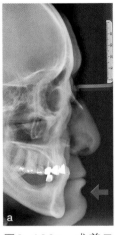 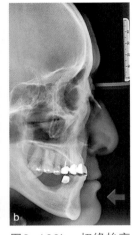 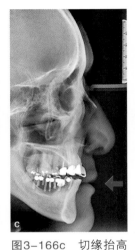

Vertical			
	initial	2mm up	4mm up
中面部	82	82	82
下面部	69	70	74
Sn - Ulb	19	21	23
Ulb - Me	50	50	50.5

Sn : Subnasale　Ulb : Upper lip bottom　Me : Menton

Horizontal			
	initial	2mm up	4mm up
Upper lip - Shl	7	5	4.5
Lower lip - Shl	7	4	2
Chin - Shl	9	6	3

Shl : Subnasale horizontal line

图3-166a 术前口内状态及侧位片。下面部呈有凹陷状侧貌（红色箭头）

图3-166b 切缘抬高2mm后的口内状态及侧位片。下面部仍有些许凹陷的感觉（红色箭头）

图3-166c 切缘抬高4mm后的口内状态及侧位片。下面部凹陷的情况得到改善，但嘴唇无法闭合（红色箭头），抬高量稍微过大（红色箭头）

图3-167 不同抬高量的测量值。从数据上来看4mm是理想的，但由于嘴唇无法闭合，因此折中决定抬高量为3mm

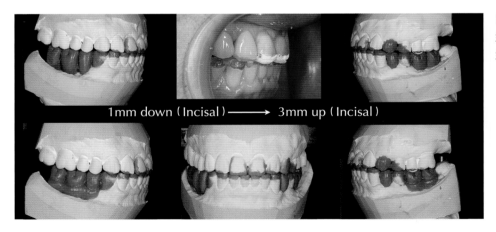

1mm down (Incisal) ➝ 3mm up (Incisal)

图3-168 前牙抬高3mm后蜡型制作咬合平面。通过诊断蜡型模拟种植体植入位置

●抬高量的分析

对术前（图3-166a），上颌中切牙切缘抬高2mm后（图3-166b），上颌中切牙切缘抬高4mm后（图3-166c）的侧位片进行比较。

术前，特别是鼻和嘴唇附近有凹陷的感觉。抬高2mm之后后牙部仍有稍许凹陷。抬高4mm后出现嘴唇闭不上的情况，因此可以判断4mm的抬高量稍微有些大，最终折中选择抬高3mm，制作诊断用蜡型（图3-168）。

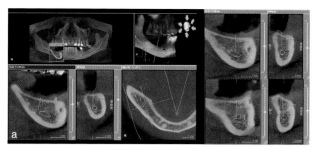

图3-169a　CT，确定 6̅ 5̅ 种植位置

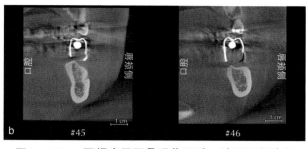

图3-169b　下颌磨牙区骨吸收严重，避开下颌神经管进行植入

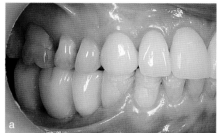 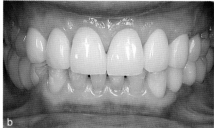 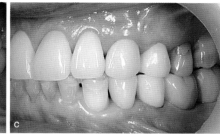

图3-170a～c　安装种植后的临时修复体过渡义齿

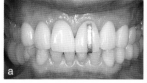 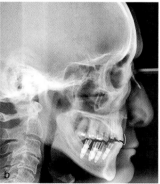

图3-171a、b　在 1̅ 贴上铅箔，进行侧位片的分析

	initial	2mm up	4mm up	Provi
中面部	82	82	82	82
下面部	69	70	74	71.5
Sn - Ulb	19	21	23	21
Ulb - Me	50	50	50.5	50.5

	initial	2mm up	4mm up	Provi
Upper lip - Shl	7	5	4.5	5.5
Lower lip - Shl	7	4	2	4
Chin - Shl	9	6	3	5

图3-171c　安装过渡义齿后的各种测定值。下面部高度增加量大致在"2mm up"与"4mm up"之间

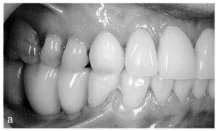 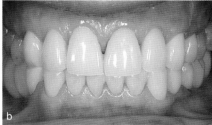 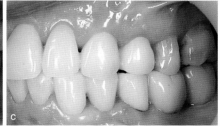

图3-172a～c　安装过渡义齿3个月后的状态，观察是否有磨耗或损坏的状况

● 治疗过程

以图3-168的诊断蜡型为基准拍CT，决定 6̅ 5̅ 种植位置（图3-169a、b）。种植后安装临时修复体（图3-170），进行侧位片测量分析（图3-171a、b）。数值几乎都在"2mm up"和"4mm up"之间，与预计相符（图3-171c）。

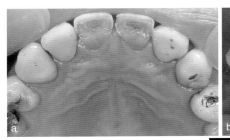 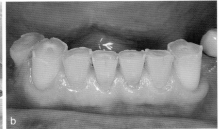

图3-173a、b　术前的上下颌咬合面

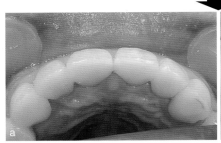 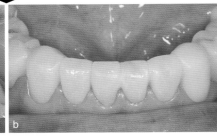

图3-174a、b　安装过渡义齿后的上下颌咬合面

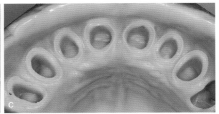

图3-175a～c　最终基牙预备，取模

图3-176a、b　最终修复体完成。上颌全冠，下颌瓷贴面

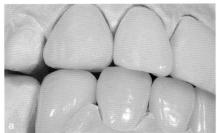 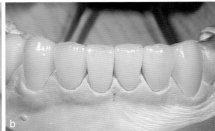

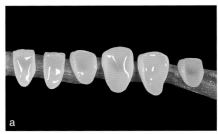 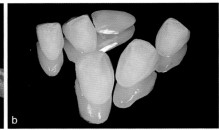 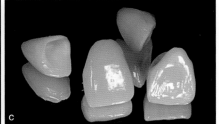

图3-177a　在技工所对内面进行酸处理　　图3-177b　酸处理后的内面　　图3-177c　最终修复体

　　安装过渡义齿后，观察3个月，并未出现任何问题（图3-172）。咬合为前牙组合功能秴方式，⌊3 可观察到Pathway磨耗（图3-173，图3-174）。

　　之后进行最终基牙预备（图3-175），安装最终修复体（图3-176～图3-179）。

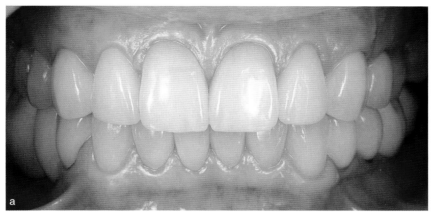

图3-178a　最终修复体安装时

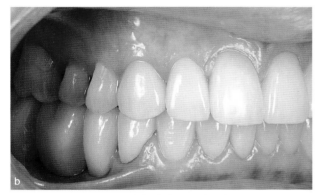

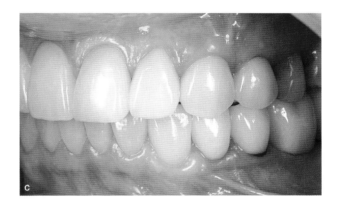

图3-178b、c　最终修复体安装后右左侧面照

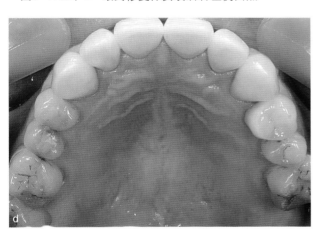

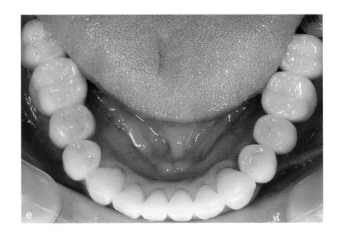

图3-178d、e　最终修复体安装后的上下颌𬌗面照

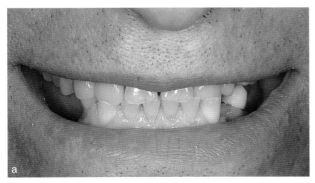

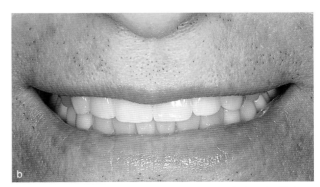

图3-179a　术前牙齿与口唇的关系

图3-179b　术后牙齿与口唇的关系。中切牙切缘也是合适的

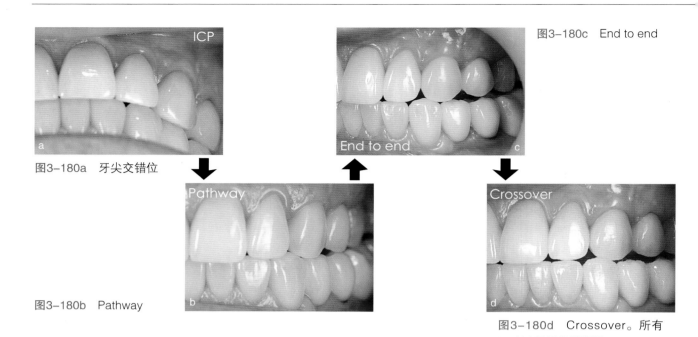

图3-180a 牙尖交错位

图3-180c End to end

图3-180b Pathway

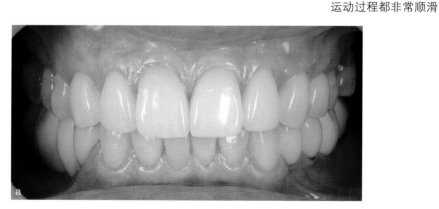

图3-180d Crossover。所有运动过程都非常顺滑

图3-181a～c 术后5年。并未出现问题

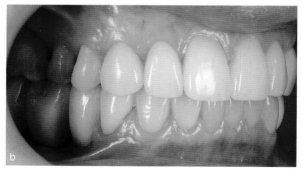

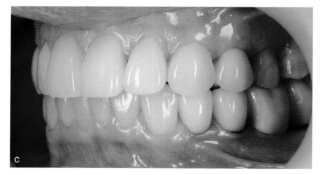

● 再评估

　　术后进行再评估。下颌的运动为牙尖交错位→Pathway→End to end→Crossover过程都非常顺滑（图3-180），牙尖交错位咬合稳定，开闭口的运动都非常顺滑，没有发生磨耗。

　　术后经过5年，其间未发生变化（图3-181）。

　　从侧位片测量分析观察到，通过抬高咬合高度，改善覆𬌗覆盖，术前的Ⅲ类关系变为Ⅰ类关系。另外，从侧貌观察颏部凹陷状态也得以改善。特别是唇部的紧张感消失，逐渐呈现出自然的侧貌（图3-182）。

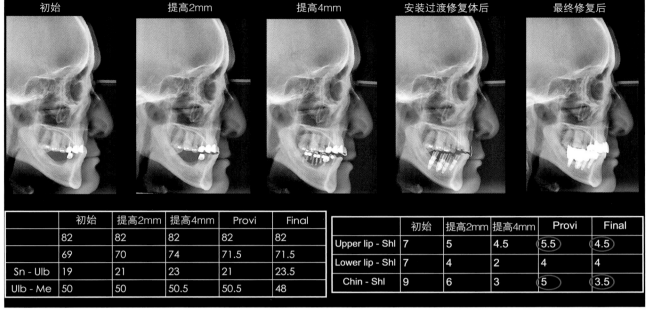

	初始	提高2mm	提高4mm	Provi	Final
	82	82	82	82	82
	69	70	74	71.5	71.5
Sn - Ulb	19	21	23	21	23.5
Ulb - Me	50	50	50.5	50.5	48

	初始	提高2mm	提高4mm	Provi	Final
Upper lip - Shl	7	5	4.5	5.5	4.5
Lower lip - Shl	7	4	2	4	4
Chin - Shl	9	6	3	5	3.5

图3-182　侧位片测量分析。通过抬高咬合高度，上下颌Ⅲ类关系变为Ⅰ类关系。另外，软组织观察颏部以及下颜面部的凹陷也得以改善。特别是唇部的紧张感消失，并逐渐呈现出自然的侧貌

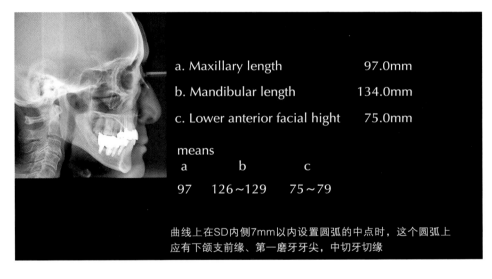

a. Maxillary length　　　　　　97.0mm

b. Mandibular length　　　　　　134.0mm

c. Lower anterior facial hight　　　75.0mm

means
a	b	c
97	126~129	75~79

曲线上在SD内侧7mm以内设置圆弧的中点时，这个圆弧上应有下颌支前缘、第一磨牙牙尖，中切牙切缘

图3-183　抬高咬合高度，改变了（c）从而达到平均范围。另外，原本不在殆曲线上的上颌中切牙切缘位置也得以改善

由Harvold-McNamara triangle也可看出，通过抬高咬合高度，（c）得以改善并达到平均范围。另外，通过延长上颌中切牙的长度，殆曲线也恢复正常（图3-183）。

磨耗患者的治疗选择

对于因磨耗导致牙体损伤的患者，有什么样的治疗选择呢？虽然通过直接树脂修复或者修复治疗可以恢复缺损的牙体，但是为什么会出现？如果不从根本上除去造成磨耗的病态因素，复发的可能性很大。考虑到以上情况，在选择治疗方案时可有以下4种方法。

- 正畸压低和修复治疗

　　针对修复空间不足或者无法进行冠延长术（牙根短等）的病例，首先正畸压低，然后修复治疗

- 冠延长术和修复治疗

　　针对伴随磨耗、牙齿与牙槽骨同时伸长、咬合高度没有发生变化的病例，首先进行冠延长术，然后修复治疗

- 抬高咬合和修复治疗

　　针对因磨耗造成咬合高度降低的病例，首先抬高咬合，然后修复治疗

- 外科正颌正畸和修复治疗

　　针对由于骨骼问题而造成磨耗的病例，外科正颌正畸，然后修复治疗

●需考虑的问题点

　　不论选择上述哪种方案，都必须考虑美学性、咬合、残存牙冠、牙根长度。特别是针对需要正畸治疗或者冠延长术的病例，牙根长度非常重要。牙根短的病例，由于正畸治疗造成的牙根吸收或由于冠延长术造成的牙根部露出的可能性变大，相反牙根长的病例正畸压低会变得困难。

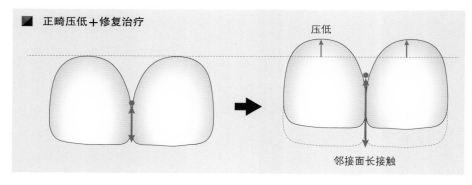

图3-184　正畸压低后进行修复治疗会使牙冠形态改变呈邻接面长接触

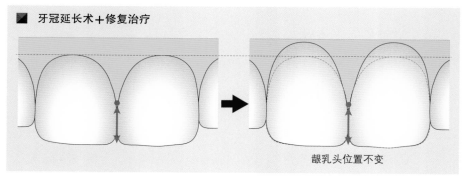

图3-185　冠延长术后进行修复治疗，龈乳头的位置不变，不会变成邻接面长接触

●是选择压低还是冠延长

磨耗后牙齿以及牙槽骨伸长，不适合抬高咬合高度的病例可以选择压低或冠延长。毋庸置疑，当牙根很短的病例，冠延长术会影响冠根比，牙根过度暴露也会影响牙颈部的牙冠形态，以及修复体粘接的强度。因此，在决定采用压低还是冠延长时，需要综合考虑设计的中切牙切缘位置、设计的牙龈线位置、残存牙齿量和牙根长度等方面。除此以外，龈乳头的位置在这两种治疗后是不同的，因此也需要从美学观点考虑。

不进行冠延长只做压低的话，龈乳头的位置会较术前向上移动，在这种情况下进行修复治疗会导致牙冠形态呈邻接面长接触（图3-184）。

与此相反，冠延长则不会改变龈乳头的位置（图3-185），对牙冠形态美学更有利。

●赋予何种咬合诱导方式

赋予咬合诱导方式有尖牙保护𬌗、组牙功能𬌗和全平衡𬌗。

全平衡𬌗虽可以很大程度分散咬合力，但设计时需要复杂的全可调式𬌗架，天然牙很难达到这种咬合方式，并且有可能会引发口内或周围肌肉组织肌肉活性过大的问题。组牙功能𬌗也可以分散咬合力，但同样不易达成及调整困难的问题，并且有报告称相较于尖牙保护𬌗方式，它的肌肉活性也是较大的（图3-186）。

尖牙保护𬌗可以有效控制肌肉活性，从而达到保护磨牙的效果。并且不需要全可调𬌗架，容易进行咬合的赋予和调整。

综上所述，尖牙保护𬌗无论是在赋予咬合还是抑制肌肉活性方面都是有利的。

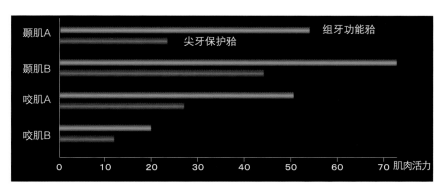

图3-186　将组牙功能𬌗和尖牙保护𬌗进行比较，发现组牙功能𬌗会增大颞肌、咬肌的肌肉活力（引用自参考文献[15]）

■理解磨耗的产生模式

磨耗的产生模式分为3种：当下颌在上颌内侧滑动时产生的"Pathway磨耗"，当上下颌牙齿切缘对刃时产生的"End to end磨耗"，当下颌越过上颌切缘后返回时产生的"Crossover磨耗"（图3-187～图3-190）。

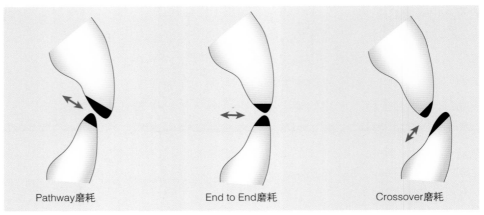

图3-187 磨耗的产生模式分为3种：当下颌在上颌内侧滑动时产生的"Pathway磨耗"，当上下颌牙齿切缘对刃时产生的"End to end磨耗"，当下颌越过上颌切缘后返回时产生的"Crossover磨耗"

Pathway磨耗

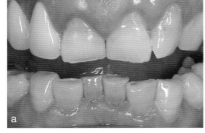

图3-188a、b 切端透明。Pathway磨耗表现为斜形

End to end磨耗

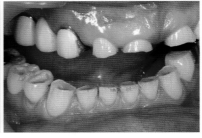

图3-189 End to end磨耗产生在咬合面，表现为平形

Crossover磨耗

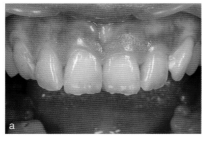
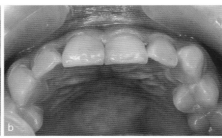

图3-190a、b Crossover磨耗病例。上颌前牙区切端的唇侧产生磨耗。普通的贴面修复形态在这种情况下很容易损坏

■ 针对Crossover磨耗的修复治疗

患者特别在意上颌前牙向舌侧的倾斜，希望在不做正畸的情况下使前牙能看上去向唇倾（图3-191a）。与口唇的关系，可观察到中切牙的切缘位于干湿分界线的内侧，可以使用加法修复的方式解决（图3-191b）。但是在前牙的唇侧发现Crossover磨耗（图3-191c），在这种情况下直接进行瓷修复的话很容易造成修复体破损。

对于下颌越过上颌切缘后返回时所产生的Crossover磨耗，需要赋予被称为"Broad way"的咬合接触面（图3-191d）。通过诊断蜡型制作硅橡胶导板，并在口内使用直接法处理复合树脂临时修复体（图3-191e）。

磨耗的方式会反映在临时修复上，可在此基础上进行调整。另外，在唇侧切缘处赋予圆滑的形态，即使发生Crossover滑动下颌前牙也会很容易返回到"Broad

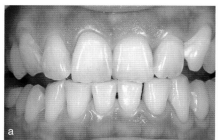

图3-191a　与图3-190同一病例。术前状态。患者希望在不进行正畸治疗的情况下使前牙更向唇侧一些。在前牙切端的唇侧观察到Crossover磨耗

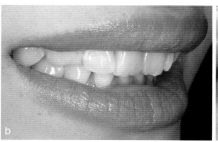

图3-191b　与口唇的关系，可观察到中切牙的切缘位于干湿分界线的内侧，可以在唇侧做加法修复的方式解决患者主诉

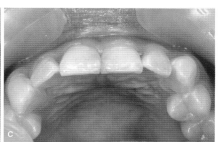

图3-191c　咬合面。在上颌中切牙的唇侧切缘处观察到磨耗

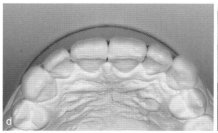

图3-191d　诊断蜡型。在上颌中切牙处赋予被称为"Broad way"的咬合接触面，以防止下颌前牙越过上颌返回时造成磨耗。以诊断蜡型制作硅橡胶导板

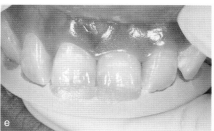

图3-191e　通过导板在口内使用复合树脂进行直接修复

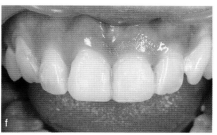

图3-191f　过渡义齿。观察是否有磨耗发生

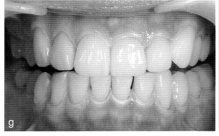

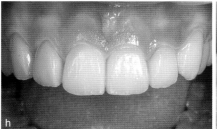

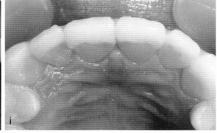

图3-191g～i　没有发生磨耗，安装最终修复体

way"（图3-191f）。本病例中并未在临时修复体上观察到磨耗，因此进行了瓷贴面最终修复（图3-191g～i）。

■ 最后

在本节中，我们讨论了不同磨耗模式的诊断及治疗。通过分析磨耗在何处发生、以什么形态发生得出正确的诊断，才能确定合适的治疗方案。还探讨了通过侧位片测量分析判定是维持现有的咬合高度，还是可以抬高咬合，抑或是必须抬高咬合的方法。

不仅是抬高咬合，机体的反应往往无法预测，需要进行反复试验。在下一节我们将对"试验疗法"进行讲解。

第6节 | 试验疗法

　　如之前说明那样，当由磨耗产生牙冠崩坏，并伴随覆盖覆𬌗、诱导方式改变时，笔者会用直接粘接材料进行咬合面再造并观察一段时间，从而最终决定牙冠形态及诱导方式。即是说进行"试验疗法"。

　　在对磨耗患者的试验治疗中，首先确立前牙诱导，然后消除平衡侧的干涉。之后进一步使Edge to edge的接触点均衡（尽量赋予尖牙诱导）并赋予发生Crossover时的诱导面（图3-192）。

　　制作诊断蜡型是确立前牙诱导的首要步骤。在制作时，需要重塑前牙区的牙冠形态，赋予可满足尖牙诱导，使平衡侧的磨牙不发生接触的牙冠形态及诱导量。直接法可直接用这个蜡型来制作牙冠，之后直接压接复合树脂。间接法需要制作安装临时修复体并观察8周左右，从而观察是否有问题发生。如果赋予的诱导方式出现问题（比如尖牙疼痛、临时冠损坏、振荡等），这时需要减少尖牙上的诱导量，在侧切牙和前磨牙区添加树脂材料使之变成组牙功能𬌗的诱导方式再进行观察（图3-193）。

　　在这需要注意磨牙区的展开角。磨耗患者中出现磨牙被磨平的情况时有发生，此时赋予尖牙诱导，咀嚼方式变成垂直关系时，磨牙区是无法在水平面发生咀嚼关系的。在这种状态下勉强咀嚼的话，会对前牙区造成损伤，因此在构建前牙诱导的同时还需要赋予磨牙区适当的展开角。

治疗步骤

1　确立前牙诱导方式

2　消除平衡侧的干涉

3　均衡Edge to edge的接触点

4　赋予发生Crossover时的诱导面

图3-192　磨耗患者试验治疗的步骤

1　重塑前牙区的牙冠形态，赋予尖牙诱导，并使平衡侧的磨牙不发生接触

2　以新的诱导方式状态下进行8周左右的观察

3　若赋予的诱导方式出现问题，此时减少尖牙上的诱导量，在侧切牙和前磨牙部添加树脂材料使之变成组牙功能的诱导方式

图3-193　确立前牙诱导方式的步骤

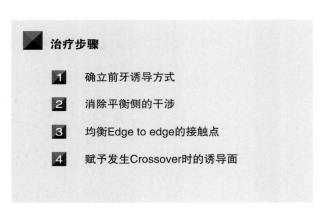

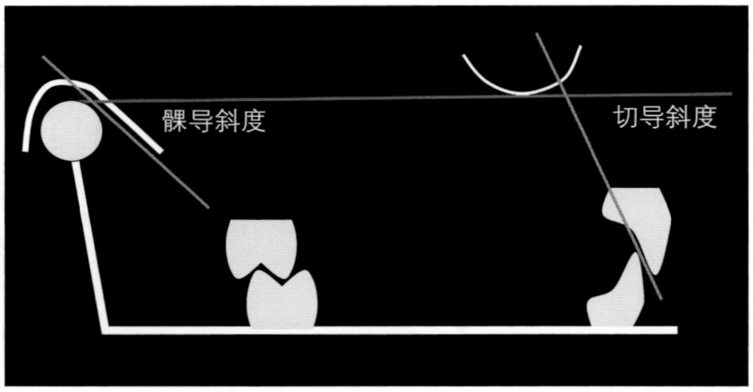

图3-194　髁导斜度与切导斜度的关系。髁导斜度与切导斜度间的关联暂不清楚。不论髁导斜度的大小，切导斜度都是比髁导斜度更陡的斜面，需尽量赋予其可使平衡侧的臼齿不发生接触的角度

●髁导斜度与切导斜度的关系

在赋予诱导关系时需考虑到前牙区的切导斜度。切导斜度与髁导斜度之间的关系虽然还不明朗，但无论髁导斜度大小，切导斜度都是比其更更陡的斜面，需尽量赋予其可使平衡侧的磨牙不发生接触的角度（图3-194）。

病例1　通过试验疗法恢复尖牙诱导的病例

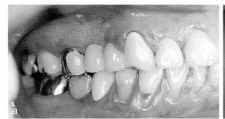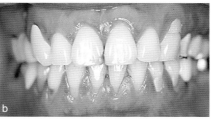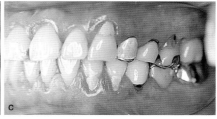

图3-195a～c　初诊时口内情况。主诉 3| 缺损。在 3| 的切端也可观察到磨耗。牙固（－），牙齿磨耗（＋），肌肉、颞下颌关节（－）

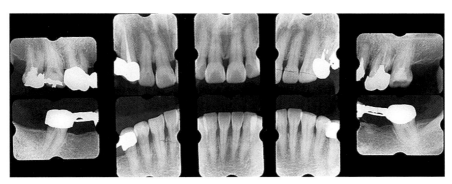

图3-196　初诊时的X线片（1989年）

■病例1

患者主诉 5 4| 牙齿缺损，在其他医院安装 ⑥-③| 桥修复体1周后发生③尖端缺损。右侧虽被赋予尖牙诱导，但左侧尖牙已被磨平呈现水平方向的咀嚼方式（图3-195，图3-196）。

将桥拆除后安装临时修复体（图3-197）并观察数周，发现 3| 部磨损，另外上颌右侧磨牙区的咬合面也被磨平（图3-198）。

这可能是由于患者的咀嚼方式是水平方式，并且是以面接触的尖牙诱导方式而引起的。因此首先制作蜡型，赋予左右两侧垂直咬合关系，同时使尖牙诱导从面接触变成线接触。另外，在磨牙区进行微调整，赋予展开角（图3-199）。

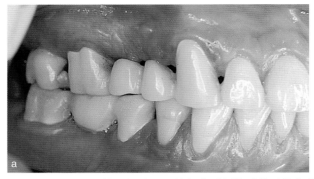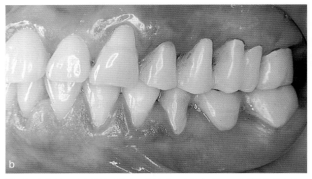

图3-197a、b 将已经装上冠的部位重新换成临时修复体。右侧安装破损部形态得以修复后的临时修复体，左侧安装原本不良修复体去除后的临时修复体

图3-198 使用数周后的情况，上颌右侧尖牙观察到磨损，上牙右侧磨牙区咬合面变平

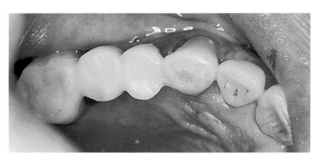

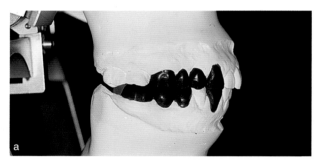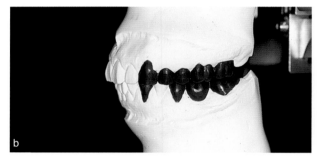

图3-199a、b 上颌尖牙进行形态修正，目的是赋予左右两侧垂直咬合关系，同时使尖牙诱导从面接触变成线接触。另外，在磨牙区进行微调整，赋予展开角

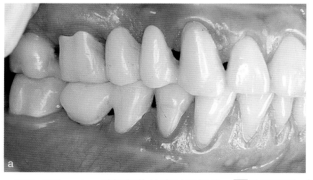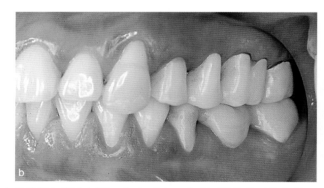

图3-200a、b 重新制作的临时修复体。$\overline{3}$进行塑形，$\underline{3}$的尖头部添加复合树脂。与之对应，在磨牙区的临时修复体上修正展开角

在重新制作的临时修复体上，$\overline{3}$进行塑形，$\underline{3}$的尖头部添加复合树脂。与之对应，在磨牙区的临时修复体上修正展开角（图3-200）。结果，患者比以前更容易咀嚼，也变得舒适。使用几个月后在确定没有磨损，也没有出现牙釉质溶解或脱落的情况后（图3-201），制作最终修复体并且安装（图3-202，图3-203）。就寝时使用殆垫。

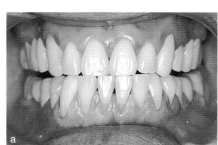

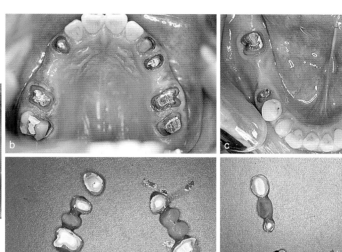

图3-201a～e　患者使用临时修复体一段时间，磨牙区没有出现磨损，牙釉质也无溶解或者脱落痕迹。进行最终修复

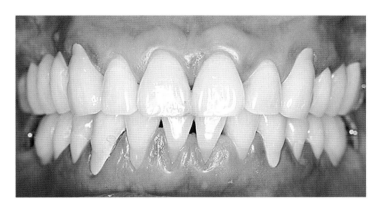

图3-202　最终修复体安装时

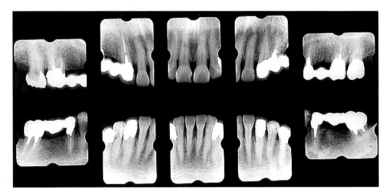

图3-203　最终修复体安装时的X线片

　　该患者是笔者1989年在最初开业时来医院就诊的。当时种植治疗还未确立，因此选择了天然牙的全口修复治疗。6 在术后12年后由于牙根断裂进行了拔除以及种植修复，到现在为止状态良好。

　　对于磨耗情况严重的患者，要想将咀嚼方式从水平变成垂直方向时，首先需要通过诊断蜡型决定尖牙的展开角，并且将它以临时修复体或树脂材料直接塑形的方式还原在口内，同时不断探索磨牙的展开角直到找到合适角度后方可进行最终修复。这一系列的步骤其实就试验疗法得以实际应用的体现。

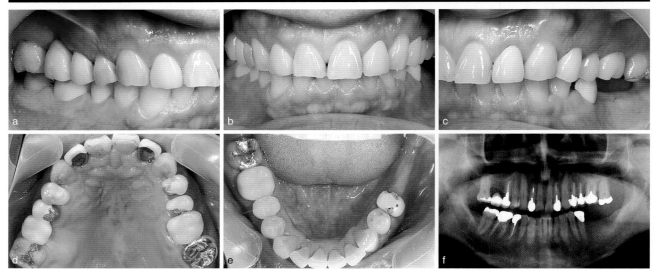

图3-204a～f　初诊时口内情况。主诉为下颌左侧磨牙区牙列缺损。有夜磨牙习惯，可观察到前牙切端的磨耗以及多数修复体的破损

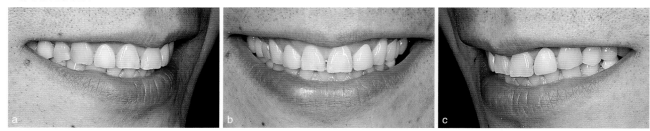

图3-205a～c　与口唇的关系。左侧中切牙的切缘位置良好，右侧中切牙由于磨耗稍短。上颌切缘连线高低不平

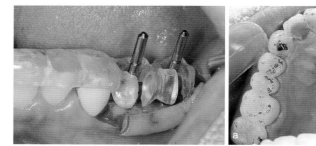

图3-206　下颌左侧磨牙区植入种植体

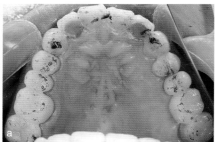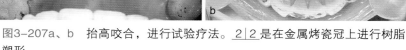

图3-207a、b　抬高咬合，进行试验疗法。2|2是在金属烤瓷冠上进行树脂塑形

■病例2

　　患者主诉为左侧磨牙区的牙列缺损来院就诊（图3-204a～f）。有夜磨牙习惯，可见上前牙切端的磨耗及多数修复体破损。由于修复体的破损是发生在安装后不久，因此可以想象这是由磨牙或咬合力过强造成的。

　　观察上颌前牙与口唇的关系，左侧中切牙的切缘位置没有大问题，但唇面向唇侧稍稍倾斜。右侧中切牙由于磨耗，稍微伸长看起来稍短。另外，切缘连线与下唇上线形态保持一致是最理想的，但本病例当中的上颌前牙切缘连线高低错乱，影响了美观（图3-205a～c）。

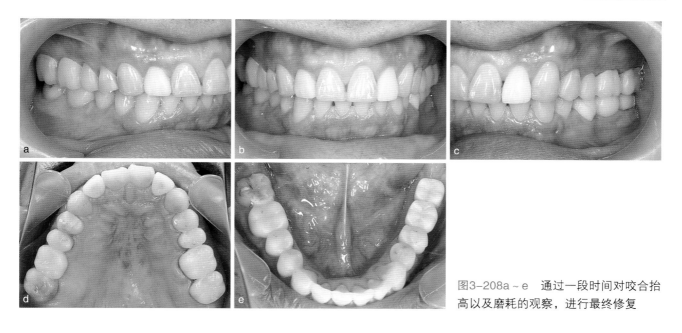

图3-208a～e 通过一段时间对咬合抬高以及磨耗的观察，进行最终修复

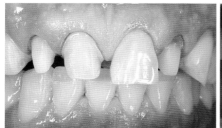

图3-209 基牙预备

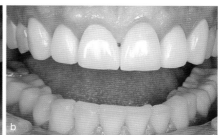

图3-210a、b 安装临时修复体。下颌前牙区直接树脂抬高

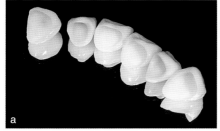

图3-211a 上颌360°瓷贴面

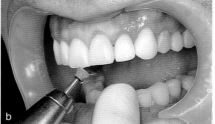

图3-211b 进行切缘部的调整

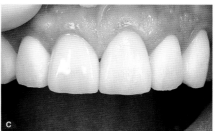

图3-211c 口内试戴

● 试验疗法

　　像本病例这样磨耗严重的患者，试验疗法的过程非常重要。首先在下颌左侧磨牙区植入种植体后（图3-206），将旧修复体换成临时修复体。另外，左右侧切牙在金属烤瓷冠上进行直接树脂塑形（图3-207）。

　　将咬合高度稍稍抬高后，赋予尖牙保护殆。每次复查时把磨损的部分重新补上，重复这样的过程。3～4个月后咀嚼方式已经稳定，掌握了磨损的状况，模仿现有的形态，尽量使用不易被磨损的材质进行最终修复体的制作（图3-208）。

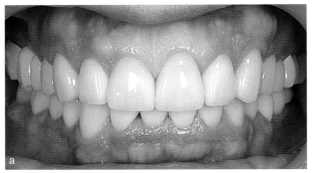
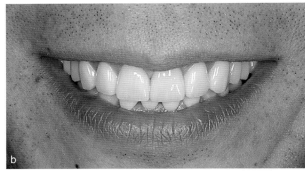
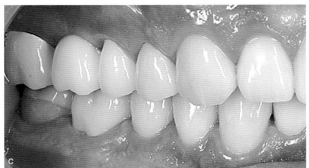
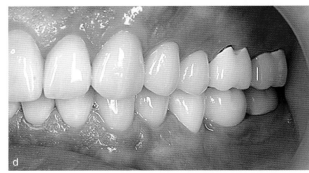
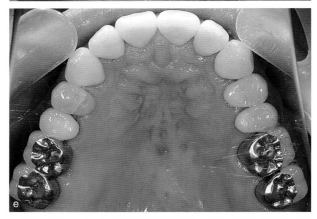
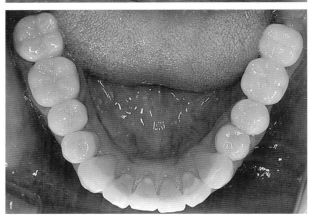

图3-212a～f　最终修复体安装时。磨牙区咬合面上颌为金属，下颌为陶瓷

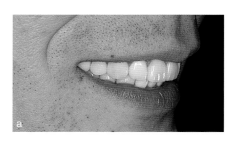
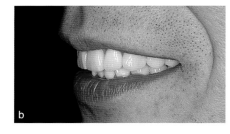

图3-213a、b
与口唇的关
系。上颌中切
牙的切缘位置
良好，切缘连
线和下唇的关
系也很协调

●备牙至最终修复体

上颌前牙区进行360° 瓷贴面的备牙（图3-209），安装临时修复体（图3-210）。上颌360° 瓷贴面的制作完成（图3-211a），并在口内进行试戴和修整（图3-211b，图3-211c）。安装最终修复体（图3-212）。

观察唇牙关系，确认上颌中切牙的切缘位置良好，上颌切缘连线和下唇的关系也很协调（图3-213）。

通过模仿试验疗法中出现的磨耗，并把它反映在最终修复体上，这使得修复体与患者的咀嚼方式得到很好的调和。患者有夜磨牙习惯，因此必须使用保护𬌗垫。

■ 关于磨耗患者的材料选择

从笔者的经验来看，即使是磨耗患者，只要对发生磨耗的原因进行改善预防，并且在试验疗法试误的基础上进行修复治疗的话，即使是陶瓷破损概率也是很低的。但是，我们需要对陶瓷材料的特性有深刻的理解。

现在经常被使用的修复材料如图3-214所示。陶瓷材料具有对于"Compression强，Shear、Flexure弱"的特性（图3-215）。

图3-216的病例是在复制品上制作的双扫描冠，在邻接面发生了破损，也就是Shear的情况。如果要在复制品上进行合并的话，需选择Extended coping（图3-217），这样Shear就会变成Compression，强度增加。

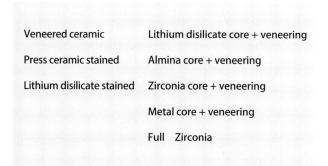

图3-214 现在使用的陶瓷材料

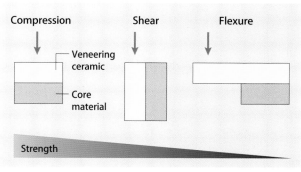

图3-215 陶瓷对Compression强，但对Shear、Flexure弱

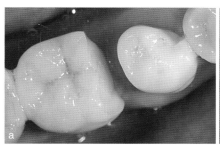
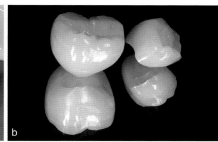

图3-216a、b 磨牙区的陶瓷在邻接面发生破损的情况。虽然是全瓷，但复制品的形态没有考虑到对Shear的抵抗性，因此发生了邻接部的破损。以Extended coping的形态重新制作

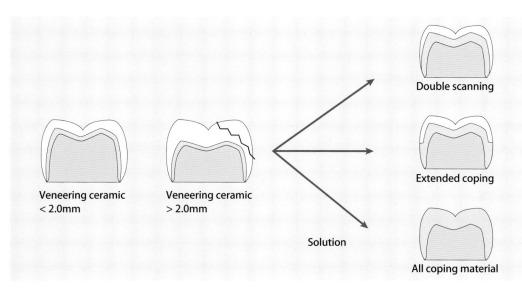

图3-217 对堆瓷后易发生破损的情况应考虑采用Extended coping或All coping

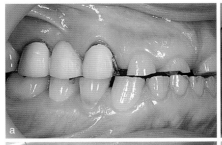 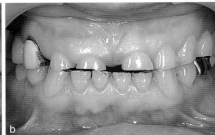 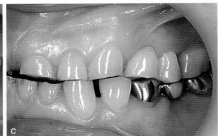

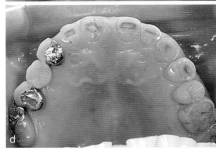 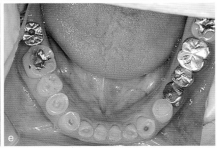

图3-218a ~ e 初诊时口内情况。患者为60岁男性。因前牙敏感经介绍来院就诊。前牙区可观察到严重的磨耗

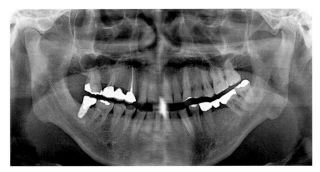

图3-219 曲面断层片

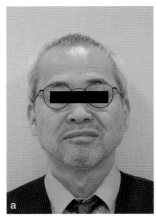 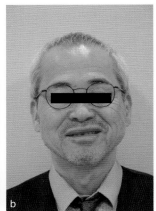

图3-220a、b 相貌与口唇的关系。笑起来的时候肌肉向左侧偏移

对磨耗患者进行"力的控制"与"动作的控制"

力量的控制,是一个经常会听到的词,它是治疗磨耗患者需要被考虑的另一因素,是由"Force control"和"Move control"构成的。将作用在口内的力均衡分散,也就是Force control,协调颞下颌关节、牙齿以及口腔周围肌肉关系,调整成即使超过一般颌运动的运动范围时修复体也不会损坏的情况,也就是Move control,两者兼顾会很大程度上提高治疗成功的可能性。

作为本章的总结,下面想介绍一个集大成的病例。

力的控制
动作的控制

病例3

患者因前牙敏感经前医生介绍而就诊。上下颌的前牙区均有很严重的磨损,特别是上颌中切牙几乎是失去牙冠的状态(图3-218,图3-219,图3-220)。

对于如此严重的磨损、口内状态崩溃的病例,随意开始治疗的话后果将会

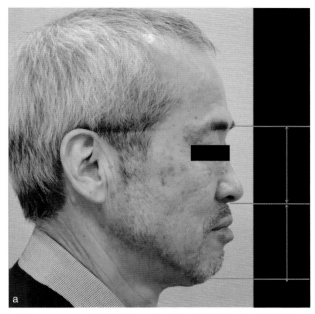

图3-221a 观察相貌，患者的中面部与下面部的长度比例约1：1，属正常范围

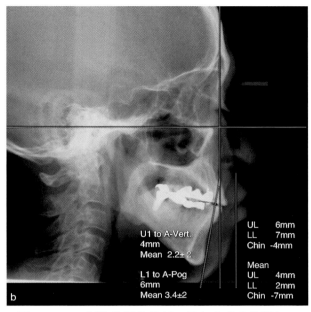

图3-221b 侧位片测量分析。虽有安氏Ⅲ类倾向，但上下颌间关系还可以

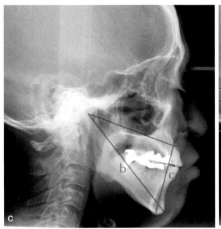

图3-221c 通过McNamara triangle分析得知，（a）为87mm，（b）为115mm，（c）为74mm。当（a）是87mm时，（b）和（c）的平均值分别为109~112mm和67~69mm，该患者都较平均值大。原本以为磨损造成了咬合高度变低，但实际上通过分析发现从骨骼的角度来看咬合高度并无变低情况

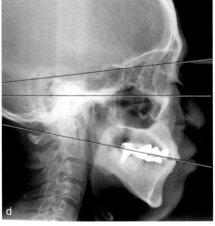

图3-221d FH to occ. plane为9.6°，SN to occ.plane为16.1°。平均值，FH to occ. plane为10.0°±2.5°，SN to occ. plane为17.0°±2.0°，都在平均范围内

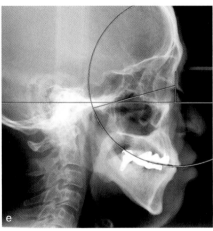

图3-221e 𬌗曲线也正常

非常严重。首先要忠实于检查、诊断，在确认治疗方向和设定治疗目标后再开始治疗。

●检查和诊断，治疗目标

　　患者的咀嚼方式为水平，因此这助长了磨损的状况。特别是前牙区的磨损特别严重，如何恢复前牙牙冠形态是本病例的关键。

　　因此首先进行侧位片测量分析（图3-221），患者的中面部与下面部的长度

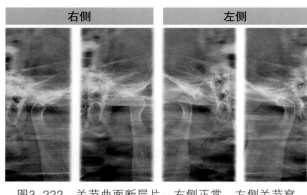

图3-222 关节曲面断层片。右侧正常，左侧关节窝
稍微陡峭

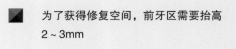

为了获得修复空间，前牙区需要抬高
2~3mm

↓

前牙区正畸压低

咬合高度、咬合平面保持

图3-223 治疗目标

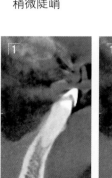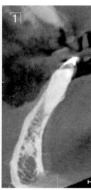

图3-224 下颌牙
槽骨轮廓很薄，压
低非常困难

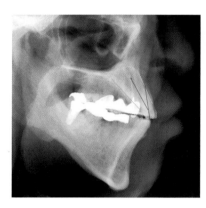

图3-225 思考上
颌前牙区压低治疗
计划

比例约1：1，无异常（图3-221a）。虽有安氏Ⅲ类倾向，但上下颌关系还可以
（图3-221b）。通过Harvold-McNamara triangle分析得知，（a）为87mm，（b）为
115mm，（c）为74mm，（b）和（c）都比平均值大（图3-221c）。咬合平面、
𬌗曲线都属正常（图3-221d、e）。

即使前牙区磨损如此严重，但这个病例却无法大幅度抬高咬合（图3-222）。
如果可以通过抬高咬合高度来治疗的话，只要恢复前牙区的形态即可，但这次需
要考虑其他的治疗方案。

但是由于现状修复空间极端狭小，为了获得修复空间，首先考虑了将前牙区
抬高2~3mm。咬合平面在平均范围内，磨牙区的咬合面也相对完好，因此在维持
现有咬合平面的基础上恢复咬合面形态即可（图3-223）。

●选择压低还是冠延长术

接着，为了改变上前牙切缘位置及恢复牙冠形态，需考虑如何控制上颌前牙
区。该患者由于磨损造成了牙冠的缺损伴随伸长，与磨牙相比前牙的牙龈缘位置
变得非常靠近牙冠侧，但CEJ的位置保持与牙龈缘位置一致。因此，在这种情况下
单纯进行冠延长术的话，会造成牙根外露，影响牙冠牙根比。和正畸医生讨论之
后，决定采取压低。

下颌前牙区也存在牙冠磨损的情况，CT观察牙槽骨宽度很薄，不适合进行压
低（图3-224），因此恢复牙冠形态，收向内侧，赋予与上颌相应的覆𬌗覆盖。

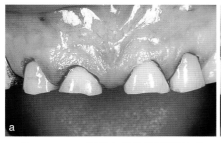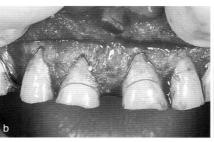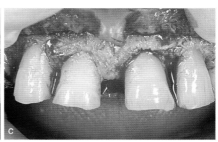

图3-226a　在现有的情况下无法安装托槽，因此在正畸治疗之前首先进行牙周外科治疗

图3-226b　翻瓣。蓝线是釉牙骨质界，可以看出牙齿伸长的程度

图3-226c　以牙龈线的形态为基准进行骨整形

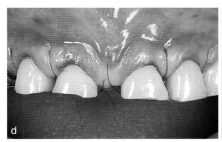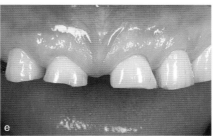

图3-226d　缝合

图3-226e　治愈后确保了安装托槽的空间

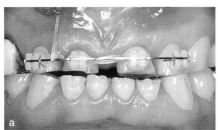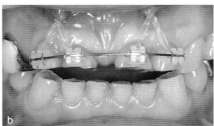

图3-227a　正畸治疗开始

图3-227b　应用正畸支抗钉，首先将牙齿向唇侧倾斜，然后考虑牙槽骨及牙根方向进行压低

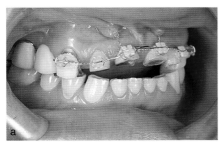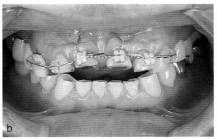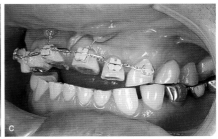

图3-228a～c　正畸压低结束。接着恢复上颌前牙牙冠形态后进行试验疗法

　　上颌前牙若按照现有的牙根方向进行压低的话，牙根会穿破牙槽骨（图3-225，蓝线），因此决定先进行唇展改变牙轴方向后进行压低（图3-225，红线）。

● 预处置至正畸治疗

　　在进行压低前，为确保安装托槽的空间以及牙槽骨整形，首先进行牙周外科治疗。以牙龈线的形态为基准进行骨整形（图3-226a～e）。在牙龈治愈后，以正畸支抗钉为固定源进行2+2的压低（图3-227a、b）。正畸压低结束，正畸治疗告一段落（图3-228a～c）。

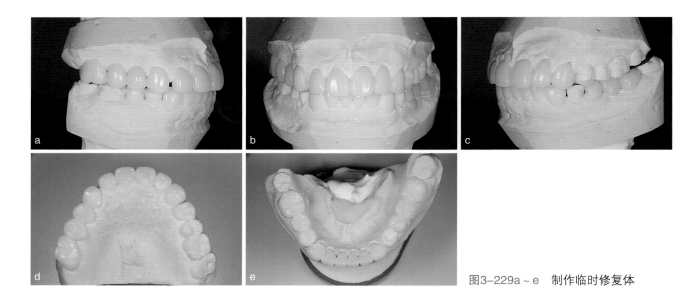

图3-229a～e　制作临时修复体

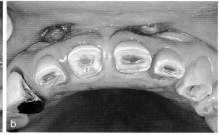

图3-230a、b　去除龋坏，立TMS钉。在保持活髓的状态下基牙预备

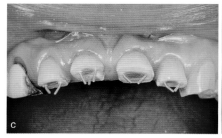

图3-230c、d　注意避开牙髓立TMS钉

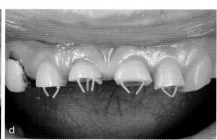

图3-230e　酸蚀处理

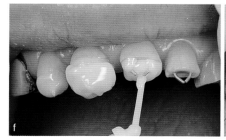

图3-230f、g　直接法利用树脂材料

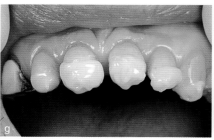

图3-230h　在活髓状态下的基牙预备

　　接着制作临时修复体（图3-229a～e）。去除牙冠部龋坏（图3-230a、b），避开牙髓安装TMS钉后进行基牙预备（图3-230c～h）。

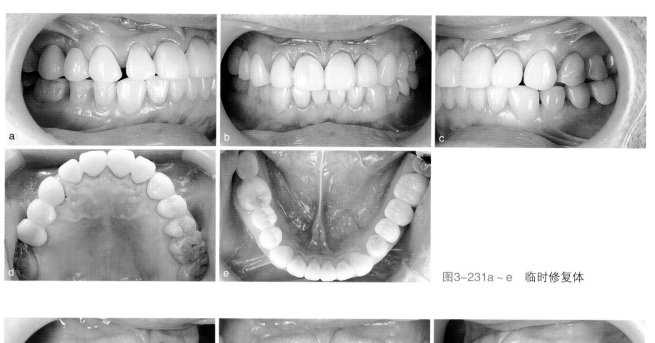

图3-231a～e　临时修复体

图3-232a～f　把上图中的临时修复体变成单冠，为了将义齿内收，在邻接处预留出空间

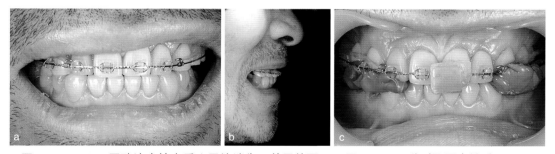

图3-233a、b　正畸治疗结束后。牙缝消失，前牙的覆盖关系得以改善，中切牙的切端位置也合适　　图3-233c　此时取正中关系

　　基牙添加树脂后安装临时修复体，进行观察（图3-231）。之后对临时修复体进行修整，开始上颌牙齿向内侧移动的正畸治疗（图3-232）。正畸结束时中切牙的切端位置得到了合适的调整（图3-233a、b），这时，采取正中关系（图3-233c）。

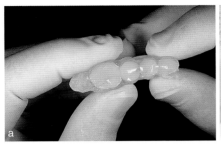

图3-234a 由于需要长期使用了临时修复体，磨牙区咬合面出现很大程度的磨损。为进行最终的试验疗法，进行蜡型制作，并用制作了透明树脂的导板

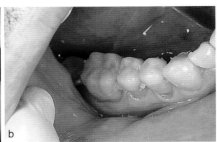

图3-234b 下颌磨牙区复合树脂压接，固化

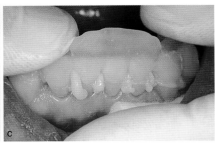

图3-234c 下颌前牙区复合树脂压接，固化

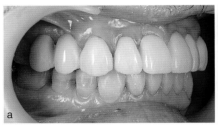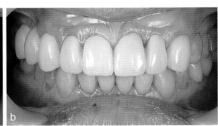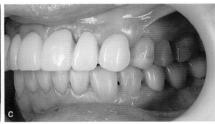

图3-235a～c 对全颌临时修复体进行调整，并且一段时间进行观察

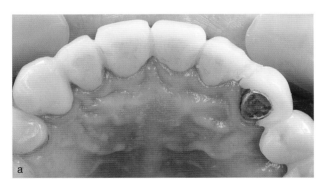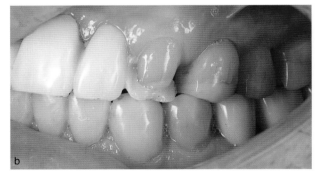

图3-236a、b 安装不久后⌊3部出现破损，修理几次后，同样部位仍频繁在颊舌侧出现损坏。再次进行下颌运动的诊断

　　为进行最终的试验疗法，制作蜡型后用透明树脂制作导板，并用复合树脂材料对因长时间使用而造成损耗的部分进行直接修复（图3-234a～c）。

　　之后以试验疗法进行了一段时间的观察（图3-235a～c），⌊3部出现损坏（图3-236a、b）。即使经过修复，破损的现象仍然持续，因此再次进行下颌运动的诊断。

●Move Control

　　首先，通过Sicat Function（Sirona）对下颌运动进行诊断，发现在左侧侧方运

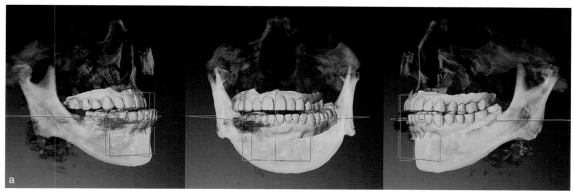

图3-237a　左侧侧方运动（Sicat Function上的画面实际是动画）。是Crossover，存在越过尖牙的运动

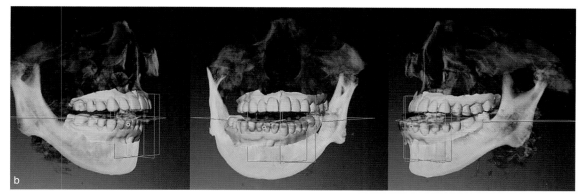

图3-237b　右侧侧方运动。平衡侧的├8存在咬合接触

动时，存在Crossover，有越过尖牙的运动方式（图3-237a）；在右侧侧方运动时，├8存在咬合干扰（图3-237b）。通常，侧方运动时平衡侧出现咬合接触情况是不理想的，但是本病例不存在颞下颌关节问题，有可能是因为左侧磨牙区的咬合干扰恰好起到了保护左侧关节的效果，因此这次保留了干扰。

接着考虑左侧尖牙发生破损的原因。此时左右都是尖牙保护殆方式。右侧侧方运动到End to end为止，未出现Crossover，但左侧侧方运动出现Crossover，很大程度越过尖牙的运动方式（图3-238a、b）。

该患者是非常特殊的情况，侧方运动时因为存在平衡侧咬合干扰而稳定，也就是说可能适合两侧式平衡咬合。因为即使患者常年左侧磨牙区存在平衡侧咬合干扰，关节没有出现问题。另外，Minagi关于平衡侧的咬合干扰与颞下颌关节杂音关系的研究指出，平衡侧的咬合干扰未必会对关节产生不良影响。因此，在├7种植体上部构造上赋予Spee曲线，左侧侧方运动从Pathway到Crossover的运动期间，赋予右侧和左侧磨牙咬合接触，并使之与前牙诱导保持一致。经过调整，左侧尖牙破损状况再无发生，患者也认为此时最为舒适（图3-239）。

试验疗法时赋予左右两侧同样的尖牙诱导，左侧尖牙发生破损的原因，有可

右侧运动 左侧运动

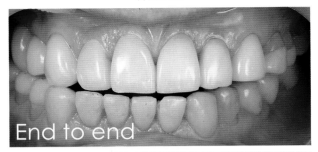

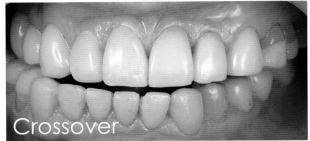

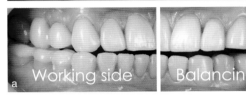

图3-238a 右侧侧方运动时观察到平衡侧 8| 有咬合接触，但该患者不存在颞下颌关节的问题，这有可能是因为平衡侧 8| 咬合接触恰好使咬合稳定

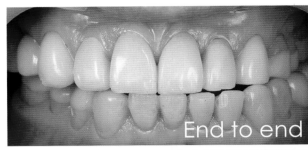

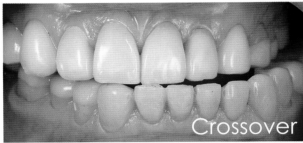

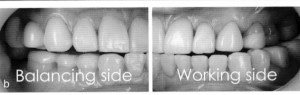

图3-238b 左侧侧方运动时平衡侧无咬合接触。考虑是侧方运动时平衡侧的咬合接触帮助咬合稳定的非常罕见的一例，因此赋予 |7 上部构造咬合接触

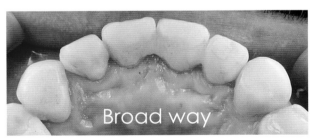

图3-239 在上颌切缘赋予被称作"Broad way"的咬合面形态

能与磨牙不存在咬合干扰，从而使咬合负担集中在 |3 上有关。现在回想患者初诊时上颌前牙区局部出现的明显磨耗，这也很有可能是因为左侧方运动Crossover时由于磨牙区无咬合干扰，咬合力集中在前牙，造成了前牙区的磨耗。也就是说，该患者可能因磨牙等原因造成 8 7| 的早期缺失，致使 8 7| 部丧失两侧性平衡咬合，最终导致前牙区的磨耗（图3-240）。

最初患者下颌两侧磨牙区存在平衡侧咬合接触
↓
因夜磨牙等原因造成 8 7| 的早期缺失
↓
由于 |8 7 缺失，左侧侧方运动时右侧平衡侧磨咬合接触消失。而且出现Crossover下颌越过尖牙的运动方式。在这个位置发生磨牙，最终造成前牙区的磨耗
↓
试验治疗的过程中赋予两侧同样的尖牙诱导，由于右侧磨牙没有平衡侧咬合接触，造成咬合负担集中在尖牙上，最终破损
↓
因为 |7 种植体上部构造赋予Spee，在左侧方运动Crossover时赋予两侧磨牙咬合接触
↓
最终，前牙的磨损以及左侧尖牙破损得到改善

图3-240 对前牙磨耗及左侧尖牙破损的机制的推测

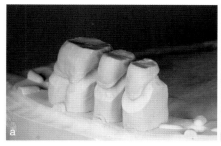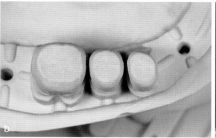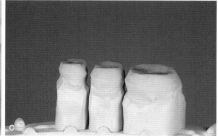

图3-241a~c 修正下颌右侧磨牙区修改了Spee曲线，通过左侧侧方运动时平衡侧赋予咬合接触。3 的问题得到改善

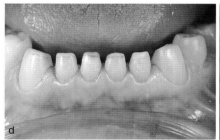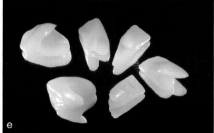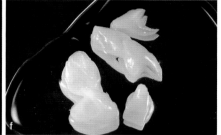

图3-241d~f 下颌前牙区的360°瓷贴面

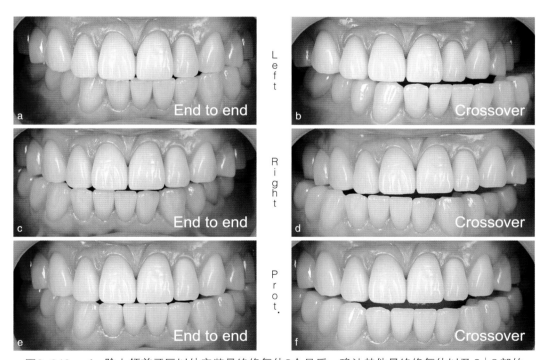

图3-242a~f 除上颌前牙区以外安装最终修复体3个月后。确认其他最终修复体以及3+3部的过渡性义齿无问题后，3+3也进行最终修复

●试验疗法至最终修复体

通过赋予左侧侧方运动Crossover时，赋予左右两侧磨牙区的咬合接触（图3-241a~c），3 破损情况消失，前牙区的磨耗也再没有发生。

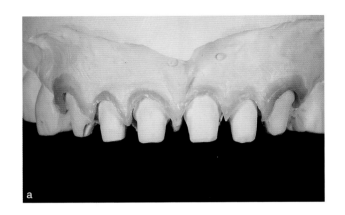
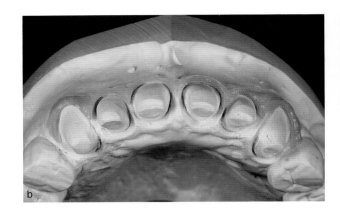

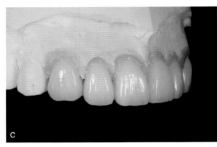
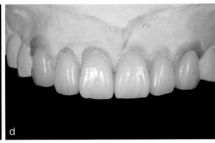
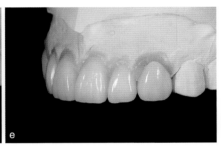

图3-243a~e　3+3最终修复体制作（氧化锆内冠＋E.max压铸）

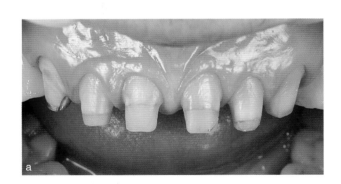
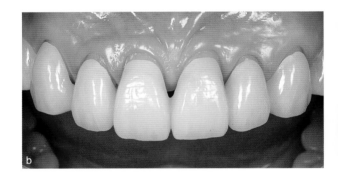

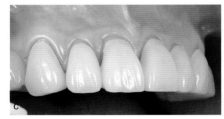
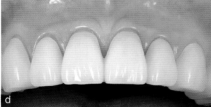
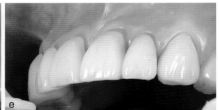

图3-244a~e　牙体预备，力求与最终修复体边缘牙龈的协调

　　判定患者的咬合状态已经稳定，决定最终修复体。首先在磨牙区安装高嵌体，下颌前牙区安装360°瓷贴面（图3-241d~f），之后重新制作上颌前牙区的过渡义齿，进行了3个月的观察（图3-242）。观察期间未出现任何问题，3+3也进行最终修复（图3-243~图3-247）。

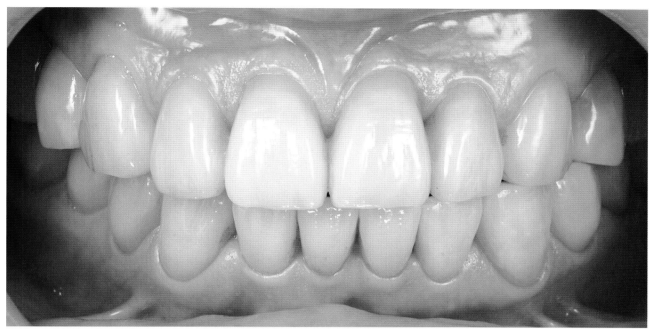

图3-245 最终修复体安装时的正面照

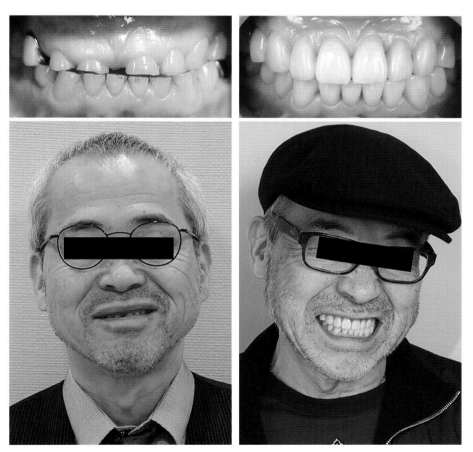

图3-246，图3-247 术前、术后的口内以及颜貌

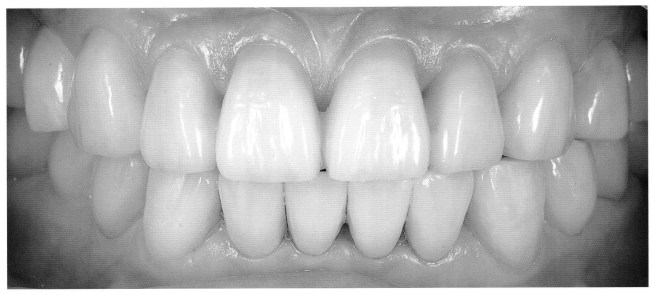

图3-248 最终修复体安装2年后

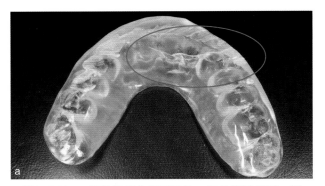

图3-249a 虽然使用夜磨牙殆垫，但是频繁损坏。观察殆垫表面的磨损以及断裂情况，不难想象如果没有使用夜磨牙殆垫会产生何种恐怖的后果

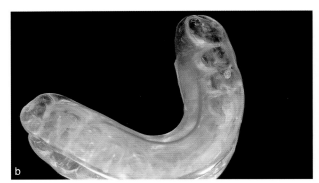

图3-249b 现在使用的是经过强化后的改良殆垫，破损的情况有所减少。这是必须使用殆垫的患者

●术后维护

术后2年，未出现问题（图3-248）。要求患者必须使用夜磨牙殆垫，但1~2个月左侧尖牙区会发生的断裂（图3-249a）。与牙齿的咬合形式不同，夜磨牙殆垫没有赋予两侧性平衡咬合，这可能是造成夜磨牙殆垫不断损坏的原因。观察殆垫的磨损、断裂的状况，痛感Movement control困难程度。现在殆垫是经过强化处理的，尽量减少断裂（图3-249b）。

■总结

本病例的患者，特别是在前牙区牙齿出现了显著的磨损。探究其原因时，掌握Crossover时下颌的运动范围是非常重要的。这是因为磨牙时的运动区域与Crossover时一致的可能性很大。该患者没有赋予尖牙保护殆，而是在Crossover时特意使两侧磨牙区咬合接触，赋予两侧性平衡咬合，获得稳定的非常罕见的病例。同时，这也是使笔者重新体会到，在赋予与患者咬合运动相应的诱导以及咬合接触时，Force control、Movement control和试验疗法的重要性的一个病例。

第4章
错𬌗畸形病例的解决方案
Solution for Malocclusion

第1节
开𬌗的分类以及解决方案

第2节
深覆𬌗的分类以及美学、功能的解决方案

第3节
双重𬌗的分类及其临床应对方法

◼ 错拾畸形（Malocclusion）

　　错拾畸形是指牙齿、牙列、颌面部的发育、形态及功能因为种种原因发生异常，导致无法形成正常咬合状态的总称。具体有牙齿的位置异常（位移，低位，高位，扭转，倾斜）和牙列异常（狭窄、V形、鞍状、空隙等）、上下颌牙列关系异常等情况。

　　在本节探讨修复治疗中难以赋予合适的咬合，使我们感到苦恼的开拾、深覆拾、双重拾。

1. 开拾（第182页~）
2. 深覆拾（第189页~）
3. 双重拾（第203页~）

◼ 开拾

　　开拾根据产生原因被分为这三类：①不良习惯、②骨性开拾、③牙性开拾。

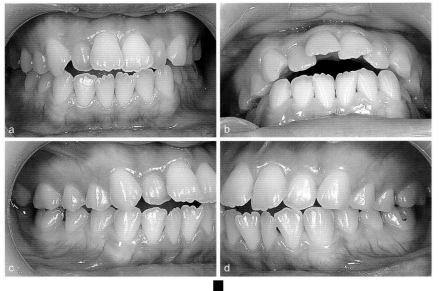

图4-1a~d　患者为20多岁女性。以开拾为主诉来院就诊。观察上下颌中切牙可发现发育叶的存在。另外，从前磨牙开始咬合关系无异常，不是骨骼的问题。根据以上可推测出在上颌中切牙萌出的时候，由于吐舌癖或吸手指等习惯造成了开拾状态

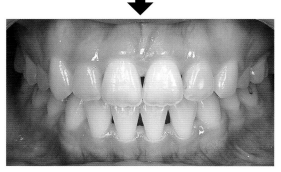

图4-2　正畸治疗结束时。由于不良习惯造成的开拾，骨骼没有问题，正畸治疗就可以改善。但需要对不良习惯进行改善训练

①不良习惯（图4-1～图4-4）

由吸手指或吐舌引起的开殆，局限于前牙区。并不伴随磨牙区的咬合异常，前牙区的牙轴虽然向唇侧倾斜，但不是因为咬合力或者牙周炎症。如果骨骼不存在异常的话，通过牙列正畸就可以得到改善。

但是，如果不改善不良习惯的话，术后很可能出现反弹。

②骨性开殆（图4-5，图4-6）

由上下颌骨的不协调而引起的开殆，可发生于前牙区或磨牙区。与不良习惯的情况不同，前牙区的牙轴无唇侧倾斜。

下颌的咬合平面陡峭，但上颌咬合平面平缓。

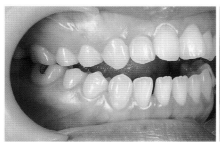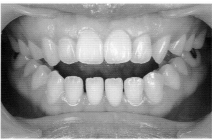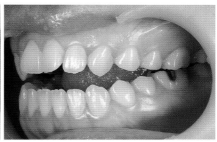

图4-3　仅在第二磨牙区存在咬合接触。图4-1的病例中尖牙以后存在咬合接触，但像本病例中只在磨牙区存在接触的情况，就是骨骼的问题

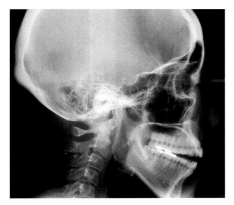

图4-4　侧位片。只在磨牙区存在咬合接触

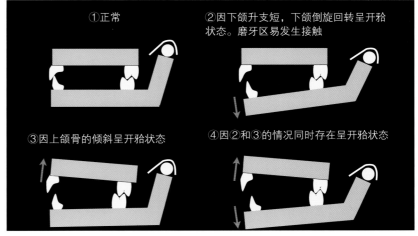

①正常

②因下颌升支短，下颌倒旋回转呈开殆状态。磨牙区易发生接触

③因上颌骨的倾斜呈开殆状态

④因②和③的情况同时存在呈开殆状态

图4-5　骨性开殆的模式图。此时重要的是上颌中切牙的位置。②的情况由于上颌中切牙位置无异常，因此只需要参照上颌骨的位置将下颌骨进行移动便可。③的情况由于上颌中切牙露出部分较少，因此需要将上颌骨的位置进行移动。④的情况需要将上下两颌都进行移动

- 重度的骨性开殆需进行外科正颌正畸
- 中度病例通过对移动量进行分析，可采用外科正颌正畸联合牙列正畸，或仅使用牙列正畸
- 轻度病例可考虑仅使用牙列正畸

图4-6　骨性开殆的治疗方案

③牙性开𬌗

　　牙性开𬌗是由牙齿的位置异常引起的（图4-7）。另外，也存在医源性引起的情况。

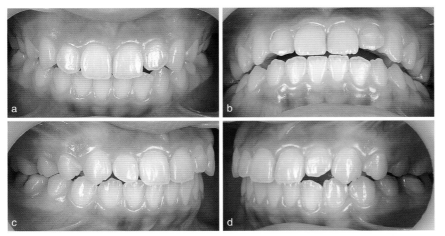

图4-7a～d　多年前进行过正畸治疗，之后因开𬌗来院就诊的患者。在成长期前正畸治疗结束，但因后来伴随骨骼生长颌骨与牙列的平衡发生变化，由于上下牙列位置异常造成了开𬌗。这使笔者深感在成长期前进行正畸治疗的难度

病例1　牙性开𬌗的解决方案

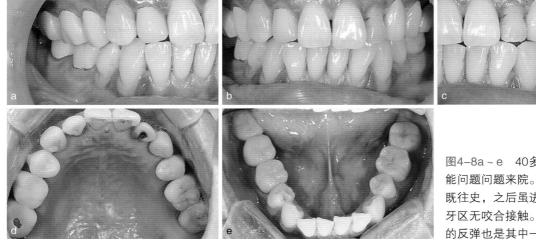

图4-8a～e　40多岁女性。因美观和功能问题问题来院。患者曾有正畸治疗的既往史，之后虽进行了修复治疗，但前牙区无咬合接触。修复治疗后逐年发生的反弹也是其中一个原因

　　患者为40多岁女性。为解决美观和（不知道在什么位置咬东西好）功能问题来院（图4-8a～e）。患者曾有正畸治疗的经历，正畸治疗后虽进行了修复治疗，但前牙区是无咬合接触的状态。

　　首先收集基础资料（图4-9～图4-11）。在上下颌右侧磨牙区和上颌左侧磨牙区存在修复体，有多颗需要根管治疗的牙齿。另外，虽在一些部位存在根分叉病变，但牙周炎症问题并不明显。这个病例需要与正畸医生、根管治疗医生共同协作。

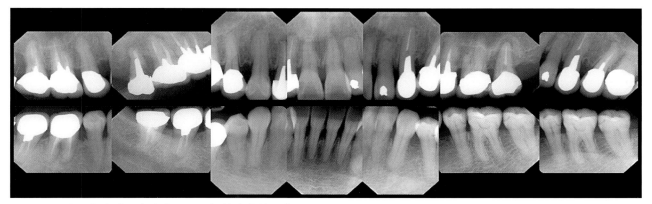

图4-9　全口根尖片。存在多颗需要根管治疗的牙齿

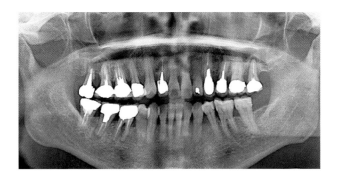

图4-10　曲面断层片

图4-11　牙周检查表，<u>7|7</u>存在深牙周袋，一部分磨牙存在根分叉病变

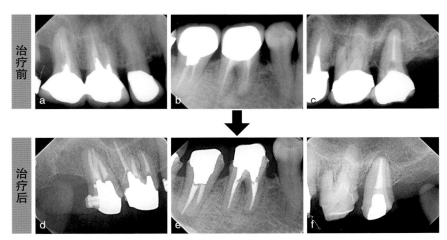

图4-12a～f　根管治疗前后

●检查、诊断、治疗计划

对于需要根管治疗的牙齿（图4-12）进行初期治疗。在牙尖交错位时患者自述不知道应该在什么位置咀嚼（图4-13a～c）。为了寻找有可复位性的颌位，取正中关系位，发现在这个状态下上下颌存在严重的开𬌗（图4-14）。

本来在这个颌位进行修复治疗是理想的，与现在的颌位与之存在着很大的偏差，因此这可能是造成患者"不清楚在哪里咬合"的原因。另外，修复治疗后逐年产生的反弹也是其中的一个原因。治疗方案，首先对能否单独通过修复治疗改善开𬌗进行诊断，如果有困难的话选择正畸治疗。

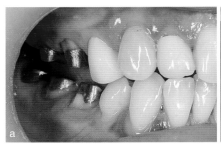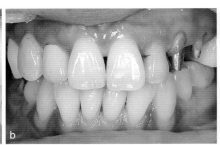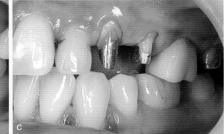

图4-13a~c　在牙尖交错位的状态下，患者自述"不知道在哪里咀嚼好"

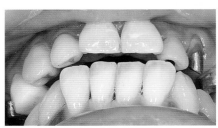

图4-14　采取正中关系位，发现上下颌开𬌗情况严重

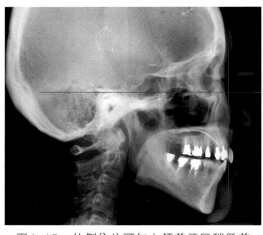

图4-15　从侧位片可知上颌前牙区稍微前突，若能向内侧移动是理想的

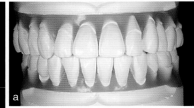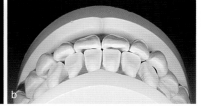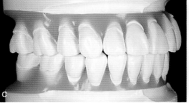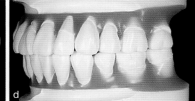

图4-16a~d　以正中关系位为基准，制作模拟正畸治疗后的模型

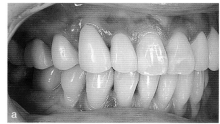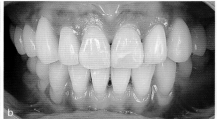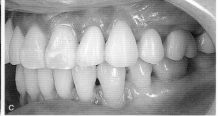

图4-17a~c　正畸治疗结束后。在治疗中保持正中关系位的状态是治疗关键

●治疗过程

　　首先进行侧位片测量分析（图4-15）。从分析可知上颌前牙区稍微前突，现状的牙齿位置若只通过修复治疗是不足以改善的。因此以正中关系位为基准，制作了模拟正畸治疗后的模型（图4-16）。将上颌向内侧移动，下颌只进行咬合平面平整就可以达到合适的咬合关系。在取得患者同意的情况下开始正畸治疗。

　　治疗后（图4-17），前牙咬合接触的状态，牙弓的连续性均得到改善。前牙区咬合的状态（图4-18），虽然有些许的空隙，但 1|1 计划进行360°瓷贴面，可

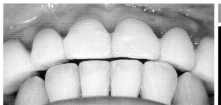

图4-18　前牙区的咬合状态。局限于天然牙的形态，虽然存在些许空隙，但计划通过对上颌前牙区进行360°瓷贴面，其他过渡义齿进行冠修复改善前牙区的咬合接触

正畸治疗前	正畸治疗后

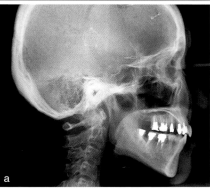 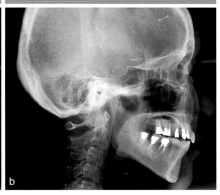

图4-19a　正畸治疗前的侧位片　　　图4-19b　正畸治疗后的侧位片。在正中关系位基本改善了咬合

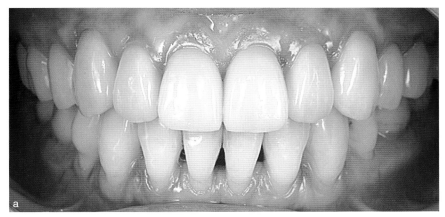

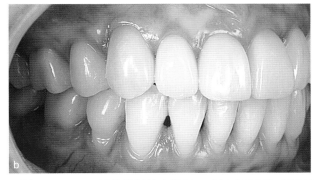 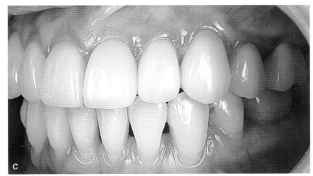

图4-20a～c　最终修复体安装时。1|1以360°瓷贴面，其他上颌前牙以压铸瓷全冠，磨牙以全锆冠和瓷高嵌体进行修复

通过修复解决（图4-19）。正畸治疗后安装最终修复体（图4-20～图4-24）。

　　虽然因为之前的正畸和修复治疗造成了患者的开𬌗，但是通过基础资料的收集，取正中关系位后设定目标颌位，进行正畸治疗和修复治疗，最终治疗效果兼顾了美学和功能性。

　　这是一个通过进行正畸和修复治疗改善患者开𬌗状况的病例。不过，本病例最大的要点，不是单纯的改善开𬌗，而是在对正中关系位进行诊断的基础上，以这个颌位为目标进行正畸治疗，并赋予了合适的覆盖覆𬌗。

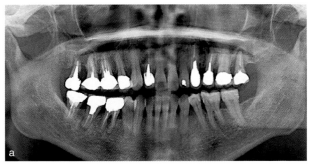

图4-21a 术前曲面断层片

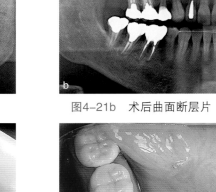

图4-21b 术后曲面断层片

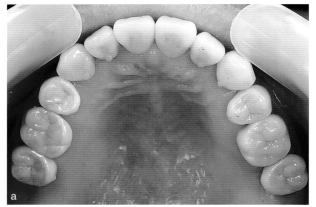

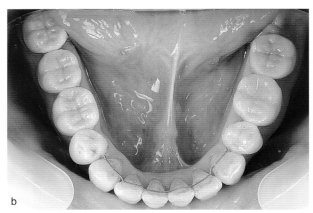

图4-22a、b 最终修复体安装后的上下颌𬌗面照

图4-23a～c
侧位片的变化

正畸前	正畸后	安装最终修复体后

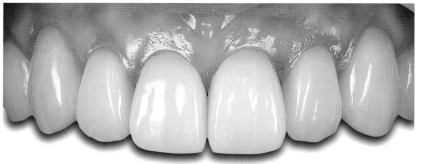

图4-24 最终修
复体安装后的正面
照。美学也得以
保证

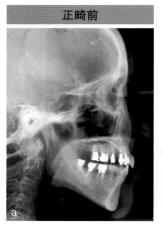

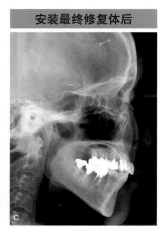

　　像这样保证咬合的稳定性可以尽可能地防止术后的反弹。当然，要求患者在下颌前牙区尽量长时间使用舌侧丝进行保持，有必要的话建议使用夜磨牙𬌗垫，这也是防止上颌反弹的重要因素。

第2节 深覆殆的分类以及美学、功能的解决方案

■ 深覆殆的分类

错殆畸形当中的深覆殆可分类为：①骨性深覆殆、②牙性深覆殆。

> **深覆殆的分类**
> ① 骨性深覆殆
> ② 牙性深覆殆

①骨性深覆殆（图4-25）

起因于骨骼的骨性深覆殆一般与遗传有关。这类的深覆殆是由于下颌向上方、前方旋转造成的。如果上颌向下方、前方倾斜那么状况会更加棘手。

骨性深覆殆的特征：一般水平方向成长模式较多，颜貌平均较短，咬合面的（息止颌位）空隙几乎没有，从侧位片中可观察到下颌下缘平面、FH平面、SN平面相互平行。

● 骨性深覆殆的发生模式

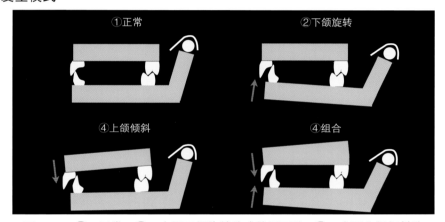

图4-25 ①：正常。②：由于下颌旋转造成的深覆殆。③：由于上颌倾斜造成的深覆殆。④：②和③组合导致的深覆殆

②牙性深覆殆（图4-26）

由牙齿原因造成的深覆殆，一般与后天牙齿的伸长或者磨牙的低位咬合有关。

● 牙性深覆殆——前牙的伸长

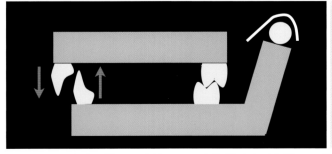

原因
- Ⅱ类牙列错殆畸形
- 覆盖过大

特征
- 磨牙完全萌出
- Spee曲线弯度大
- 息止颌位空隙小

改善方法
- 压低前牙

图4-26 造成牙性深覆殆的原因Ⅱ类的错殆畸形和前牙覆盖过大。改善方法是压低前牙

因为上颌前牙伸长造成的牙性深覆殆，原因是Ⅱ类牙列错殆畸形，覆盖的增加，并且具有"磨牙完全萌出、Spee曲线弯度大、息止颌位空隙小"的特征。解决方案是压低上颌前牙（图4-26）。

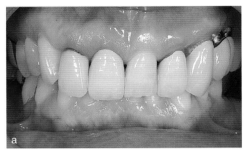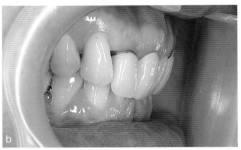

图4-27a、b　以"前牙垂下来了"为主诉来院的患者。磨牙区正常，但前牙区伸长，呈深覆殆，安氏Ⅱ类2分类

　　接着，是由于磨牙区的低位造成的牙性深覆殆（图4-27），原因有"Lateral tongue posture、Lateral tongue thrust、由咬合磨耗等原因引起的磨牙区咬合接触的早期丧失"（图4-28）。

● 牙性深覆殆——磨牙区的低位咬合

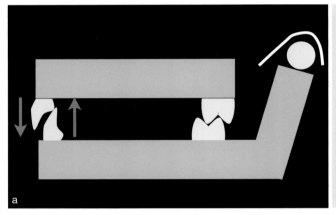

原因
· Lateral tongue posture（图4-38）
· Lateral tongue thrust
· 磨牙区咬合接触的早期丧失

特征
· 磨牙的萌出不完全
· 磨牙咬合关系距离短
· 磨牙的息止颌位空隙量大

解决方案
· 磨牙伸长

图4-28a、b　由磨牙低位咬合引起的深覆殆

● 由磨牙低位咬合引起深覆殆的病例

　　本病例中患者的主诉是前牙区前突以及颞下颌关节不适（图4-29）。牙齿虽然都是天然牙，但是因为磨牙低位咬合引起了深覆殆。

● 牙性深覆殆——磨牙低位咬合

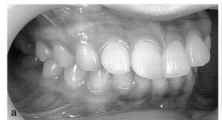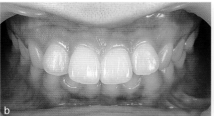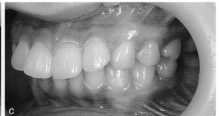

图4-29a～c　患者有夜磨牙习惯，主诉颞下颌关节的症状。呈现以磨牙区的低位咬合为原因的深覆殆，全口天然牙

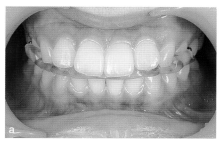 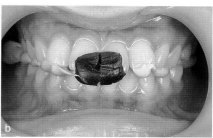

图4-30a 佩戴𬌗垫抬高咬合高度

图4-30b 1个月后颞下颌关节症状消失。在这个高度取咬合关系

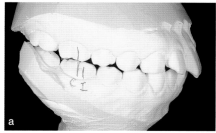 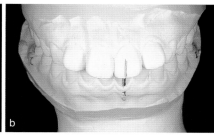 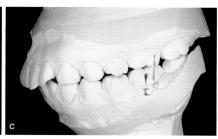

图4-31a~c 以正中关系位上𬌗架。可观察到正中颌位与牙尖交错位之间存在偏差。患者从正中关系位向后方咬合移动到牙尖交错位，这使颞下颌关节受到过大的负担

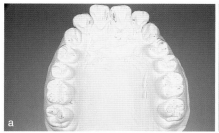 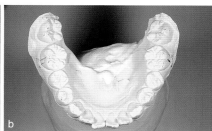

图4-32a、b 𬌗面照。前牙存在很强的接触，而磨牙接触不到

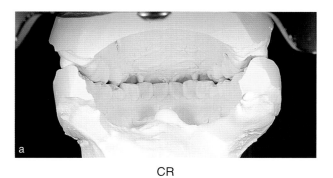 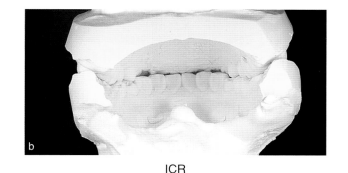

CR   ICR

图4-33a、b 在正中关系位时前牙的隆线部有咬合接触，磨牙无接触。之后向后方咬合移动到现在的牙尖交错位。磨牙的低位咬合造成咬合时颌位向后方移动，对颌关节的负担过大

　　佩戴𬌗垫抬高咬合高度，改善颞下颌关节的症状。1个月后关节症状消失，以这个高度进行模型诊断（图4-30a、b）。

　　通过𬌗垫得到的颌位判断为正中关系位，以此位置上𬌗架后进行诊断，发现患者由正中颌位到牙尖交错位的咬合过程中出现了下颌向后移动的情况。这就造成了对关节过大的负担（图4-31a~c）。从𬌗面照观察到磨牙几乎无接触，而前牙存在很强的接触（图4-32，图4-33）。从侧位片和颞下颌关节X线片也能判断佩戴𬌗垫时的咬合高度是合适的（图4-34~图4-37）。

未佩戴𬌗垫时	佩戴𬌗垫时

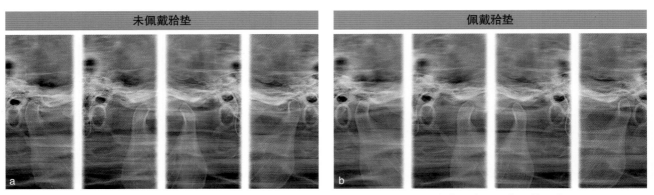

图4-34a　未佩戴𬌗垫时的侧位片。颌位向后方偏移

图4-34b　佩戴𬌗垫时的侧位片。患者在这个状态下感觉非常舒适

未佩戴𬌗垫	佩戴𬌗垫

图4-35a、b　颞下颌关节X线片。未佩戴𬌗垫时髁突的位置靠后,佩戴𬌗垫时髁突位置合适,位于前上方

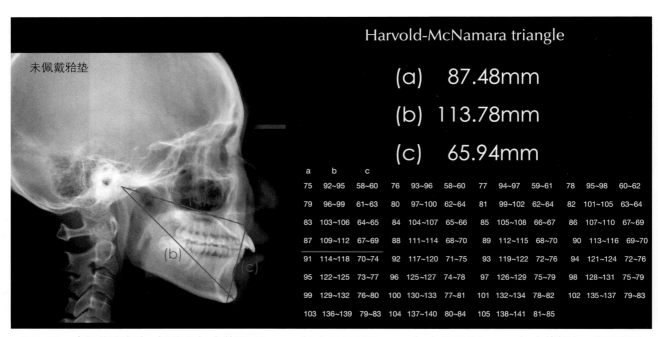

Harvold-McNamara triangle

(a)　87.48mm

(b)　113.78mm

(c)　65.94mm

a	b	c		a	b	c		a	b	c		a	b	c
75	92~95	58~60		76	93~96	58~60		77	94~97	59~61		78	95~98	60~62
79	96~99	61~63		80	97~100	62~64		81	99~102	62~64		82	101~105	63~64
83	103~106	64~65		84	104~107	65~66		85	105~108	66~67		86	107~110	67~69
87	109~112	67~69		88	111~114	68~70		89	112~115	68~70		90	113~116	69~70
91	114~118	70~74		92	117~120	71~75		93	119~122	72~76		94	121~124	72~76
95	122~125	73~77		96	125~127	74~78		97	126~129	75~79		98	128~131	75~79
99	129~132	76~80		100	130~133	77~81		101	132~134	78~82		102	135~137	79~83
103	136~139	79~83		104	137~140	80~84		105	138~141	81~85				

未佩戴𬌗垫

图4-36　未佩戴𬌗垫时。相对于(a)的87.48mm,(b)是113.78mm,(c)是65.94mm。(c)值较小,指示需要抬高咬合高度

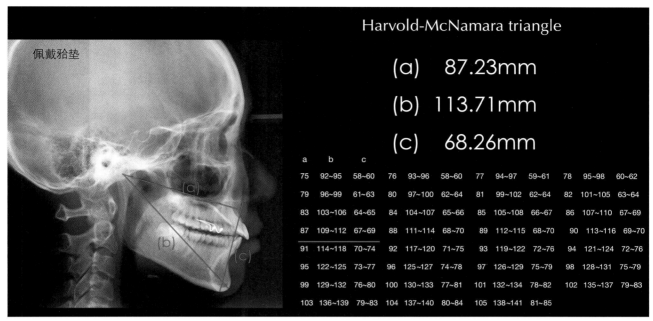

图4-37 佩戴𬌗垫时，（c）变为68.26mm，在平均范围内。可判断佩戴𬌗垫后的高度是合适的

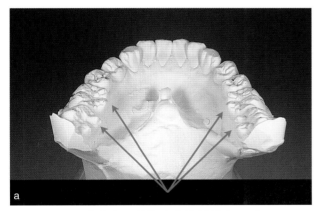

图4-38a 造成磨牙低位咬合的原因之一"Lateral tongue posture"。舌头大，在舌头压牙弓舌侧的情况下牙齿萌出，会造成牙齿向舌侧倾斜形成低位咬合，可能会引发牙性深覆𬌗

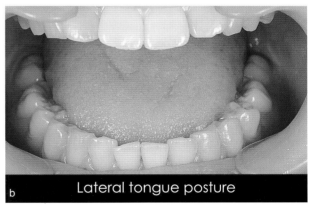

图4-38b 同患者的下颌𬌗面照

　　此病例中造成患者低位咬合的原因是"Lateral tongue posture"（图4-38a、b）。由于在舌体压牙弓舌侧的情况下牙齿萌出，因此牙齿会向舌侧倾斜形成低位咬合，最终变成深覆𬌗。治疗方法是对萌出不全的磨牙进行正畸治疗改善舌倾，获得适当的咬合高度。

■深覆𬌗的诊断

在考虑进行深覆𬌗治疗时，是选择"压低前牙"还是"伸长磨牙"诊断非常重要。此时需要参考的因素有：①与口唇的关系、②颜貌（中面部和下面部的比例）、③息止颌位时的空隙量。

①与口唇的关系（图4-39）

即使是深覆𬌗，如果上颌前牙与口唇关系是正常的，就不需要压低前牙。相反，如果上颌前牙露出量过多，压低上颌前牙就是第一选择。

②颜貌（图4-40）

中面部和下面部的平均比例为1：1。比如，当下面部较短的情况下，一般会抬高咬合高度，增加下面部高度。

对于深覆𬌗的患者，首先需要判断是抬高还是保持现有咬合高度。如果维持的话就要压低前牙，若是抬高的话就需要伸长磨牙。

③息止颌位时的空隙量（图4-41）

前磨牙区的空隙量正常为2~4mm。

如果空隙量少的话须压低磨牙，如果空隙量大的话须伸长磨牙。

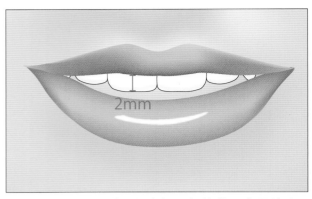

图4-39　上唇到上颌中切牙切缘的距离平均为2mm，如果露出量过多的话考虑压低前牙

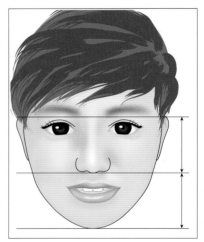

图4-40　中面部和下面部的比例平均为1：1

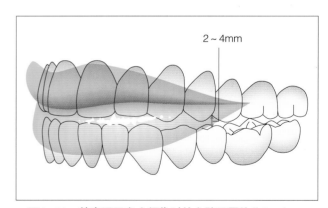

图4-41　前磨牙区息止颌位时的空隙量平均为2~4mm

病例2　深覆殆病例的治疗

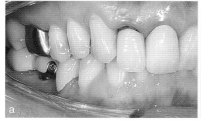
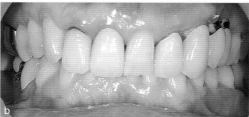
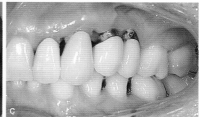

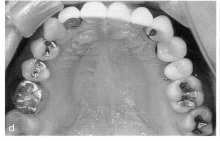
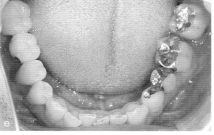
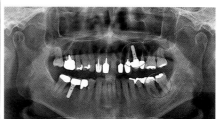

图4-42a~e　初诊时。50多岁男性。自觉磨牙有问题，而且想改善露龈笑。前牙深覆殆，安氏Ⅱ类2分类的口内状况

图4-43　术前曲面断层片。红圈部位骨吸收显著

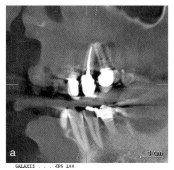
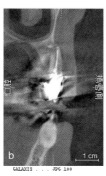
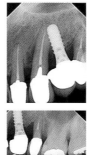
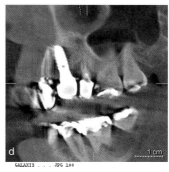
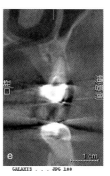

图4-44a~e　CT像。4⌋种植体根尖部接近⌊3远中，⌊3骨吸收深达根尖部。⌊5因牙根破折，骨吸收同样达到根尖部。⌊3、4⌋种植体和⌊5均无法保留

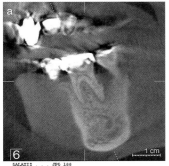
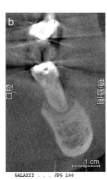
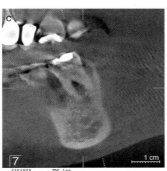
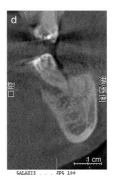

图4-45a~d　CT像。从⌊6远中到⌊7，观察到深达根尖部的骨吸收

■ 深覆殆的病例

　　患者为50多岁男性。自述磨牙区有问题，笑时能看到牙龈与左侧上颌骨吸收造成的空隙，希望进行治疗改善现状。检查可见前牙区深覆殆（图4-42a~e，图4-43）。牙齿无磨耗，没有夜磨牙的情况。

　　通过X线、CT图像来看，观察到4⌋种植体根尖部接触到⌊3远中，种植体暴

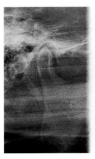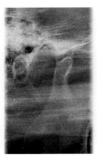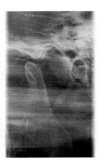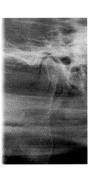

图4-46　颞下颌关节运动无异常，通过颞下颌关节X线片可知颞下颌关节无异常

1. 与口唇的关系

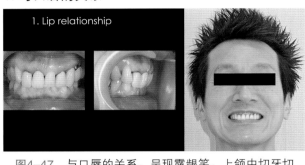

图4-47　与口唇的关系。呈现露龈笑。上颌中切牙切缘的位置是进行深覆𬌗治疗时重要的指标

2. 颜貌

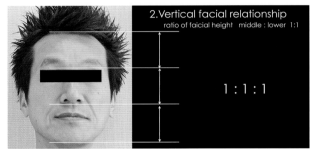

图4-48　中面部与下面部的比例为1：1，正常。即是说咬合高度无问题，上颌前牙切缘的位置异常

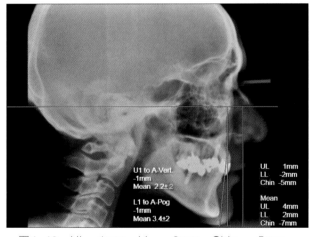

图4-49　UL：1mm，LL：-2mm，Chin：-5mm。U1 to A-vert.：-1mm，L1 to A-Pog：-1mm。上颌和下颌同时存在中切牙位置向内的问题

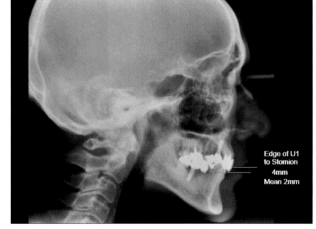

图4-50　嘴唇到中切牙的内部边缘位置的距离是4mm，比平均的2mm长2mm。可判定是由后天的挺出造成了露龈

露，存在骨吸收。另外，⌊5牙根破折，考虑⌊3、⌊4和⌊5均无法保存（图4-44）。

　⌊6⌊7可见到达根尖部的骨吸收，也无法保存。通过以上可得出，局部治疗无法解决根本问题，需要进行全口治疗（图4-45）。

●诊疗诊断

　　在进行对深覆𬌗的患者检查、（图4-46）诊断以及制订治疗方案时，首先需要观察与口唇的关系、颜貌的比例。在口唇关系上，患者有露龈笑的情况（图4-47）。另外，从侧面来看，中切牙的切缘位置位于内侧。观察颜貌可知中面部

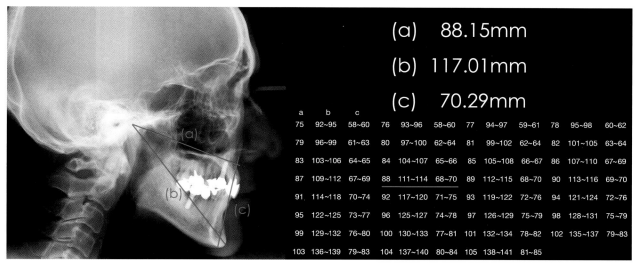

(a)	88.15mm									
(b)	117.01mm									
(c)	70.29mm									

a	b	c									
75	92~95	58~60	76	93~96	58~60	77	94~97	59~61	78	95~98	60~62
79	96~99	61~63	80	97~100	62~64	81	99~102	62~64	82	101~105	63~64
83	103~106	64~65	84	104~107	65~66	85	105~108	66~67	86	107~110	67~69
87	109~112	67~69	88	111~114	68~70	89	112~115	68~70	90	113~116	69~70
91	114~118	70~74	92	117~120	71~74	93	119~122	72~76	94	121~124	72~76
95	122~125	73~77	96	125~127	74~78	97	126~129	75~79	98	128~131	75~79
99	129~132	76~80	100	130~133	77~81	101	132~134	78~82	102	135~137	79~83
103	136~139	79~83	104	137~140	80~84	105	138~141	81~85			

图4-51　通过Harvold-McNamara triangle分析得知，（a）为88.15mm，（b）下颌骨的骨长有些长，（c）在标准范围内。维持咬合高度。磨牙区的咬合关系无异常，高度合适，因此需要改善的是前牙区

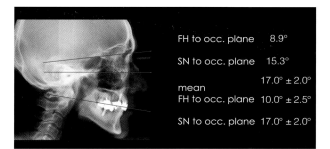

图4-52　咬合平面有些平缓，稍微变得陡峭些会更理想

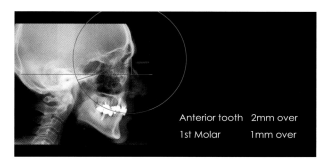

图4-53　𬌗曲线。前牙区超过2mm，第一磨牙超过1mm。咬合平面稍微变得陡峭些会更理想

与下面部的比例大概为1∶1，正常（图4-48）。颌关节也无异常，因此，在保持现有咬合高度的基础上对前牙进行压低是理想的方法。

下面进行分析。骨骼的外观没有大的异常，前牙区向内侧倾斜是问题所在（图4-49）。另外，嘴唇到中切牙的内部边缘位置的距离是4mm，这也超过平均的2mm，因此需要改善（图4-50）。

通过Harvold-McNamara triangle分析得知，（a）与（b）、（c）的关系正常，因此不需改变咬合高度（图4-51）。咬合平面有些平缓，稍微变得陡峭些会更理想（图4-52）。𬌗曲线来看，前牙区超过2mm，第一磨牙超过1mm（图4-53）。综上所述，决定以维持咬合高度、对前牙进行压下、使咬合平面稍稍变得陡峭为治疗计划（图4-54）。

维持咬合高度
前牙区压下，赋予上下颌合适的耦合
使咬合平面稍稍变得陡峭

图4-54　治疗计划

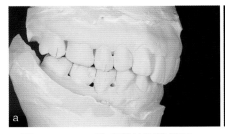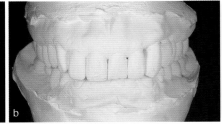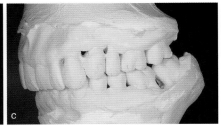

图4-55a～c 治疗前的原始模型

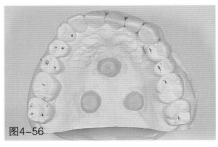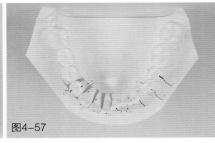

图4-56 在上腭部赋予固定点

图4-57 复制，确定正畸后下颌前牙的位置

图4-56　图4-57

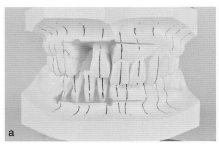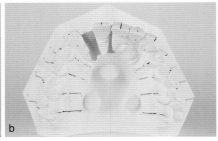

图4-58a、b 确定正畸后的上颌前牙位置

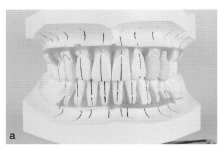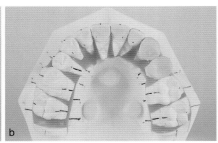

图4-59a、b 决定上下颌的咬合关系，制作正畸后的Set up模型，黄色的牙是种植的位置

● **正畸治疗以及种植体植入位置的决定**

　　本病例中，在进行正畸治疗前，作为支抗先在⎿3 4部进行种植，由于上颌前牙区在之后会进行压低，在压低后需要上颌前牙区与⎿3 4种植修复的牙龈线协调。因此，制作Set up模型，模拟正畸后的牙列，在预计位置进行种植（图4-55～图4-61）。

　　去除现有的失败种植体，使用通过图4-61模型制作的外科导板进行种植。在预测正畸后牙列的位置安装种植过渡义齿（图4-62）。按照牙根的方向安装天然

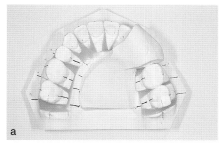
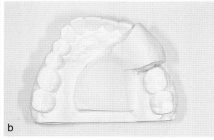

图4-60a　采取固定点和[3 4]区的硅橡胶印模

图4-60b　将硅橡胶印模安装在术前模型上，将[3 4]的位置和形态反映到术前模型

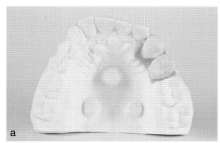
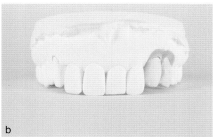

图4-61a、b　将术后[3 4]的位置、形态反映到术前模型后的状态。是以预想中切牙被压低后牙龈的位置为基准，决定[3 4]的上部构造。通过这个模型制作种植外科导板，植入种植体

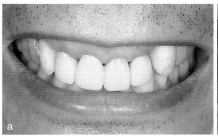
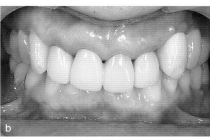
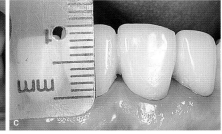

图4-62a、b　种植体植入后，安装种植过渡义齿。种植修复的牙龈缘位置是预测了正畸后的牙列位置的

图4-62c　设定上颌前牙的牙冠长为10～11mm，更换为正畸用过渡义齿

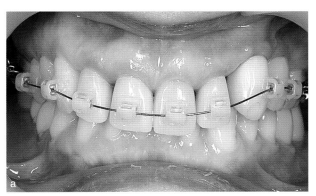
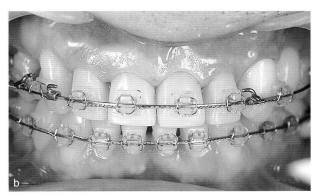

图4-63a　安装与现牙轴方向一致的单冠过渡义齿后，开始上颌前牙区的压低

图4-63b　约2年后，压低结束时。与[3]种植部的切缘位置协调，一部分牙冠嵌入牙龈，导致牙冠看上去变短

牙过渡义齿（图4-63a）后开始正畸治疗。压低后的前牙区切缘位置协调，但是一部分牙冠嵌入牙龈，因此看上去牙冠变短（图4-63b）。

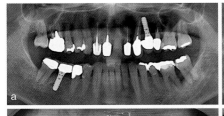
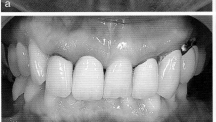

图4-64a、b 术前。可观察到很多问题，需要进行全口治疗

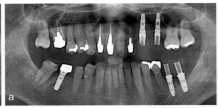
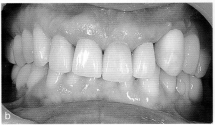

图4-65a、b 正畸治疗前。请注意上颌前牙区金属桩和种植体的位置关系。之后通过对前牙区正畸压低，使金属桩与种植基台的切缘位置一致

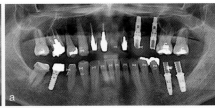
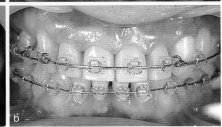

图4-66a、b 正畸治疗后。比较上颌前牙金属桩与左侧种植体的位置，可知上颌前牙已经获得了足够的压低。压低只使用正畸丝以较弱的正畸力花费2年时间完成。快速进行压低会伴随牙根吸收的风险

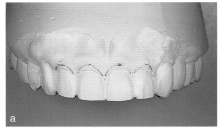
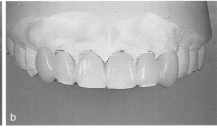
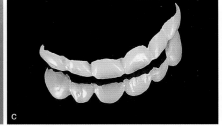

图4-67a~c 由于压低使过渡义齿牙冠一部分嵌入牙龈，为了协调最终牙冠长度以及理想的牙龈线，进行冠延长术。正畸治疗前测量了过渡义齿的长度，以此为基准在模型上对最终牙龈连线进行标记，制作Mock up兼外科导板

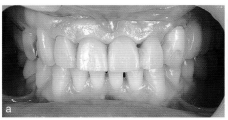
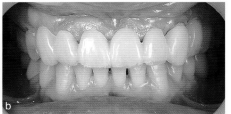

图4-68a 正畸治疗后的状态

图4-68b 安装符合理想牙龈连线、牙冠形态的Mock up

　　对术前、正畸治疗前、正畸治疗后进行比较。通过观察正畸治疗前上颌前牙金属桩与种植基台的位置，上颌前牙压低量一目了然（图4-64~图4-66）。

　　正畸治疗后由于压低造成过渡义齿的一部分嵌入牙龈。为了恢复到原本牙冠长，进行了冠延长术（图4-67~图4-70）。之后重新制作过渡义齿（图4-71），等待牙龈的恢复。|3̲ ̲4̲ 种植区与3̲+̲2̲的牙龈连线协调。

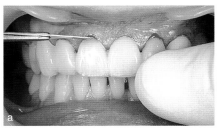

图4-69a 以外科导板为基准，进行冠延长术。首先在牙龈缘处切开

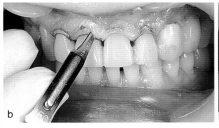

图4-69b 使用外科导板时只在牙龈最高点处切开

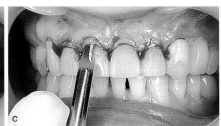

图4-69c 为了尽量保留龈乳头，切开线要比牙龈线弧度大

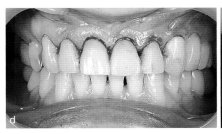

图4-69d 牙龈切除后。可见原来的过渡义齿尽然被压低到了这个位置。可见正畸开始前使切缘位置一致是非常重要的

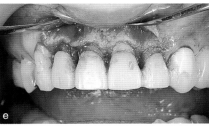

图4-69e 进行牙龈翻瓣。为了防止牙龈退缩，种植牙周围不翻瓣

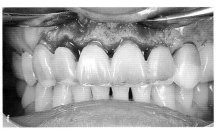

图4-69f 安装Mock up。确认最终修复体的牙龈侧边缘与骨之间的距离

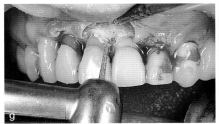

图4-69g 在距离最终牙龈缘线3mm处进行骨修整

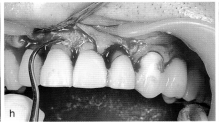

图4-69h 注意在不伤害牙根的情况下，用涡轮手机进行骨修整，并用刮治器去除肉芽和牙根面上的牙槽

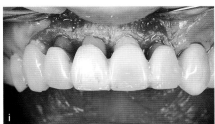

图4-69i 骨修整后。确保了与外科导板的牙龈线协调的骨形态

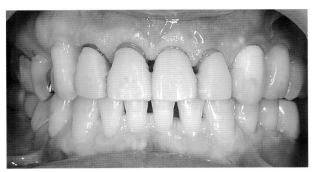

图4-70 冠延长术后数月。在经过牙龈完全愈合后重新制作过渡义齿

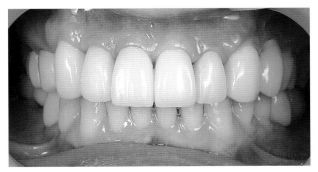

图4-71 重新制作过渡义齿，等待牙龈继续恢复，再次进行评估。|3 4 的种植区与 3+2 前牙区的牙龈线协调

　　过渡义齿没有发现问题，开始最终修复治疗（图4-72～图4-75）。术后1年的照片，未发现问题，状态良好（图4-76）。

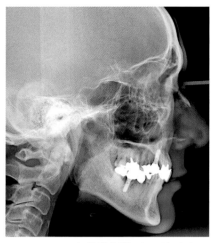

图4-72　术前的侧位片。请注意上颌中切牙切缘的位置、牙轴方向、上唇下端与中切牙切缘位置的关系在正畸后如何变化

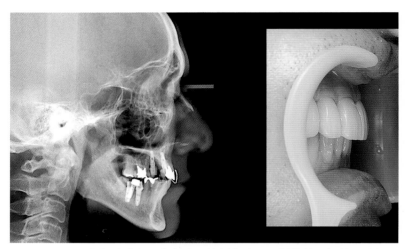

图4-73　最终临时过渡义齿安装后的侧位片以及侧貌的再评估。中切牙的位置与前牙接触关系均得到改善

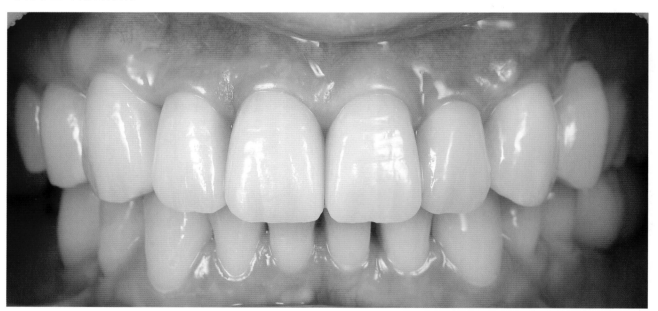

图4-74　术后1年。前牙区的牙龈连线变得协调，并且获得了合适的前牙咬合关系。通过正畸压低和牙周外科，牙龈的生物型也发生了改变

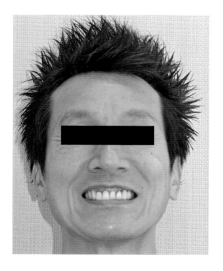

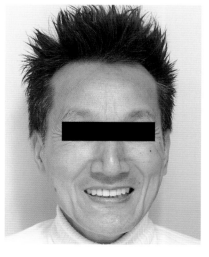

图4-75，图4-76　术前（左）、术后（右）的颜貌

第3节 双重殆的分类及其临床应对方法

▉ 双重殆

咬合不正的其中一种双重殆，又被称为二态咬合，是指存在多个颌位咬合的咬合状态（图4-77）。造成这种咬合状态的原因有骨骼和牙齿因素。

骨性双重殆，可理解为当直立和平躺等不同情况时颌位发生显著变化的状态（图4-78）。对这样病例赋予咬合时，通常会苦思到底应该以哪个颌位为基准。

由牙齿或者牙列为原因的双重殆是指正中颌位和中心位产生偏差的情况。大部分的日本人存在正中颌位与中心位的偏差，因此对于是否需要治疗需要进行检查和诊断。

首先介绍骨性双重殆的参考病例（图4-79～图4-85）。

双重殆
· 骨性双重殆
· 牙性双重殆

● 骨性双重殆

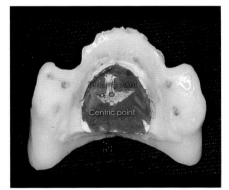

图4-77 早前经常使用的哥特弓和树脂。由于接触点与中心点存在偏差，因此对于颌位的设定而苦恼

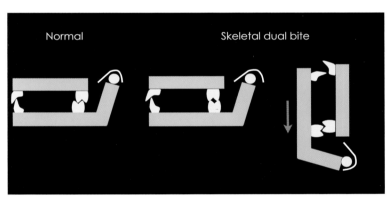

图4-78 骨性双重殆的情况，直立与平躺时颌位产生变化

● 骨性双重殆的参考病例

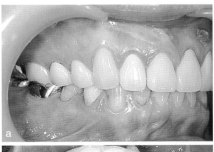
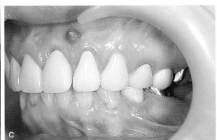
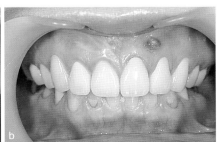
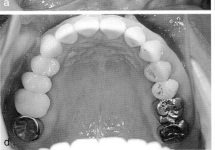
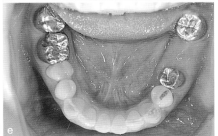

图4-79a～e 初诊时，30岁女性。因 2 周围出现牙龈脓肿来院就诊。全口有修复治疗痕迹。通过问诊得知，约1年前由于 6 折裂进行了拔牙，从那之后左侧前牙区的接触变强， 2 部出现牙龈脓肿。临时修复体安装后进行根管治疗

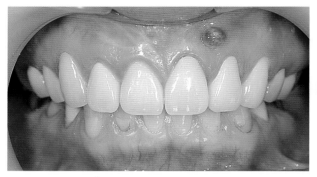

图4-80 消除|2 的早期接触，安装临时修复体后开始根管治疗

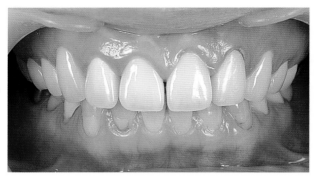

图4-81 根管治疗数月后。牙龈脓肿消失，但前牙区出现缝隙

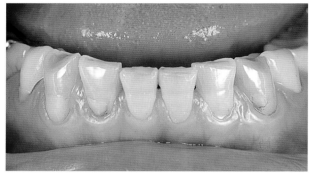

图4-82 下颌的磨耗情况严重

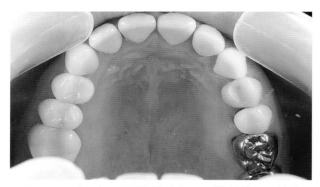

图4-83 由于|2 早期接触消失，可推断前牙区的接触变强，造成了中切牙的缝隙

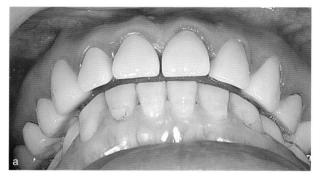

图4-84a、b 平躺时的颌位（左）与稍微进行前方运动后的颌位（右）。若对双重殆的患者在放平治疗椅的情况取咬合的话，通常取得的咬合是反映后方位置的。原本在|6 存在接触，但在拔牙后|2 的咬合接触变强，最终造成牙龈脓肿生成。除去冠缓解了咬合接触，但这会造成前牙区的咬合接触变强，最终形成缝隙

图4-85 曲面断层片。左右的下颌骨严重变形，这应该也是造成颌位不稳定的其中一个原因

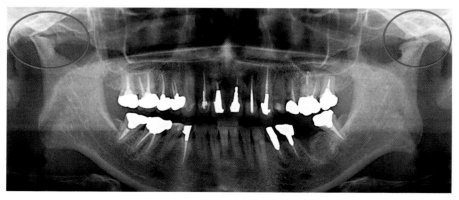

病例3　骨性双重𬌀的治疗①

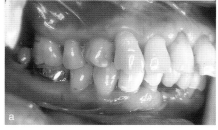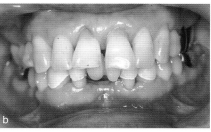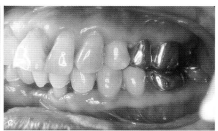

图4-86a～c　1989年初诊时，50岁女性。以"前牙前突"为主诉来院

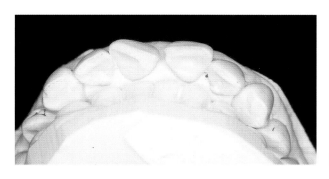

图4-87　模型。上颌前牙区的前突感明显

●骨性双重𬌀的治疗①

　　患者女性1989年初诊时为50多岁（图4-86）。以"前牙前突"为主诉来院（图4-87）。

　　为改善前突，进行正畸治疗（图4-88a），片状物的牙周外科（图4-88b），根管治疗，并安装联冠临时修复体（图4-88c），观察一段时间情况。

　　牙周病得以改善，牙齿的松动情况也消失，开始最终修复治疗。进行金属桩、哥特弓描记（图4-89a～c）。之后制作最终修复体，但在安装后，发现颌位向后方滑动，根本无法咬合。当时是在平躺的情况下取得咬合，进行的哥特弓，但该患者存在骨性双重𬌀，因此考虑由于颌位的偏差造成了现在无法咬合的结果（图4-90）。

　　以区域空间赋予咬合接触（图4-91）。下颌进入牙尖，但上颌不是把咬住的窝作为重点，而是从那里进行尖牙引导。把咬合部位设定成向前方或者向后方一些都可以进行接触的一定区域内，并使前牙区在平躺的时候开𬌀，直立时有接触。

　　关于修复体的设计，上颌右侧为 6 ⑤ ④ 的悬臂桥，|6 的远中根因牙周问题拔除后做⑥ 6 ⑦桥。上颌到第一磨牙，与|7无接触。通过术前、术后的X线片可知，通过牙周外科改善了牙槽骨的外表形态（图4-92）。

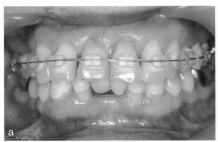
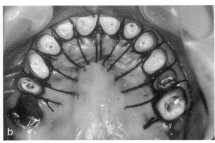
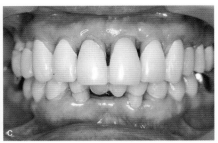

图4-88a 为改善前突，进行正畸治疗

图4-88b 进行片状物的牙周外科治疗

图4-88c 进行根管治疗，通过联冠临时修复体观察一段时间

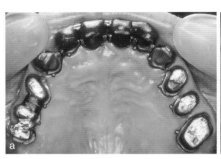
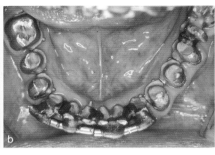
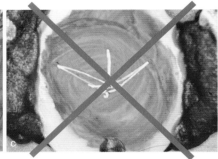

图4-89a～c 牙周病得以改善，牙齿的松动情况也消失，开始最终修复治疗。通过金属桩、焊接引导哥特弓描记完成了最终修复体，但安装时患者完全无法咬合，只能重新制作。该患者存在骨性双重殆，因此可推断站、卧时颌位的偏差造成了咬合位置的不同

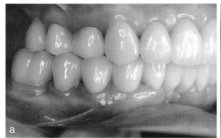
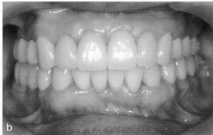
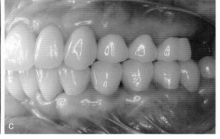

图4-90a～c 重新制作的最终修复体。以直立时的咬合状态为准制作临时修复体，在安装临时修复体的状态下进行交叉安装，制作最终修复体并安装

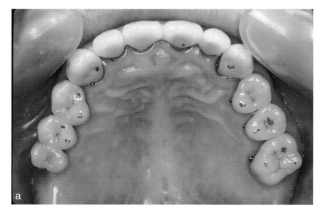
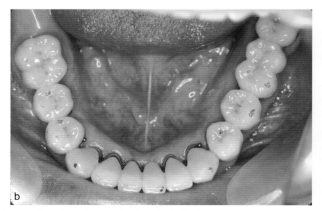

图4-91a、b 赋予以面接触的区域空间咬合接触方式。下颌进入牙尖，但上颌不是把咬住的窝作为重点，而是从那里进行尖牙引导。把咬合部位设定成向前方或者向后方一些都可以进行接触的一定区域内，并使前牙区在平躺的时候开殆，直立时有接触。之前取得了前牙区的焊接引导，但通过正畸牙齿松动的情况消失，因此最终制作单冠修复体

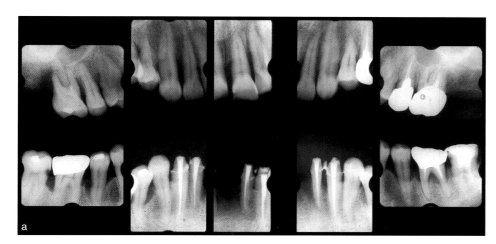

图4-92a　术前的X线片

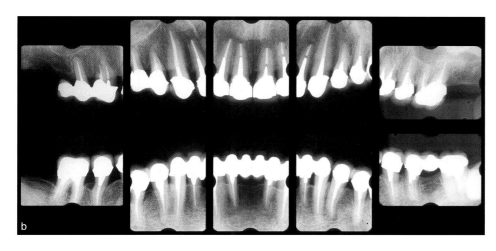

图4-92b　术后的X线片。通过牙周外科改善了牙槽骨的外表形态

●术后经过

术后12年状态（图4-93），先前修复处未见异常。但发现6牙根破折，7周围由于牙槽骨吸收出现了脓肿，因此6近中根与7拔牙后进行种植（图4-94a、b）。术后14年，预后良好（图4-95）。

那些患者之后11年并未来院复查，术后25年再次就诊（图4-96a～e）。此时5牙根破折，上颌右侧悬臂桥脱离，6种植牙上部构造的陶瓷破损。与之对应，对颌天然牙挺出（图4-97）。

让人惊讶的是前牙区的状态。前牙区是单冠，但在25年后几乎没有发生变化（图4-98a、b）。回忆患者当时就诊的主诉，恰好是希望改善前牙区的前突情况。通过正畸治疗以及考虑到骨性双重殆情况的修复治疗，即使是单冠也没有再出现前突。这足以证明通过正畸维持咬合的稳定可以使作用在前牙区的力得以控制。

平躺时前牙区有些开殆（图4-99a）。使下颌稍微向前方运动后，磨牙和尖牙部有接触（图4-99b），因此在平躺的时候也是尖牙诱导的状态。

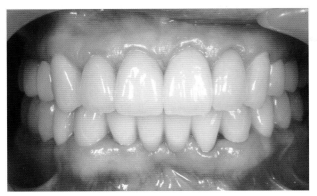

图4-93 术后12年

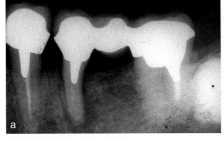

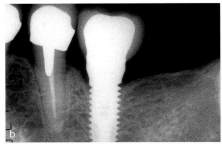

图4-94a、b ⌐6牙根破折，7⌐周围出现脓肿。上述部位拔牙后进行种植

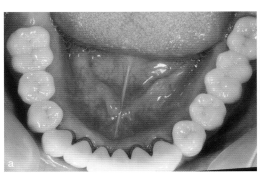

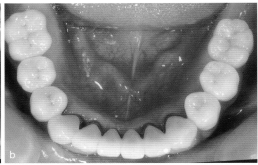

图4-95a、b 术后12年（a）与术后14年（b）的下颌𬌗面照。⌐6是种植牙

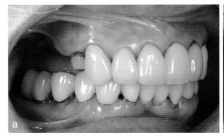

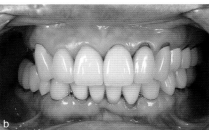

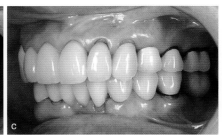

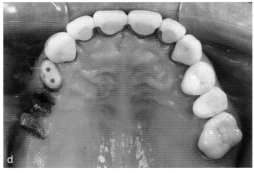

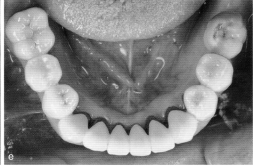

图4-96a~e 之后11年患者并未来院复查，术后25年因5⌐冠脱离来院。在调整咬合后再安装后的口内照片。⌐6种植牙上部构造的陶瓷破损。上颌右侧的悬臂桥部分，5⌐牙根破折，4⌐的支撑牙与3⌐接触，可以推测脱离后经过了很长的时间

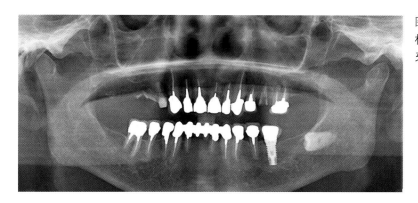

图4-97　手术25年后的曲面断层片。虽然 5|牙根破折，上颌右侧悬臂桥脱离，下颌左侧种植牙上部构造的陶瓷破损，但并无全口性的问题

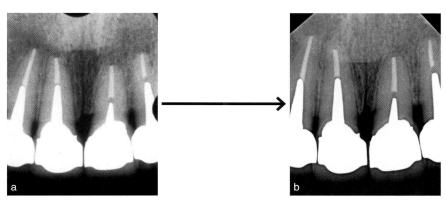

图4-98a、b　患者原本的主诉就是希望改善前牙区的前突情况，前牙区的状态在治疗结束时（左）到术后25年（右）间未出现变化。磨牙情况不稳定，但即使是单冠的情况下也没有出现变化的原因是什么呢？进行咬合的再评估

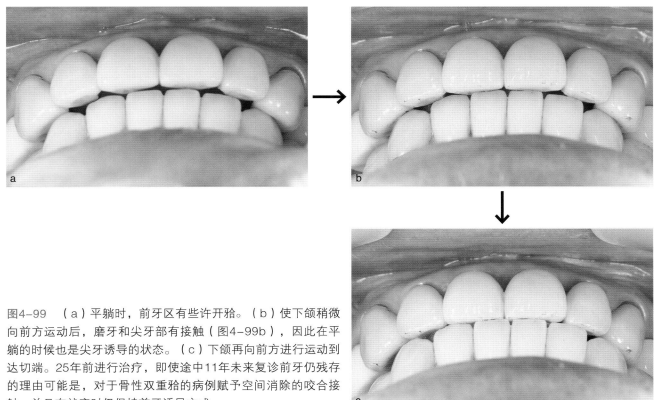

图4-99　（a）平躺时，前牙区有些许开殆。（b）使下颌稍微向前方运动后，磨牙和尖牙部有接触（图4-99b），因此在平躺的时候也是尖牙诱导的状态。（c）下颌再向前方进行运动到达切端。25年前进行治疗，即使途中11年未来复诊前牙仍残存的理由可能是，对于骨性双重殆的病例赋予空间消除的咬合接触，并且在就寝时仍保持前牙诱导方式

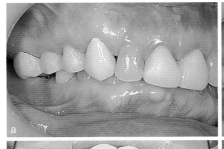
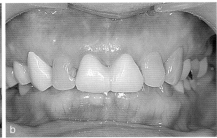
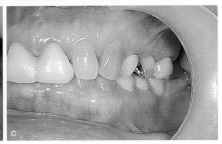
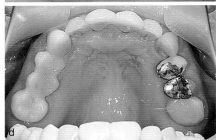
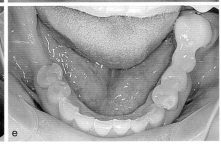

图4-100a～e　术前的口内照。全口是临时冠的情况。咬合崩坏情况严重。通过问诊得知，患者之前去大学附属医院就诊，由于左侧不存在咬合接触，因此切除左侧部分下颌骨赋予了咬合接触

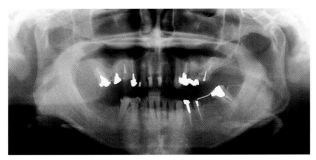

图4-101　曲面断层片。由于左侧的部分下颌骨被切除，因此左右下颌支的长度是不同的

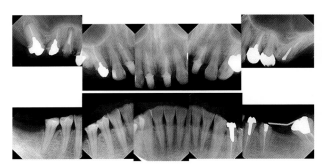

图4-102　X线片

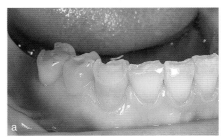
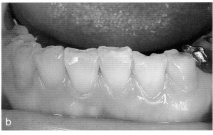

图4-103a、b　下颌前牙区的磨耗情况严重

●骨性双重殆的治疗②

　　患者为50岁女性，检查发现咬合崩坏情况严重（图4-100）。通过问诊得知，患者之前去大学附属医院就诊，由于左侧咬合接触不良，因此切除了左侧部分下颌骨纠正了咬合接触。从曲面断层片也可看出，左右下颌骨的长度是不同的（图4-101）。这是治疗难度非常高的病例（图4-102）。

　　患者本是骨性双重殆，颌位不固定，进行了多次治疗也无改善。下颌前牙区的磨耗情况严重（图4-103），在颌关节部的CT影像上观察到左侧下颌头的变形（图4-104）。去掉前牙区的临时冠，进行超声洁牙，安装临时修复体（图4-105）。

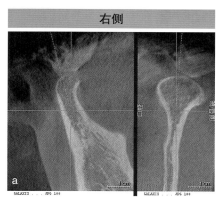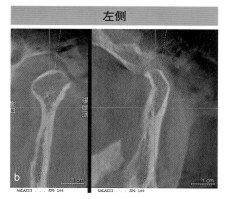

图4-104a、b 颞下颌关节的CT影像。左侧下颌头变平

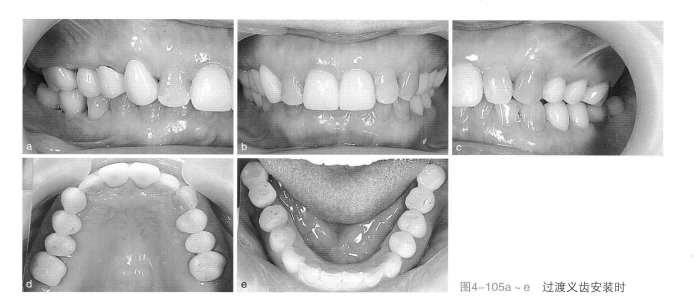

图4-105a～e 过渡义齿安装时

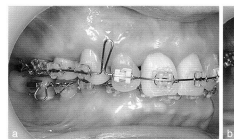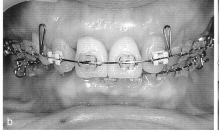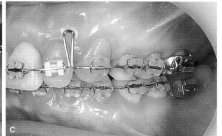

图4-106a～c 正畸治疗开始时

● 治疗计划

治疗计划少许抬高咬合高度，通过正畸治疗解决深覆殆，改善前牙诱导，力求牙尖交错殆的稳定，制作对应骨性双重殆的过渡义齿，然后制作最终修复体。由于左侧下颌骨已经进行了部分切除，在赋予咬合平面时，应考虑下颌骨存在的左右差异。

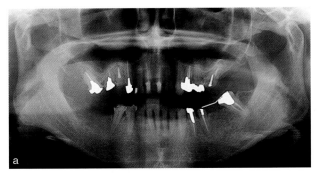

图4-107a 术前曲面断层片

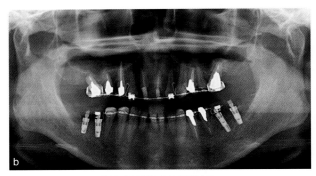

图4-107b 正畸治疗后的曲面断层片

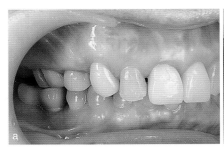
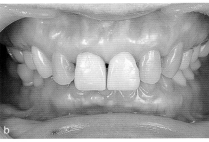
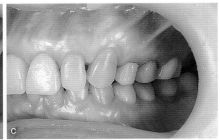

图4-108a～c 正畸治疗后的状态。仅通过正畸治疗很难改善深覆𬌗

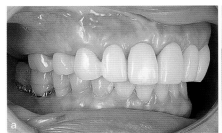
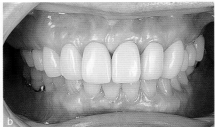
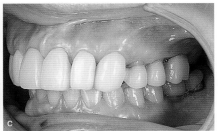

图4-109a～c 抬高咬合重新制作过渡义齿

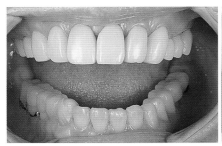

图4-110 开口时的状态。由于左侧下颌骨较短，因此开口轨迹不正常，正中也是偏的

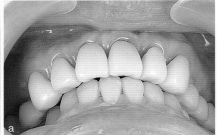

图4-111a 坐起来时的咬合状态

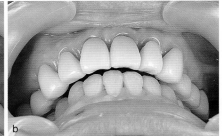

图4-111b 平躺时的咬合状态。与坐起来时的颌位存在明显差异，骨性双重𬌗。病例3（第205页）在平躺时赋予了尖牙咬合接触，但此病例无法进行同样的操作，所以在就寝时需要佩戴𬌗垫

●治疗过程

开始正畸治疗（图4-106），改善牙列（图4-107）。但是，仅通过正畸治疗很难完全改善深覆𬌗，配合修复治疗最终改善了患者的深覆𬌗（图4-108，图4-109）。

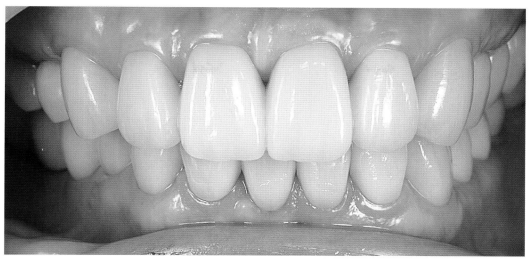

图4-112　最终修复体安装时

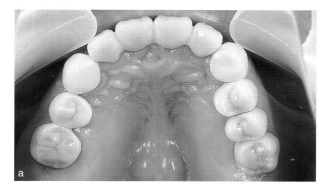

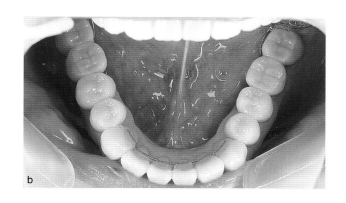

图4-113a、b　上下颌殆面照

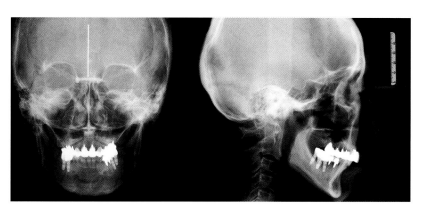

图4-114　术后的正侧位片

　　使用过渡义齿检查咬合情况。开口时，由于下颌骨骨体长度存在左右差异，因此开口轨迹也从正中出现偏移（图4-110）。另外，患者是骨性双重殆，坐起来时的咬合（图4-111a）与平躺时的咬合（图4-111b）不同。因此，在坐起来时赋予了前牙诱导，在就寝时要求患者使用殆垫。

　　通过过渡义齿确认颌位稳定后，应用过渡义齿进行交叉上殆架，制作最终修复体（图4-112，图4-113）。

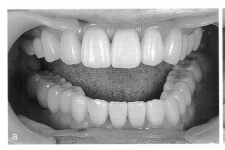

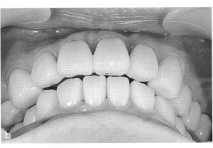

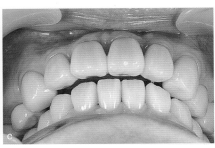

图4-115a 最终修复体安装后的开口状态。因为左右下颌支的长度不同所以咬合平面左右相异，开闭口轨迹也不同

图4-115b 最终修复体安装后坐起来时的咬合

图4-115c 最终修复体安装后平躺时的咬合

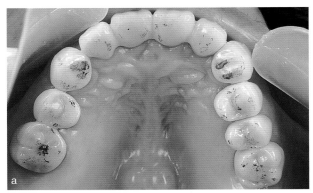

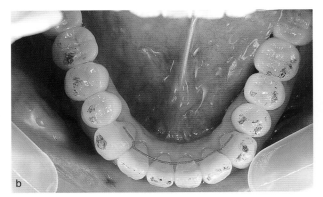

图4-116a、b 最终修复体安装后的咬合接触状态。因为是骨性双重殆所以咬合接触并不是点，而是面

图4-117 术后1年的正面照

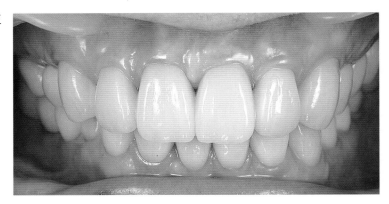

总结

术后进行再评估，通过侧位片测量分析，虽然下颌骨骨体长度左右不同，但是赋予了牙冠对于咬合力以垂直方向受力的咬合面形态，而唇侧形态与容貌协调（图4-114）。闭口状态，坐位时的颌位、平躺时的颌位（图4-115），都赋予了与临时过渡义齿同样的咬合。另外，咬合接触是面接触，赋予接触面而不是接触点（图4-116）。目前，术后经过1年，无异常发生（图4-117）。

本病例左右下颌骨体存在差异，并且是存在骨性双重殆的疑难病例。与病例3一样，这也是通过对骨性双重殆的诊断与对颌位、咬合接触形态的设定，是成功的关键。

牙性双重拾

至此，我们讨论了起因于骨骼的骨性双重拾，接着我们将对由牙列错拾畸形等引起的牙性双重拾进行讲解。

牙性双重拾是指由于牙列错拾畸形等原因，致使正中关系位与牙尖交错位出现偏差的病例。存在早接触，继续咬合后颌位产生错位是明显的例子（图4-118）。

但是，统计显示日本人当中90%存在正中关系位与牙尖交错位的偏差，并不是存在偏差就一定需要治疗。在进行治疗前首先要诊断患者的咬合状态是生理性稳定的状态还是病态性的状态，如果需要介入治疗，要确定是以正中关系位还是以牙尖交错位为基准。治疗首先从可逆性治疗使用拾垫开始。

咬合治疗的流程如图4-119所示。即使正中关系位与牙尖交错位存在偏差，但如果咬合是生理性稳定的话只需维持就好。如果存在颌运动异常，咬合性创伤或者颞下颌关节症等，病态咬合的情况下，就需要探讨变更颌位进行治疗。

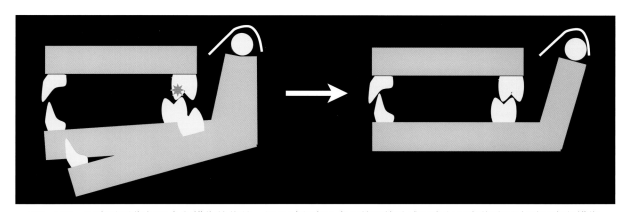

图4-118　正中关系位与牙尖交错位的偏差。闭口过程中因磨牙的干扰造成髁突向后方偏移后达到牙尖交错位

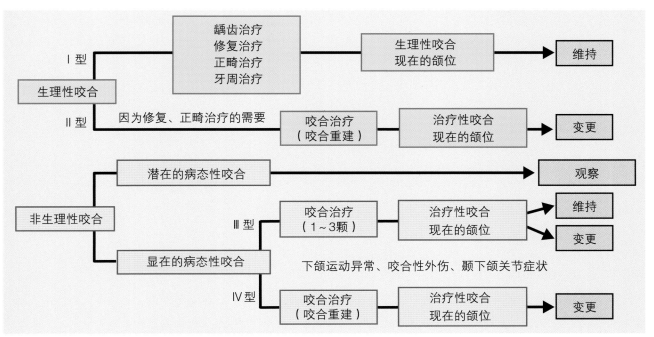

图4-119　咬合治疗的流程（引用自本多正明医生）

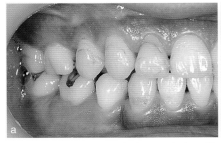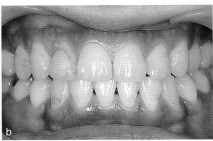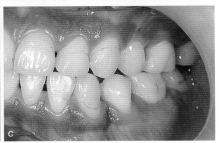

图4-120a～c　初诊时，30多岁男性。主诉颞下颌关节症状来院就诊。在其他医院接受过正畸治疗，乍看牙列并没有问题。唇面还可观察到粘接托槽的痕迹，患者也同时希望改善。咀嚼肌、颞下颌关节评估（＋），牙周疾病评估（－），牙体磨损评估（－），是症状出现在颞下颌关节的患者

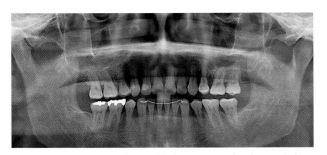

图4-121　由于正畸刚刚结束，可以观察到牙周膜宽度增加，口内修复体少，没有牙周以及牙体磨损的问题

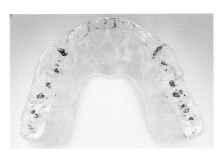

图4-122　为使颌位稳定，改善颞下颌关节症状，进行可摘式殆垫治疗

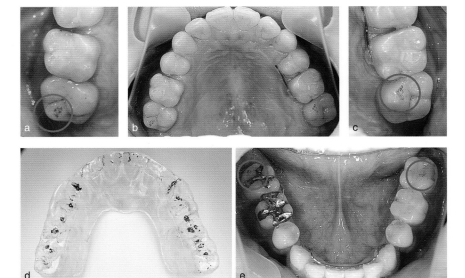

图4-123a～e　通过使用殆垫，颞下颌关节疼痛消失，颌位稳定。去掉殆垫后，在正中颌位确认咬合接触状况，发现最后方磨牙有4处早接触

●牙性双重殆的病例

　　患者他院接受正畸治疗后，因颞下颌关节疼痛来院（图4-120）。初诊时牙列未发现问题。唇面还可观察到粘接托槽的痕迹，患者也同时希望改善。从曲面断层片可见牙周膜宽度扩大，但没有牙周以及牙体磨损的问题（图4-121）。

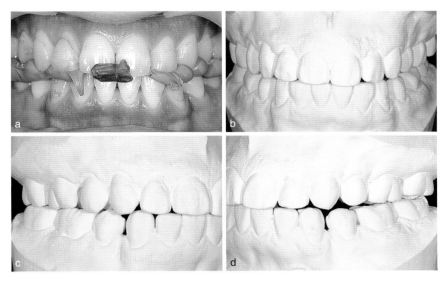

图4-124a 在正中颌位采取咬合关系记录，上殆架

图4-124b~d 利用正中颌位咬合关系记录，将模型安装在殆架上。用咬合纸记录咬合接触状态

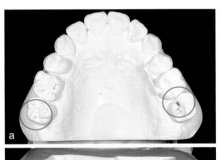

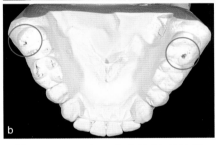

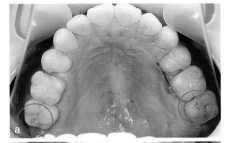

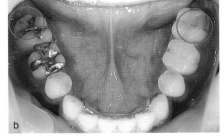

图4-125a、b 咬合接触点的印记。只有最后磨牙存在接触。这与图4-126a、b口内接触状态一致，可知正中关系颌位是准确的

图4-126a、b 口内的咬合接触状态

　　为使颌位稳定，改善颞下颌关节症状，首先进行可摘式殆垫治疗（图4-122）。通过使用殆垫，颞下颌关节疼痛消失，在正中关系位检查咬合接触时发现上下颌两侧第二磨牙有早接触（图4-123）。

　　因此，在马上发生早接触前采取正中关系记录（图4-124a），上殆架（图4-124b~d）。在殆架上观察咬合接触点，与口内的接触状态一致，因此可以判定上殆架准确（图4-125，图4-126）。

　　在殆架上检查前牙区的接触状态，发现只有磨牙存在接触，前牙区没有接触（图4-127）。空隙较大，只通过修复治疗很难改善。但是患者不同意正畸再治疗，那么如何通过修复手段建立前牙区的诱导关系呢？需要在殆架上进行试误。

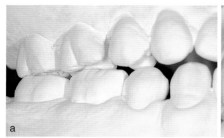 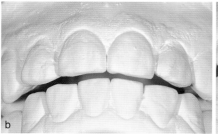 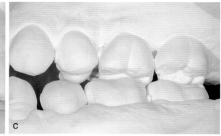

图4-127a~c　正中关系位。模型上只存在磨牙区的接触，前牙区有空隙。空隙量比较大，只单纯通过咬合调整或者修复治疗很难改善，需两者并用

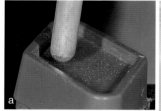 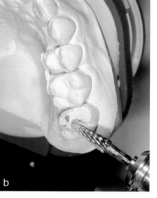

图4-128a　正中关系位时的模型，因为存在早接触，所以切导钉是浮起来的

图4-128b　对磨牙区的咬合接触进行调整

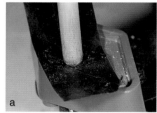 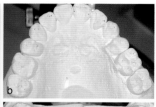 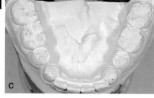

图4-129a　当调整了一处咬合接触后，会出现下一个接触部位，接着进行咬合调整，直至恢复到ICP的咬合高度。同时，将调整的部位、顺序记录在病历上

图4-129b、c　调整到ICP高度的模型

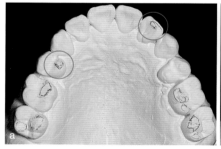 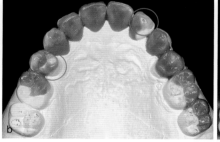 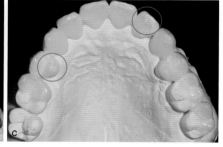

图4-130a　调整到ICP的高度，最后存在咬合接触的部位（红圈）

图4-130b　保留2个位置的咬合接触，制作诊断蜡型，使其获得稳定的咬合。维持了ICP的高度

图4-130c　通过诊断蜡型制作了树脂贴片，作为临时修复体

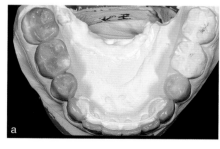 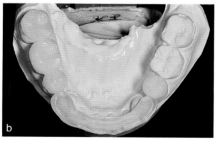

图4-131a　下颌也同样制作诊断蜡型。通过侧位片测量分析设定咬合平面，确定上下颌蜡型量

图4-131b　根据诊断蜡型制作临时修复体。下颌前牙区通过透明树脂模板在口内使用直接法进行充填

　　将牙尖交错位时的咬合高度通过切导钉和切导盘进行记录，并将模型在早接触位置上粭架后，发现切导钉是浮起来的（图4-128a）。也就是说高于牙尖交错位时的高度。接着在模型上进行咬合调整（图4-128b），直到恢复牙尖交错位时的咬合高度（图4-129）。

咬合调整开始	咬合调整结束

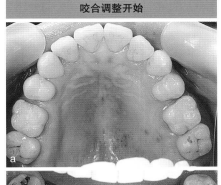
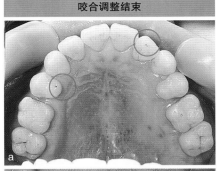
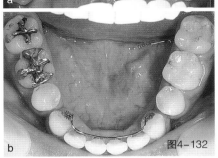
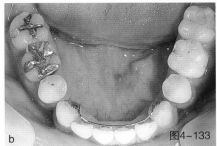

图4-132a、b　按照病例记录将在模型上进行的咬合调整反映在口内

图4-133a、b　与在模型上咬合调整一样，口内也调整至同样的2点接触（红圈）。与模型上的咬合调整不同，口内没有切导钉，因此将最终的咬合接触点记录下来是非常重要的。继续进行调整的话会导致咬合高度变低

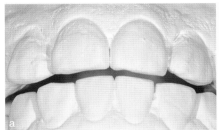
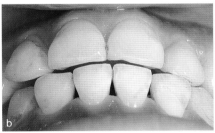
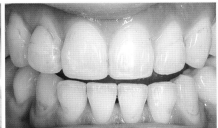

图4-134a　以正中关系上殆架的状态

图4-134b　咬合调整后的状态。通过咬合调整，空隙有所改善。虽然中切牙仍有缝隙，但侧切牙已出现咬合接触。这种程度的空隙是可以通过修复治疗改善的

图4-135　上颌安装舌侧瓷贴面，形成尖牙保护殆。也稍稍延长切端。下颌还未进行树脂添加，因此上下颌无接触

进行咬合调整直到牙尖交错位时的高度，记录最后存在咬合接触的部位（ ⌊2 、 4⌋ ）（图4-130a）。在保留上面2点的咬合接触的基础上进行蜡型制作，保持咬合稳定（图4-130b），置换成复合树脂贴片作为临时修复体（图4-130c）。

下颌也同样为了咬合稳定制作蜡型（图4-131a），翻制成临时修复体（图4-131b）。下颌前牙区通过模板在口内直接进行树脂添加。

安装临时修复体当天，与殆架上模拟的一样在口内进行咬合调整（图4-132a、b），最终在⌊2 、 5⌋发生咬合接触时结束调整（图4-133a、b），安装临时修复体。

将以正中关系上殆架的状态与咬合调整后的状态进行比较，发现前牙区的空隙大幅改善（图4-134）。上颌安装复合树脂贴片（图4-135），下颌前牙区树脂添加（图4-136），磨牙区安装复合树脂贴片（图4-137a、b）。与有殆垫时颌位相同，因此咬合情况稳定，使用临时修复体进行数月观察，确认是否有不舒适感，颞下颌关节症状。

219

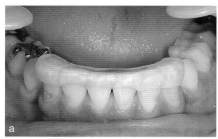

图4-136a 通过透明树脂模板进行树脂添加

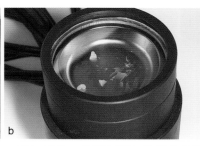

图4-136b 使用树脂加热器软化复合树脂

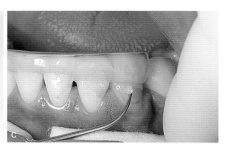

图4-136c 压住模板，除去多余部分

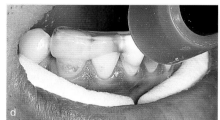

图4-136d 光固化

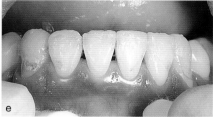

图4-136e 硬化后，去掉模板后的状态

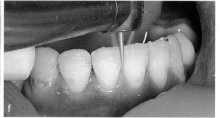

图4-136f 修正形态，抛光

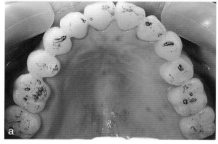
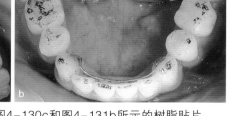

图4-137a、b 上下颌分别安装如图4-130c和图4-131b所示的树脂贴片。进行咬合调整。因为与殆垫的颌位相同，咬合情况稳定。使用这副临时修复体进行数月观察，确认没有不舒适感以及颞下颌关节症状后进行最终修复

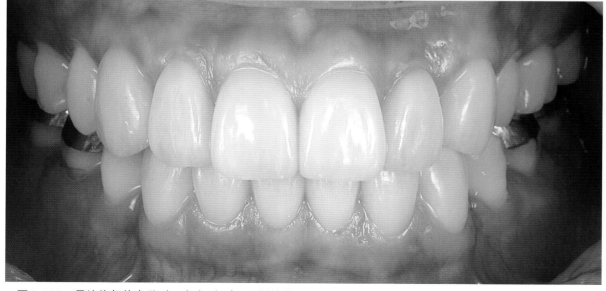

图4-138 最终修复体安装时。考虑到3+3唇侧美学以及舌侧的咬合，选择了360° 瓷贴面

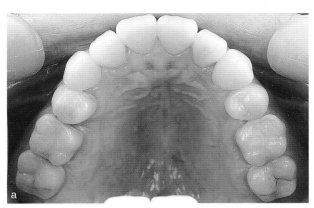

图4-139a　上颌殆面照。磨牙区调整复合树脂贴片，继续使用

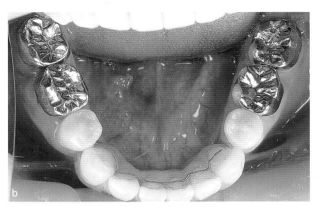

图4-139b　下颌咬合面。$\overline{7\ 6|6\ 7}$是PGA高嵌体，$\overline{5|5}$是瓷高嵌体。当时对压铸瓷的强度没有把握，以及对氧化锆的粘接有所不安，因此选择了PGA材料

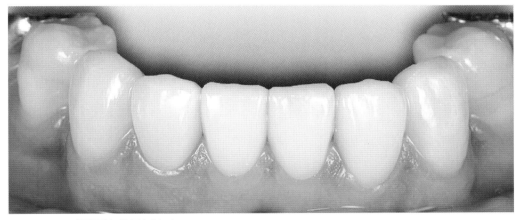

图4-140　$\overline{3+3}$安装唇侧瓷贴面

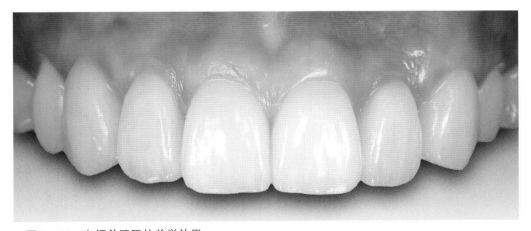

图4-141　上颌前牙区的美学效果

　　在确认无异常情况出现后安装最终修复体（图4-138～图4-141）。通过关节X线片也可确认下颌头的位置良好（图4-142）。术后3年，预后良好（图4-143）。

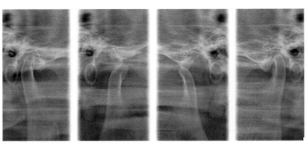

图4-142 与佩戴殆垫时的位置一致，关节头的位置
以及运动都是良好的

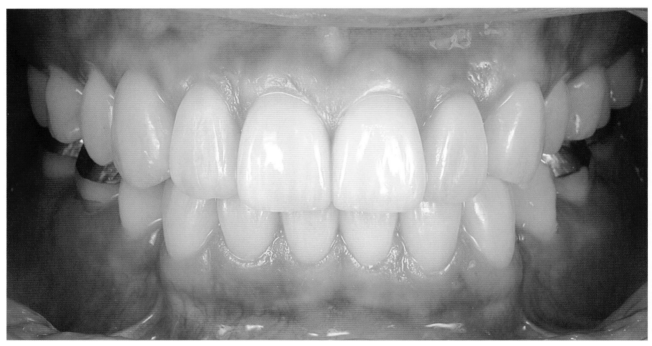

图4-143 术后3年的口内正面照

■后记

本章介绍了Malocclusion的分类，以及开殆、深覆殆、双重殆的治疗方法。咬合不正是由发育、遗传、不良习惯等原因，或上下颌骨骼以及牙列的不协调造成的。当骨骼存在问题时，是对骨骼进行修正还是控制不良习惯是因病例而决定的。牙列不正造成的咬合不正可能有由遗传性、后天性和医源性因素引起，首先需要确认病因，之后制订治疗计划，并实施治疗。

从以上的病例可看出，很多时候我们没有办法赋予患者理想的上下颌关系和咬合方式。并不是说在中央接触点机械性地赋予所有患者理想咬合就是好的。与其说赋予那样的理想咬合，天然牙也可以维持，本来也不需要全口治疗。针对不同患者，分析他的颌运动、习惯，设定适合该患者的咬合形式是防止术后不适、维持长期良好预后的关键。

第5章
病例介绍
Case Gallery

病例1
平行种植修复的治疗计划

病例2
恢复种植体牙龈最高点位置的治疗计划

病例3
以时间为维度的种植治疗计划

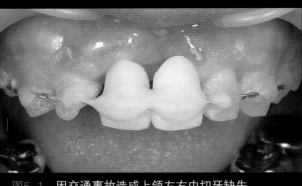

图5-1 因交通事故造成上颌左右中切牙缺失

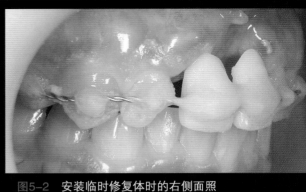

图5-2 安装临时修复体时的右侧面照

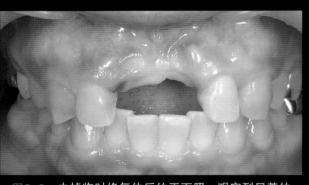

图5-3 去掉临时修复体后的正面照。观察到显著的
骨缺损

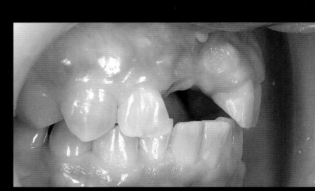

图5-4 去掉临时修复体后的右侧面照。观察到牙槽
骨的凹陷

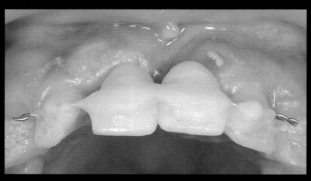

图5-5 存在唇舌方向以及垂直向的骨缺损。在这种
情况下很难进行修复治疗

■病例概要

患者为30多岁女性。因事故上颌左右中切牙缺失，患者希望进行种植治疗
（图5-1，图5-2）。

2脱出，向舌侧大程度偏移，但经过唇侧复位，现在被固定。因此，术后
需要进行拔髓或根管治疗，并且密切观察是否出现由骨牙根愈合固定引起的牙根
吸收。

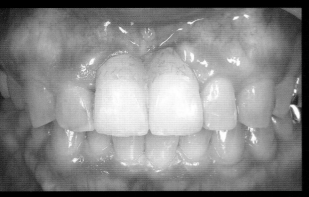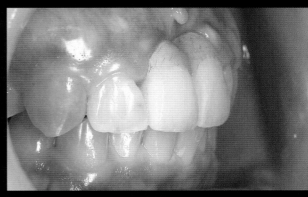

图5-6，图5-7　制作了带牙龈的临时修复体，以保证当下的美观

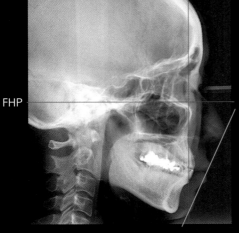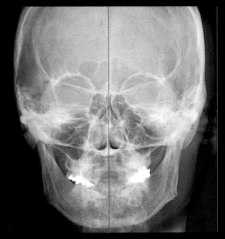

FHP

图5-8　进行了侧位片测量分析。正中无明显偏移，上下颌骨大小匹配

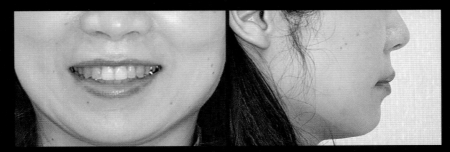

图5-9，图5-10　与口唇的关系。虽然平均微笑状态下并不明显，但有很强的露龈笑倾向

　　 2 的牙冠虽然有破损，但牙髓并无问题。

　　摘除 1|1 的临时修复体以及固定丝（图5-3、图5-4）后，观察到牙槽骨三维的破坏（图5-5）以及下颌中切牙向唇侧倾斜的情况。 3 2|2 3 也比通常牙冠看起来要短。这些都影响着今后的治疗计划。

　　为保证暂时的美观性安装了带牙龈的临时修复体，可见牙龈的体积不足（图5-6，图5-7）。

　　进行了侧位片测量分析（图5-8）。由于上颌中切牙已经缺失，以下颌的正中为基准，下颌的正中基本与面部的正中一致。下颌前牙向唇侧倾斜，前牙的咬合关系可推断原本上颌前牙也存在前突的状况（图5-9，图5-10）。

●**平行种植的要点**

本病例当中的患者强烈希望"恢复原本的天然牙的状态、像往常一样可以使用牙线"。因此，桥修复不在选择范围内，需要进行并列的单冠种植修复。这是前牙区美学修复难易度最高的治疗。

在平行种植时，需要把握以下几个基准。

在美学区并列植入平行种植体时要比天然牙更难获得龈乳头。为了维持种植体之间的龈乳头，需要保证牙槽骨顶到接触点之间的距离大于3mm（图5-11）。若不能保证龈乳头的高度的话，修复体将会变成长接触点，影响美观。

另外，Parallel Implant也容易引起种植体之间的骨吸收。为防止上述情况发生，种植体间距离至少要保证3mm以上（图5-12）。

维持种植牙间牙龈乳头到骨顶的垂直距离

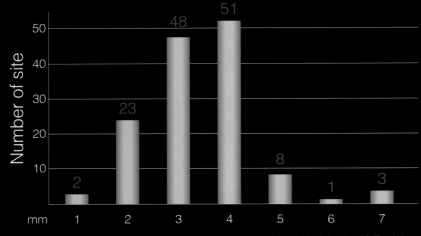

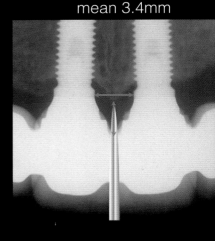

> 3mm
mean 3.4mm

图5-11a、b　为维持种植体之间的龈乳头，上部结构的接触点到牙槽骨顶的距离要保证3mm以上（参考参考文献[1]）

种植体间的距离

平均A=1.34mm

平均B=1.40mm

D=A+B=2.74mm

为了抑制骨吸收，种植牙之间的距离至少需要3mm

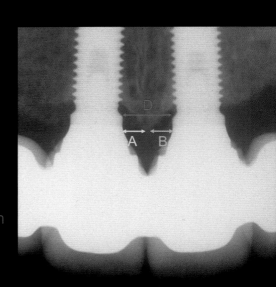

图5-12　为维持种植体之间的牙槽骨，种植体之间的距离至少要保证3mm（参考参考文献[2]）

笔者在进行平行种植时，会特别注意"理解风险因子、进行可预测的治疗、使长期预后稳定"这3点。因此，"植入位置、硬组织的质量、软组织的厚度、高度"很重要，根据不同病例，有时也需要进行硬组织、软组织增量治疗。

● 治疗计划

平行种植体植入时，在上颌前牙区骨缺损位置进行骨增量是必要的。分次法还是同时法需要根据种植体的初期稳定性、骨增量的量、软组织的量来决定。本病例当中，硬组织与软组织的量都很少，难度高，因此选择了分次法进行骨增量。

像之前说的那样，如果是天然牙的话并不需要特别缜密的正畸治疗，但种植修复的话，就需要尽可能地改善下颌前牙唇侧倾斜的状况。为了最终使上颌前牙整齐排列在牙列内，需要通过正畸将下颌的前牙内收以稳定咬合。

接着是脱出了的|2，虽然术后存在不安，但是由于患者本人希望保留，所以由根管医生进行根管治疗，并进行修复。

关于 3 2|2 3 的牙龈线位置，有露龈笑的倾向，对牙龈进行检查后发现，原本的牙冠要比现有牙冠长，牙龈下2mm处是CEJ的位置。诊断为被动萌出障碍，为保证适合的牙龈线位置，决定进行牙周外科治疗，向根尖方向移动，1|1 的牙龈线位置也比现在位置更靠近根尖侧，骨增量也只需要与之匹配的量就可以了。

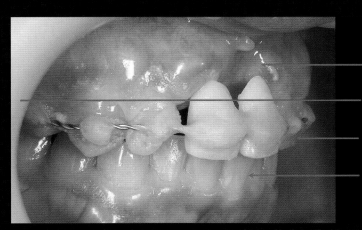

Volume
(GBR ⟶ Implant ⟶ CTG)

Gum line
(Plastic surgery)

Tooth trauma
(Endodontic treatment)

Tooth position
(Orthodontic treatment)

图5-13　问题点与对应方法。对 1|1 骨缺损部位进骨增量，分次法进行种植体植入。通过冠延长术对牙龈线位置进行调整。受外伤牙|2 进行根管治疗。下颌前牙的牙列不齐通过正畸治疗改善

● 治疗过程

首先对骨缺损部，利用骨粉与不可吸收膜通过分次法进行骨增量（图5-13～图5-15）。6个月后在CT上确认骨增量已完成（图5-16a、b）。

接着，进行种植体植入的模拟。按照之前介绍过的平行种植的要点，保证种

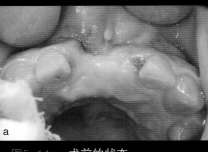
图5-14a　术前的状态

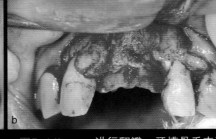
图5-14b、c　进行翻瓣。牙槽骨垂直和水平缺损严重

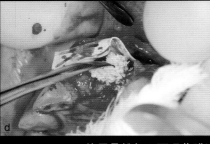

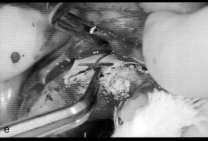

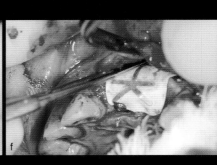

图5-14d ~ f　使用骨粉与不可吸收膜进行GBR

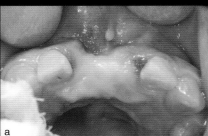
图5-15a　术前

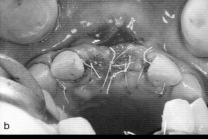
图5-15b　术后

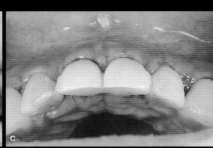
图5-15c　安装临时修复体

图5-16a、b　在CT上确认骨增量已完成

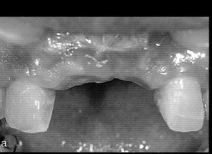

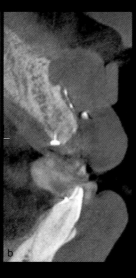

植体间距在3mm以上（图5-17a ~ c）。预判牙周外科治疗后牙龈的位置，决定植入的深度（图5-17d）。像这样通过预判最终牙龈线位置从而确定植入位置，并且为了正确实现包括种植体间距离、方向等三维的植入位置，必须使用外科导板（图5-18）。

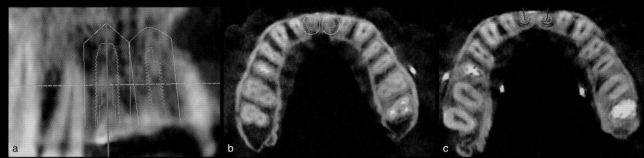

图5-17a~c 模拟种植体的植入。确保种植体间距大于3mm

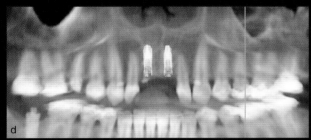

图5-17d 预测牙周外科治疗后的牙龈线位置，决定植入深度

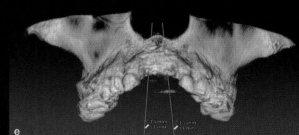

图5-17e 通过Nobel Clinician（Nobel Biocare）软件设计植入方案，制作外科导板

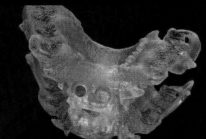

图5-18 像图5-17-4，为了精确地将植体植入到将来的牙龈线位置，必须使用外科导板

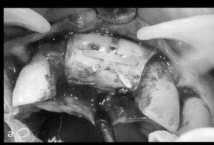

图5-19a 二次手术时。翻瓣后确认膜、膜钉

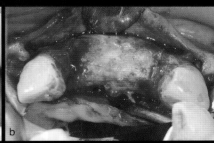

图5-19b 膜与膜钉摘除后。确认骨增量成功

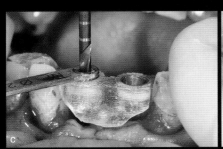

图5-19c 应用外科导板进行备洞

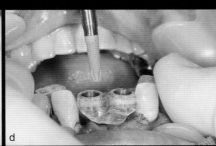

图5-19d、e 植入种植体

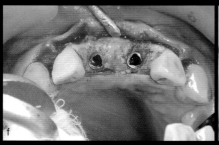

图5-19f 种植体植入后的状态

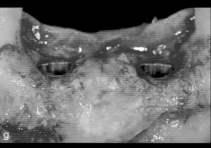

图5-19g 植入位置略微偏深,这是预判将来的牙龈线位置决定的。同时,对牙槽骨进行了扇贝状的修整

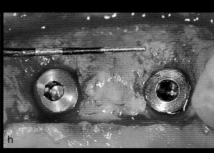

图5-19h 种植体间距与外科导板设定的一样,保证了在3mm以上

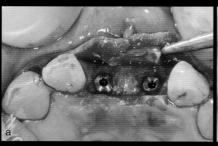

图5-20a 在种植体唇侧置移植结缔组织

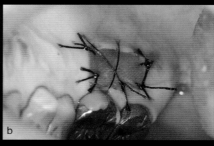

图5-20b 腭侧供区

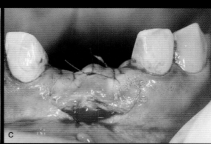

图5-20c 术后

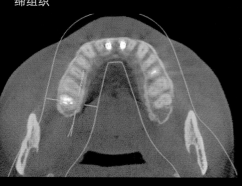

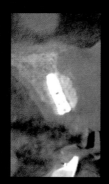

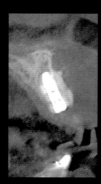

图5-21 种植体植入后的CT影像。按原计划(种植体间距、角度、深度)完成了植入

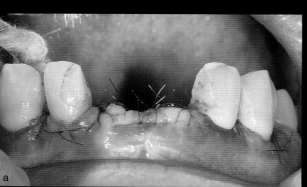

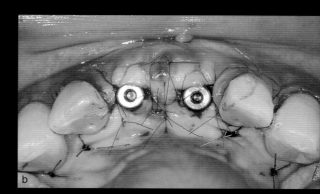

图5-22a、b 二次手术后。通过翻卷法将软组织移动到唇侧

● 牙龈塑形

通过术后CT可知,完全按照术前计划保证了种植体间距、角度、深度等(图5-21)。

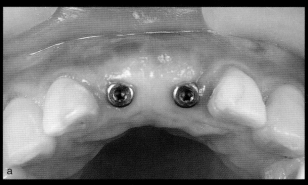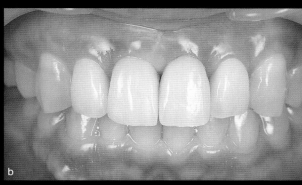

图5-23a、b　愈合后。2+2安装临时修复体。1|1临时修复体是螺丝固位，为了之后进行牙龈塑形，临时修复体颊侧边缘位于最终牙龈线位置

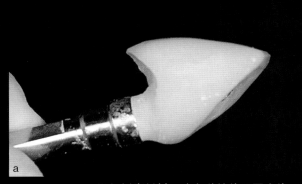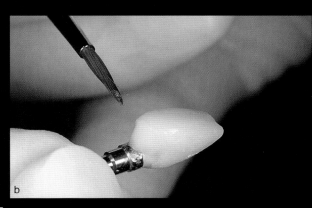

图5-24a、b　添加树脂材料，改变种植体周围内缘牙龈的形态

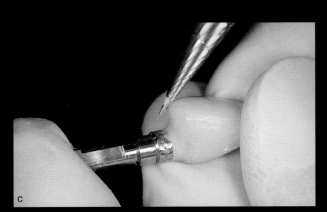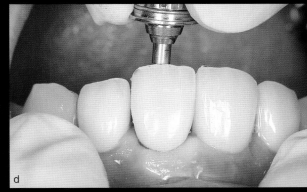

图5-24c　修整牙龈线位置的树脂形态。模拟天然牙边缘牙龈附着形态，赋予树脂圆滑的形态

图5-24d　当拧紧螺丝时，周围出现贫血带。当周围出现这种贫血的情况时停止拧紧，等待5分钟左右。颜色变粉以后，再次拧紧。直到完全拧紧为止。重复以上操作

　　二次手术愈合后（图5-22），进行牙龈塑形。2+2安装临时修复体。1|1临时修复体是通过螺丝固位的，为了之后进行牙龈塑形，临时修复体颊侧边缘位于最终牙龈位置（图5-23a、b）。

　　通过添加树脂，改变种植体周围内缘牙龈的形态（图5-24a、b）。在牙龈线

的位置修整树脂，赋予圆润的形态（图5-24c）。当拧紧螺丝时，周围出现贫血带。当周围出现这种贫血带时停止拧紧，等待5分钟左右。颜色变粉以后，再次拧紧，直到最终完全拧紧为止。重复以上操作（图5-24d）。

第二次塑形是为了压迫赋形龈乳头，需要稍微压一下龈乳头部位（图5-25a、b）。需要在压迫龈乳头部位时在近中牙龈内缘切开一部分（图5-25c）。通过添加或减少树脂来进行调整，最终形成连续的U形（图5-25d，e），塑形结束（图5-25f）。

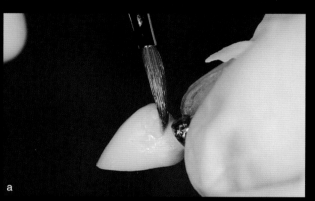
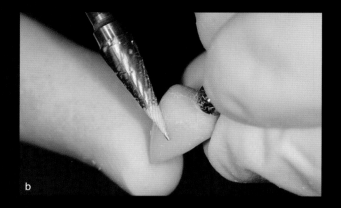

图5-25a、b 第二次牙龈塑形，压迫赋形龈乳头

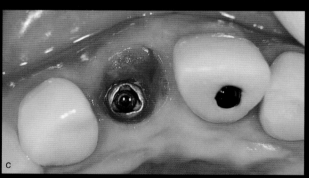

图5-25c 在压迫龈乳头时，需要在内缘近中稍微切开

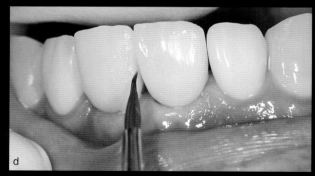

图5-25d 根据牙龈的扇贝形态，添加或减少树脂来调整牙冠，形成连续的U形

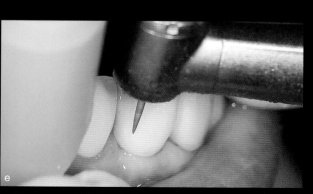

图5-25e 牙冠形态调整

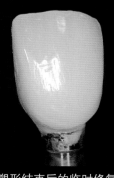

图5-25f 牙龈塑形结束后的临时修复体。与图5-23b中的形态完全不同

●取模

在制作最终修复体时，将通过牙龈塑形获得的种植牙周围组织的穿龈形态准确地转移到最终修复基台是非常重要的（图5-26）。在取模时，制作个性化的印模转移杆进行取模（图5-27）。

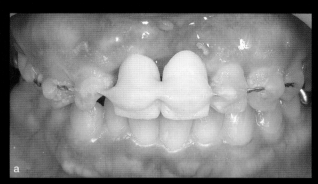

图5-26a 术前

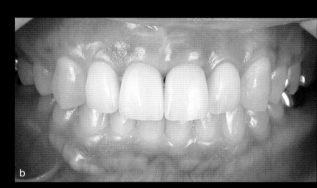

图5-26b 牙龈塑形后

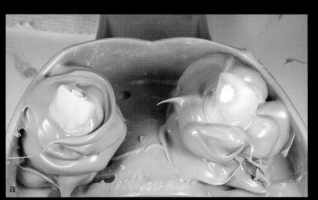

图5-27a 使用硅橡胶制作临时修复体模型

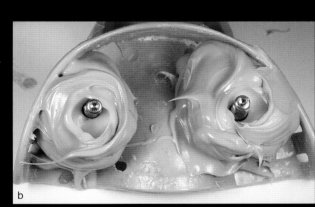

图5-27b 去掉种植临时修复体，安装种植转移杆

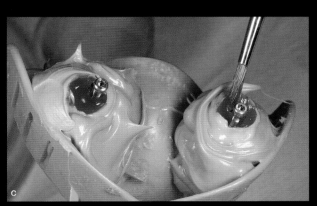

图5-27c 在周围空隙中填入自凝树脂

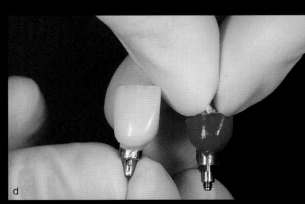

图5-27d 硬化后，取出转移杆。确认其与种植临时修复体形态一致

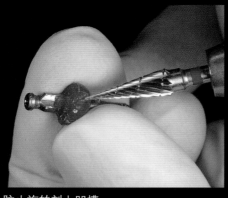

e

图5-27e　为防止旋转刻上凹槽

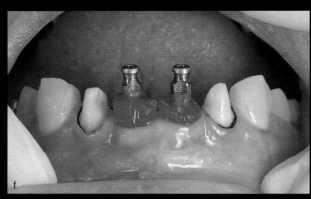

f

图5-27f　在口内安装后取模

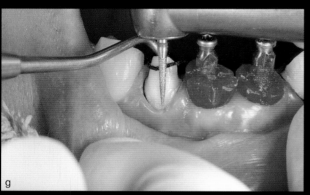

g

图5-27g　邻接牙进行最终预备

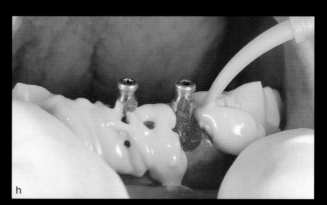

h

图5-27h　同时制取4颗前牙的模型

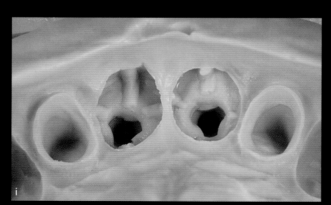

i

图5-27i　印模面

●最终修复体安装

安装 2|2 冠、1|1 种植体上部结构（图5-27 ~ 图5-30）。对术前、术后的牙龈线进行比较（图5-31，图5-32）。两侧尖牙是天然牙，只进行了冠延长术，这也意味着在牙龈缘下原本隐藏着很大部分的牙釉质。如果在术前没能预测牙龈线位置，那么露龈笑无法改善，1|1 种植体的植入深度无法设定，GBR的目标也无法设定。

牙龈缘下隐藏着很大部分的牙釉质。术后的牙龈线位置是本病例成功的关键

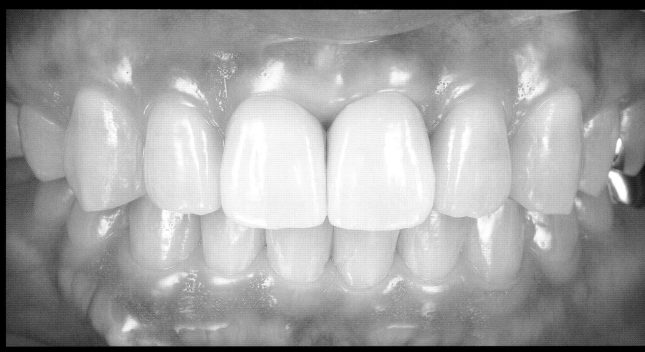

图5-28 最终修复体安装时

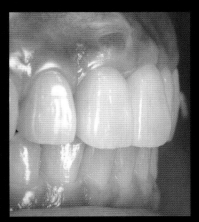

图5-29 1|1骨缺损部的牙槽骨、牙龈的体积都得到恢复

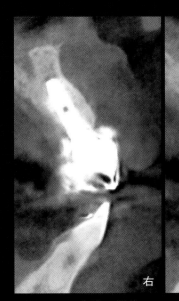

右　　　　　　　左

图5-30 术后CT影像

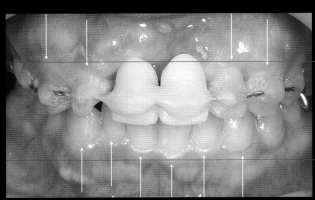
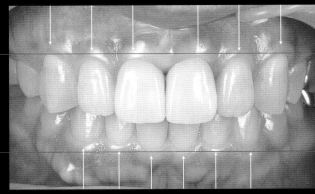

图5-31，图5-32 术前、术后的比较。请注意天然牙尖牙的牙龈位置。牙龈线发生了很大的变化，这意味着原本在牙龈缘下隐藏着很大部分的牙釉质。术后的牙龈线位置是本病例成功的关键

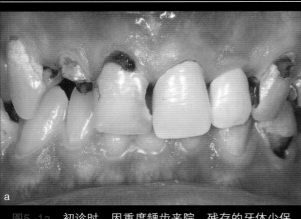

图5-1a 初诊时。因重度龋齿来院。残存的牙体少保存困难，但经过患者同意，进行保存治疗。经过桩核修复后进行修复治疗

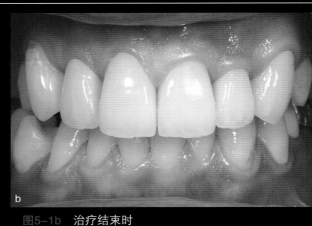

图5-1b 治疗结束时

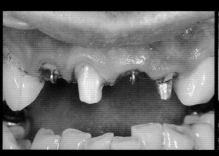

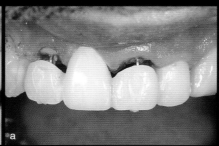

图5-2 摘除旧修复体后发现⌐1 牙根破折，无法保存。2⌐虽可以保存但无良好的牙本质肩领。2⌐、⌐1进行正畸伸长

图5-3a、b 正畸伸长

■病例概要

患者30多岁男性。因重度龋齿来院（图5-1a）。残存的牙体少保存困难，但经过患者同意，进行修复治疗（图5-1b）。治疗结束后5年，患者因⌐1牙根破折来院。

摘除旧修复体后发现⌐1牙根破折，无法保存。2⌐虽可以保存但无牙本质肩领（图5-2）。

2+2准备进行再修复，2⌐通过正畸伸长以保证牙本质肩领，之后进行修复治疗。⌐1计划进行种植，在确保牙龈高度后进行拔牙即刻种植，最终使2+2部的牙龈线达到协调。

●治疗过程

首先对2⌐、⌐1进行正畸伸长（图5-3a、b）。结束时（图5-4a、b），可看到牙龈向牙冠侧移动。2⌐的牙本质肩领得以保证，并且预计进行种植部位⌐1的牙龈

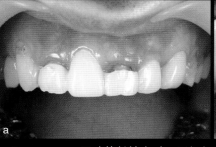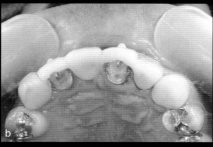

图5-4a、b　正畸伸长结束时。牙龈向牙冠侧移动

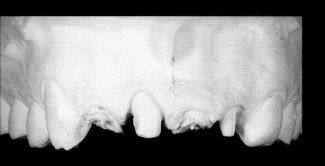

图5-5　摘除临时修复体后观察到 $\underline{2}$ 的牙本质肩领，$\underline{1}$ 的牙龈高度得以保证

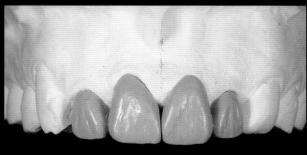

a　　　　　　　　　　　　　　　　　　b

图5-6a、b　诊断蜡型。请注意 $\underline{2+2}$ 部的牙龈连线。特别是 $\underline{1|1}$ 呈现三角形的牙龈形状，顶点位于远中。这个位置会很大程度影响牙龈线的连续性

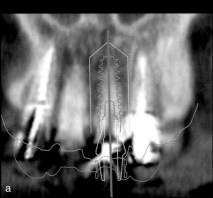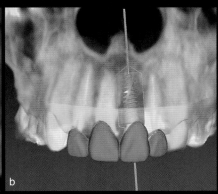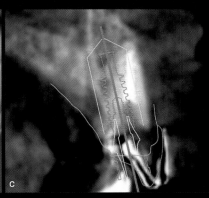

图5-7a　考虑种植体的植入位置

图5-7b　通过将种植体向远中倾斜，使牙龈最高点的位置与 $\underline{1}$ 协调

图5-7c　从侧面照察种植体的角度，与上部结构的连续性以及角度是否合适

高度也得以确保（图5-5）。

　　之后制作诊断蜡型（图5-6a、b）。需要注意的是牙龈连线。$\underline{1|1}$ 呈现三角形的牙龈形状，$\underline{1|}$ 牙龈顶点位置在远中。因此，为了使对侧种植修复的顶点也在远中位置，需要在顶点的下方植入种植体。

　　通过设计软件（Nobel Biocare）对种植体的植入进行模拟（图5-7，图5-8），并制作了外科导板（图5-9）。将种植体设计成略微向远中倾斜。

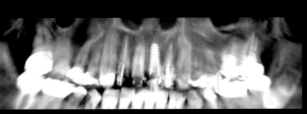

图5-8 在CT上进行确认

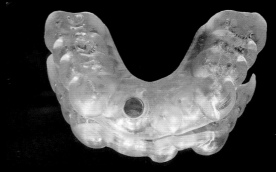

图5-9 参照植入计划制作外科导板

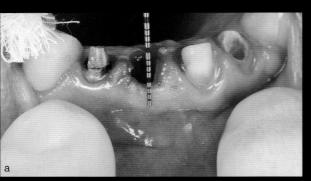

图5-10a 注意在不损伤周围组织的情况下拔牙，由于已经进行了正畸伸长，因此拔牙较容易

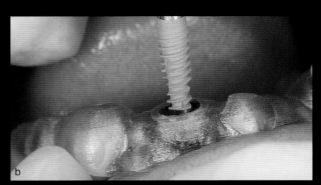

图5-10b 利用外科导板植入种植体

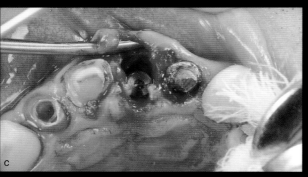

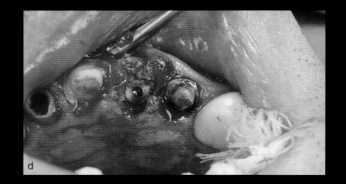

图5-10c、d 在植入的同时进行骨增量与结缔组织移植

● 种植体植入

$\underline{1}$ 拔牙（图5-10a），利用外科导板植入种植体（图5-10b）。在植入的同时进行骨增量与结缔组织移植（图5-10c、d）。

对比正畸伸长后与种植体植入后的情况（图5-11a、b）。为确保牙本质肩领，$\underline{2|2}$ 进行牙周外科治疗。

戴入盖嵴式，牙龈塑形前的临时修复体（图5-12）。天然牙进行牙体预备（图5-13）。

之后通过临时修复体进行牙龈塑形（图5-14），牙龈塑形结束（图5-15）。

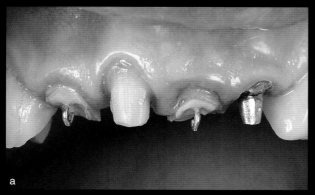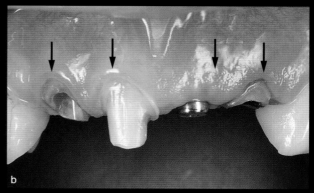

图5-11a、b 正畸伸长后（左）与种植体植入后（右）的比较。为确保牙本质肩领，2|2 进行牙周外科。箭头指示牙龈最高点的位置

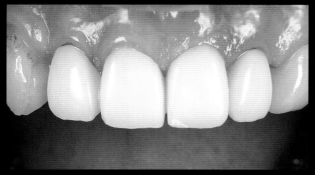

图5-12 牙龈塑形前盖嵴式临时修复体。以此来假想牙龈线的位置

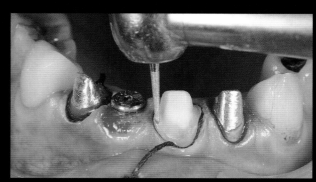

图5-13 对于天然牙进行牙体预备

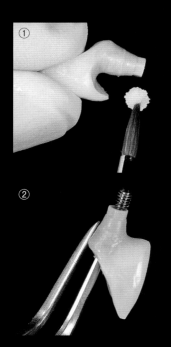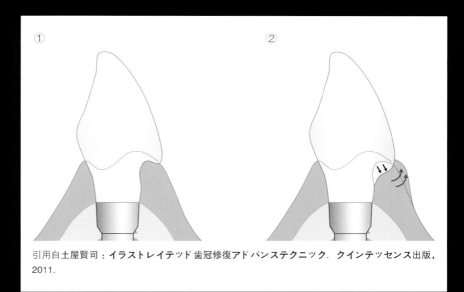

引用自土屋賢司：イラストレイテッド 歯冠修復アドバンステクニック. クインテッセンス出版，2011.

图5-14 盖嵴式的临时修复体（①）添加树脂材料，以此压迫已经嵌入的牙龈，增加边缘龈的厚度（②）

　　最终修复体安装1年后，美学效果得以维持（图5-16）。3年后患者为了提高美观，3|3 安装了瓷贴面，2 1|1 2 预后良好（图5-17）。

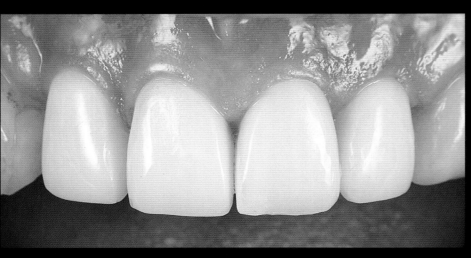

图5-15 牙龈塑形结束时的临时修复体。与牙周组织协调。另外，牙龈线最高点的位置，牙龈线的对称性以及扇贝状的美学观均得以确保

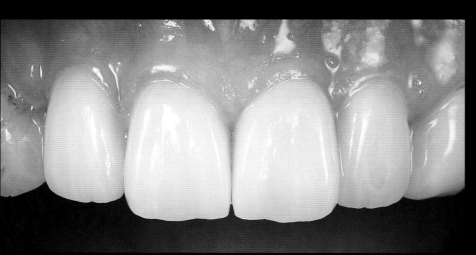

图5-16 最终修复体戴入1年后

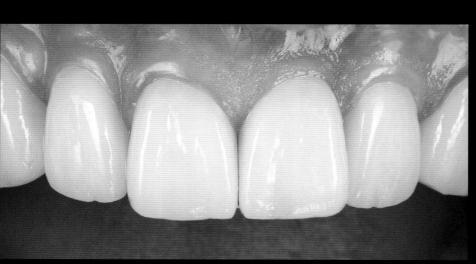

图5-17 最终修复体戴入3年后 3|3 安装了瓷贴面。可以观察到牙龈逐年回升

　　此病例的要点是牙龈最高点的位置。如果种植体牙龈最低点的位置发生偏移，很难塑造具有美学性的牙龈连线。因此，需要精确的植入位置，通过软件制作外科导板，最终进行了与设计无偏差的植入。

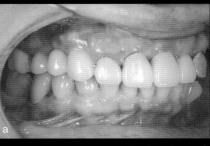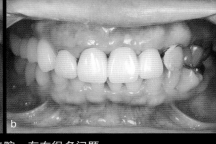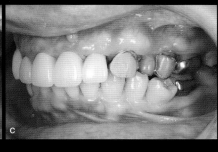

图5-1a~c 初诊时。主诉咀嚼障碍来院。存在很多问题

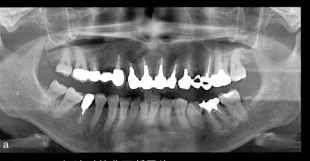

图5-2a 初诊时的曲面断层片

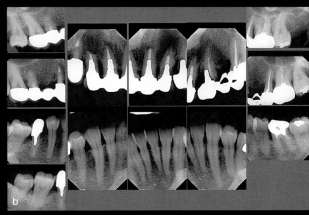

图5-2b 初诊时的X线片。观察到 3 的牙根破折，2 根尖病变大，判断 2 3 无法保存。另外，3 2 也因牙根破折无法保存

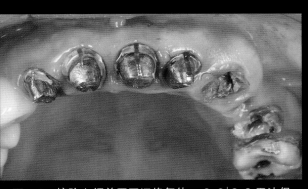

图5-3 摘除上颌前牙区旧修复体。3 2 2 3 无法保留拔牙

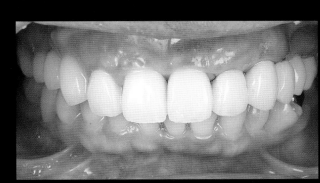

图5-4 第一次安装临时修复体

■病例概要

　　患者初诊为40多岁女性。主诉美观不良与咀嚼障碍来院就诊（图5-1a~c）。通过曲面断层片可知该患者存在很多问题（图5-2a）。通过X线片，观察到 3 的牙根破折，2 根尖病变大，判断 2 3 无法保存。另外，3 2 也因牙根破折无法保存（图5-2b）。摘除上颌前牙区旧修复体（图5-3）。

　　首先安装临时修复体（图5-4），开始治疗。

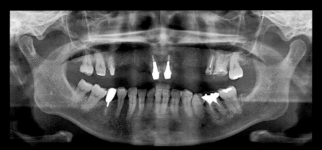

图5-5 3 2|2 3 拔牙后的曲面断层片

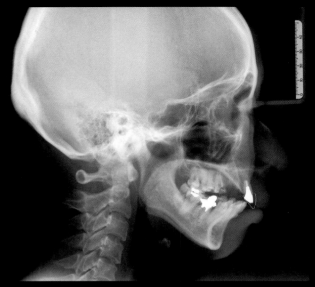

图5-6 进行侧位片测量分析。患者存在上下颌前突倾向

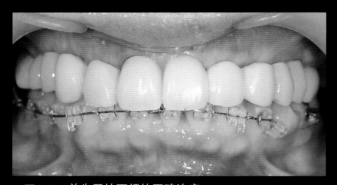

图5-7 首先开始下颌的正畸治疗

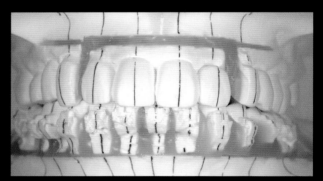

图5-8 为改变 1|1 牙轴方向制作正畸诊断模型

首先要拔牙（图5-5）。在侧位片中（图5-6），观察到上下颌前牙区存在前突倾向，使上下颌切牙角度成锐角。为了改变上下颌牙前突进行正畸治疗。

● **治疗过程**

首先开始下颌正畸治疗（图5-7）。接着制作模型为改变 1|1 牙轴方向制作正畸诊断模型（图5-8）。

接着在开始正畸之前（图5-9）先对 2|2 进行种植体植入，植入位置需要参照正畸后的 1|1 位置。为了得到植入位置，首先对正畸诊断模型应用硅橡胶进行取模（图5-10）。接着，将第二磨牙作为不动点，确认正畸前的模型与正畸诊断模型的硅橡胶印模是否匹配（图5-11a~d）。在硅橡胶模型里直接用蜡制作 2|2 牙冠，并且在正畸前模型用第二磨牙稳定固定硅橡胶印模，将 2|2 转移到正畸前的模型上（图5-12）。至此，"正畸前的模型"与"正畸治疗后的 2|2"合体在一个模型上。

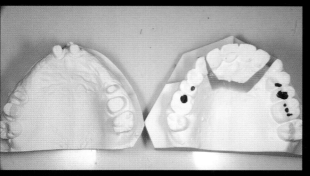

图5-9　正畸治疗前的上颌基牙模型（左）与正畸诊断模型（右）

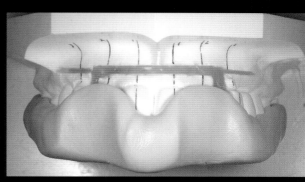

图5-10　对上颌正畸诊断模型取硅橡胶导板

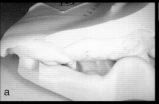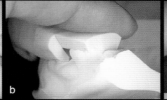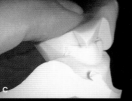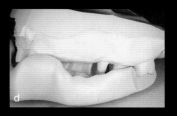

图5-11a~d　此病例以上颌第二磨牙为定点

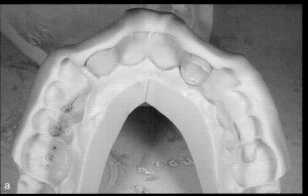

图5-12a　将 2|2 的蜡型埋入硅橡胶导板

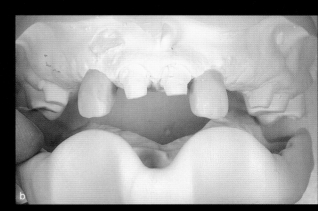

图5-12b　将 2|2 蜡型转移到基牙模型上

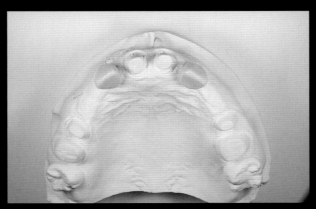

图5-12c　"正畸前的模型"与"正畸治疗后的 2|2"合体变成了一个模型。扫描此模型，进行 2|2 种植模拟

之后将此模型扫描，通过软件设计确定植入位置。模拟出 2|2 位置后（图5-13，图5-14），制作外科导板（图5-15a、b）。

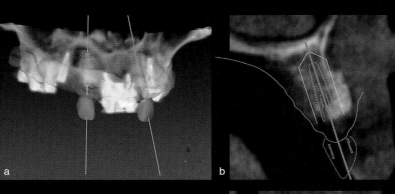

图5-13a、b　2|的设计

图5-14a、b　|2的设计

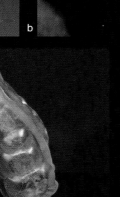

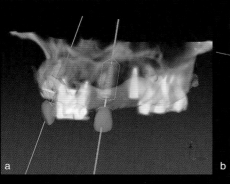

图5-15a、b　制作完成的外科导板

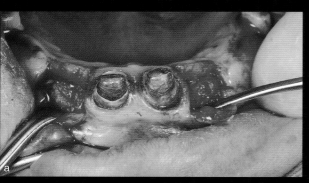

图5-16a　2|2部进行种植体植入

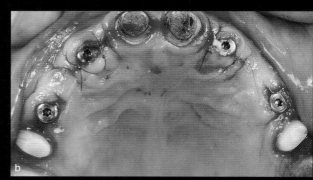

图5-16b　应用外科导板进行植入。是预判正畸治疗结束后的植入位置。4|4 参照 5|5 的位置进行植入

●种植体植入

　　2|2 通过外科导板植入。4|4 参照 5|5 的位置进行植入（图5-16a、b）。种植体植入后，牙龈情况稳定后开始上颌的正畸治疗。1|1 按照牙轴方向安装单冠临时修复体，向内侧移动（图5-17a、b）。正畸治疗结束后，1|1 位置向内侧移动，与正畸前植入的 2|2 的上部结构以及牙列协调（图5-18a、b）。

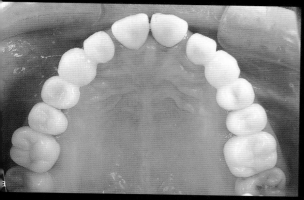

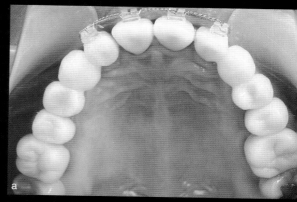

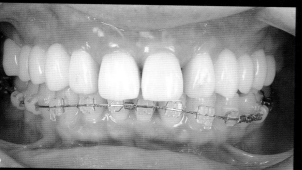

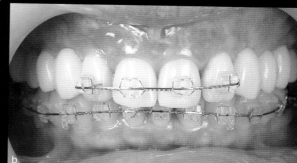

图5-17a、b　种植体植入后，牙龈情况稳定后开始上颌的正畸治疗。1|1 按照牙轴方向安装单冠临时修复体

图5-18a、b　上颌正畸治疗结束后，可见 1|1 位置向内侧移动。并且与正畸前植入的 2|2 的上部结构以及牙列协调

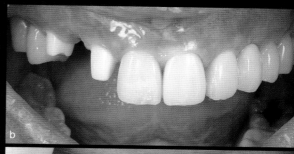

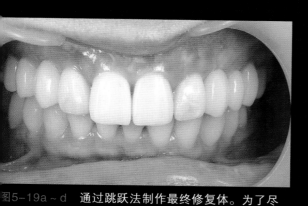

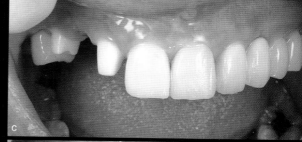

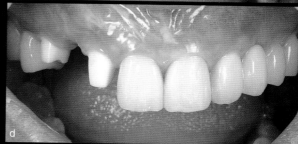

图5-19a～d　通过跳跃法制作最终修复体。为了尽可能使 1|1 修复体与临时修复体形态一致，从 1|1 临时修复状态（a），模仿 1 临时修复体的形态制作 1 的最终修复体（b），模仿 1 临时修复体的形态制作 1 的最终修复体（c），安装最终修复体（d）

最终修复体是通过跳跃法（图5-19）进行制作的。1|1 是全冠，4 3 2|。

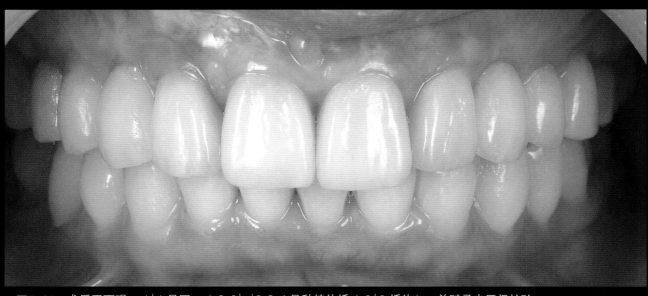

图5-20 术后正面观。1|1是冠，4 3 2、|2 3 4是种植体桥（3|3桥体），并赋予尖牙保护𬌗

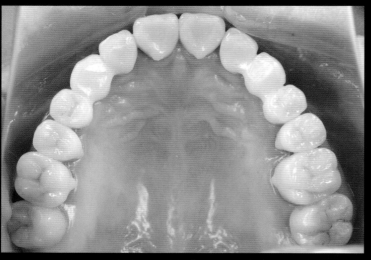

图5-21 𬌗面照。通过预判正畸后牙列状况准确植入种植体，使得舌侧基底结节的连续性得以保证。所谓的"舌侧的美学"对于保持良好的口腔清扫情况非常有利，同时对于舌头的感觉和发音都很重要。|7去掉金属后进行复合树脂充填

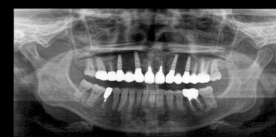

图5-22 曲面断层片

　　在需同时进行种植和正畸治疗的病例中，应该有效地利用治疗时间，通过种植治疗获得稳定的固定源，缩短正畸周期。因此在正畸治疗前通过术前正畸诊断模型预判牙齿移动位置及确定种植体植入位置，可以有效地利用时间，减少对患者的伤害。

　　当然治疗牙齿的移动会因为患者的个体以及正畸医生的经验技术产生差异，因此在术前，修复医生和正畸医生需密切交流沟通。如果能跨越这个困难，会给患者和医生都带来好处。

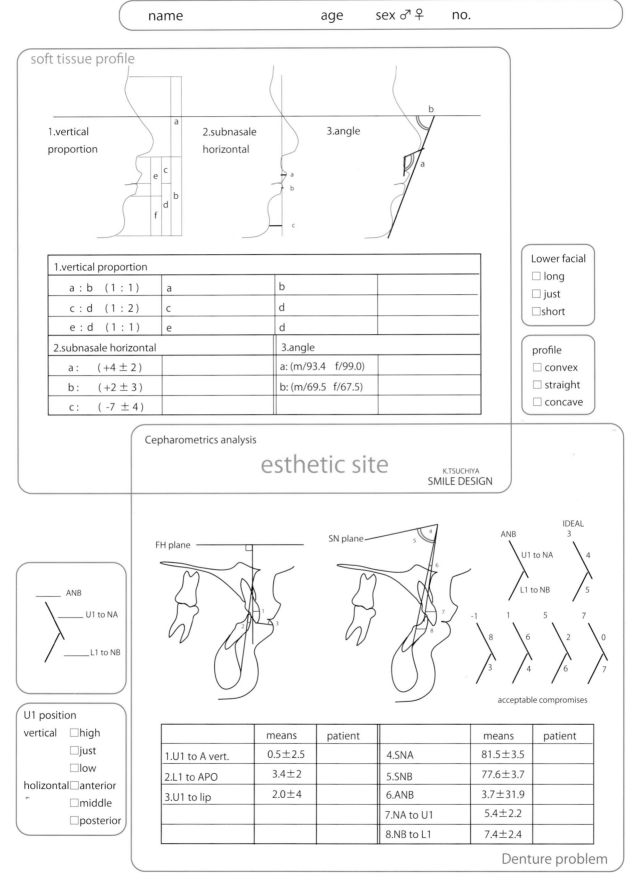

name   age   sex ♂ ♀   no.

soft tissue profile

1.vertical proportion

2.subnasale horizontal

3.angle

1.vertical proportion			
a : b （1 : 1）	a	b	
c : d （1 : 2）	c	d	
e : d （1 : 1）	e	d	
2.subnasale horizontal		3.angle	
a : （+4 ± 2）		a: (m/93.4 f/99.0)	
b : （+2 ± 3）		b: (m/69.5 f/67.5)	
c : （ -7 ± 4）			

Lower facial
☐ long
☐ just
☐ short

profile
☐ convex
☐ straight
☐ concave

Cepharometrics analysis

esthetic site

K.TSUCHIYA
SMILE DESIGN

FH plane

SN plane

ANB
U1 to NA
L1 to NB

ANB

U1 to NA

L1 to NB

IDEAL
3
4
5

-1   1   5   7
8   6   2   0
3   4   6   7

acceptable compromises

U1 position
vertical ☐high
        ☐just
        ☐low
holizontal ☐anterior
        ☐middle
        ☐posterior

	means	patient		means	patient
1.U1 to A vert.	0.5±2.5		4.SNA	81.5±3.5	
2.L1 to APO	3.4±2		5.SNB	77.6±3.7	
3.U1 to lip	2.0±4		6.ANB	3.7±31.9	
			7.NA to U1	5.4±2.2	
			8.NB to L1	7.4±2.4	

Denture problem

附录1　笔者院使用的Esthetic site的诊断用纸

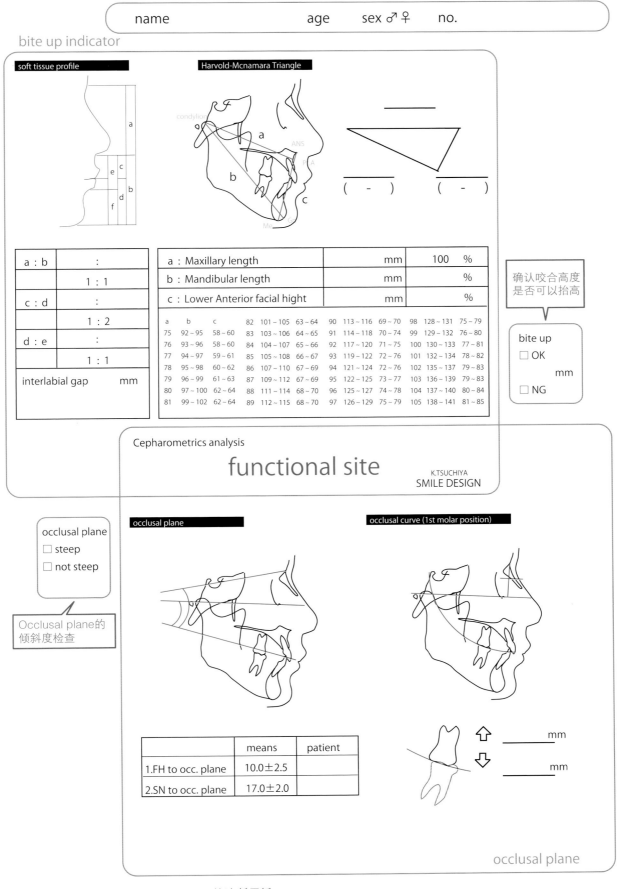

name   age   sex ♂ ♀   no.

bite up indicator

soft tissue profile   Harvold-Mcnamara Triangle

a : b	:
	1 : 1
c : d	:
	1 : 2
d : e	:
	1 : 1
interlabial gap	mm

		mm	100 %
a : Maxillary length		mm	100 %
b : Mandibular length		mm	%
c : Lower Anterior facial hight		mm	%

a	b	c					
			82	101~105	63~64	90	113~116	69~70	98	128~131	75~79

a   b   c
75 92~95 58~60   83 103~106 64~65   91 114~118 70~74   99 129~132 76~80
76 93~96 58~60   84 104~107 65~66   92 117~120 71~75   100 130~133 77~81
77 94~97 59~61   85 105~108 66~67   93 119~122 72~76   101 132~134 78~82
78 95~98 60~62   86 107~110 67~69   94 121~124 72~76   102 135~137 79~83
79 96~99 61~63   87 109~112 67~69   95 122~125 73~77   103 136~139 79~83
80 97~100 62~64 88 111~114 68~70   96 125~127 74~78   104 137~140 80~84
81 99~102 62~64 89 112~115 68~70   97 126~129 75~79   105 138~141 81~85

确认咬合高度是否可以抬高

bite up
☐ OK   mm
☐ NG

Cepharometrics analysis

functional site
K.TSUCHIYA
SMILE DESIGN

occlusal plane
☐ steep
☐ not steep

Occlusal plane的倾斜度检查

occlusal plane   occlusal curve (1st molar position)

	means	patient
1.FH to occ. plane	10.0±2.5	
2.SN to occ. plane	17.0±2.0	

⇧ _____ mm
⇩ _____ mm

occlusal plane

附录2　笔者院使用的Functional site的诊断用纸

后记

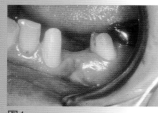

图1

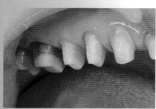

图2a、b

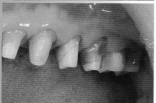

图3a

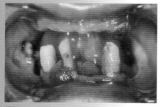

图3b

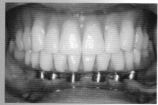

图4a

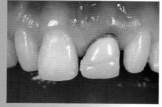

图4b

自1989年在日本东京都开业已有30年。在同学、后辈、工作人员的支持下，度过了看似漫长实则短暂的30年。成为我临床工作基石的SJCD（Society of Japan Clinical Dentistry）也从研究小组变成了学会组织，现在已经有超过2000名会员。

现在回想起来，当时种植牙的临床应用很少，也没有高强度陶瓷、CAD/CAM、CT、微型瞄准镜，粘接技术也不成熟。在术式、器材、材料等也有限的条件下进行治疗。那么，是否没有做好治疗呢？其实并非如此，当时苦心摸索的病例，很多都没有出现大的问题，至今仍保留着。

图1是我大学毕业后工作时，生平第一次在口内进行的基牙制备。图2a、b是现在的基牙制备。虽然假体的材料不同，但制备的设计并没有太大的变化。

图3a、b是开业以来首次开展的种植牙治疗。下颌是基于标准假体的高床式假体，上颌是全口义齿。现在患者可能不接受高床式假体，但在当时是"成功"的。图4a、b是单色植入物。如果在牙颈部附近透出一点底色，失去了与反方向同名牙的对称性，就很难说是"成功"的。由此可见，在种植牙治疗方面，当时和现在的"成功标准"不同。

像这样，牙科治疗有"变的（Changed）"和"不变的（Unchanged）"（图5）。

"变的"最典型的例子是"材料（Material）"。PFM刚问世时也是一种划时代的材料，但与之后问世的全陶瓷相比，不得不说在审美上处于劣势。

"不变的"是"诊断（Diagnosis）"。在本书中，我们介绍了很多有长期随访的病例，它们能维持的理由是适当的"检查、诊断"，按照临床路径进行治疗。

"成骨成功""种植牙成功植入""基牙成功制备"，这些技术都是非常重要的。虽然重要，但遗憾不够必要。不仅是治疗技术，还要加上适当的检查、诊断和治疗计划，这样才能期待长期的治疗成功。

牙科医生必须具备的东西是选择能力（Selectivity）和预测能力（Predictability）。临床总是一个不断选择的过程。选择什么治疗方案，如何进行治疗，选择什么补牙设计，使用的材料……这种选择的前方就是未来，预测未来就是Predictability。"如果进行这样的治疗，将来可能会变成这样"，从时间轴上看的预测能力是牙科医生必须具备的。

在保留最少牙齿并长期维持的情况下，经常听到的说法是"只是偶然维持了"。虽然可能确实是"偶然"的结果，但只要在术前发现"偶然"的因素，并事先采取相应措施，就能防患于未然地防止术后崩溃，并长期维持。这也是"预测能力"。1个病例是"偶然"，10个病例都是同样的结果，那就是"实际成果"。

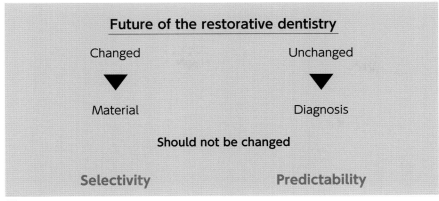

图5

再次感谢山崎长郎老师及SJCD的各位成员，也要感谢负责矫正治疗的伝治昌广老师，负责根管治疗的墙真树子老师，提供技术帮助的土屋觉先生、犬饲彻先生，协助检索作为本书概念参考文献的构义德老师。最后，我还想感谢以微笑护理为代表的土屋和子女士以及在我的临床工作中一直在幕后支持我的土屋牙科医院的工作人员。

另外，在本书的制作过程中，也要感谢继上一本书之后，在企划、校对等方面为我尽了全力的医齿药出版株式会社的菅野纪彦先生。

更要感谢开业30年来，无论好坏都一直支持我、一直声援我的家人（智惠美、智史、纮司）。

希望给今后在临床中面对疾病专心治疗的儿子们加油。

最近，每天都被一直喊着"试试看"和"好孩子，好孩子"的小家伙们治愈着。

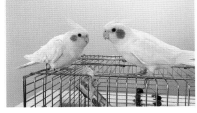

最后，我要感谢我的父母，让我有了长期从事牙科医疗的健康身体和前途。

土屋贤司

2019年3月

参考文献

[1] Pettengill, C. A.: Interaction of dental erosion and bluxism: the amplification of tooth wear. *J. Calif. Dent. Assoc.*, **39**(4): 251–256, 2011.

[2] Kao, R. T., Harpenau, L. A.: Dental erosion and tooth wear. *J. Calif. Dent. Assoc.*, **39**(4): 223–224, 2011.

[3] Harpenau, L. A., Noble, W. H., Kao, R. T.: Diagnosis and management of dental wear. *J. Calif. Dent. Assoc.*, **39**(4): 225–231, 2011.

[4] Curtis, D. A., Jayanetti, J., Chu, R., Staninec, M.: Decision–making in the management of the patient with dental erosion. *J. Calif. Dent. Assoc.*, **39**(4): 259–265, 2011.

[5] Noble, W. H., Donovan, T. E., Geissberger, M.: Sports drinks and dental erosion. *J. Calif. Dent. Assoc.*, **39**(4): 233–238, 2011.

[6] Mathe, G.: Changing damaging beverage behavior: your CDA at work. *J. Calif. Dent. Assoc.*, **39**(4): 239–241, 2011.

[7] Ligh, R. Q., Fridgen, J., Saxton, C.: The effect of nutrition and diet on dental structure integrity. *J. Calif. Dent. Assoc.*, **39**(4): 243–249, 2011.

[8] Almeida e Silva, J. S., Baratieri, L. N., Araujo, E., Widmer, N.: Dental erosion: understanding this pervasive condition. *J. Esthet. Restor. Dent.*, **23**(4): 205–216, 2001.

[9] Abrams, L.: Augmentation of the deformed residual edentulous ridge for fixed prosthesis. *Compend. Cont. Educ. Dent.*, **1**(3): 205–214, 1980.

[10] Alcalde, R. E., Jinno, T., Orsini, M. G., Sasaki, A., Sugiyama, R. M., Matsumura, T.: Soft tissue cephalometric norms in Japanese adults. *Am. J. Ortho. Dentofacial. Orthodontics*, **118**(1): 84–89, 2000.

[11] Arnett, G. W., Kreashko, R. G., Jelic, J. S.: Correcting vertically altered faces: orthodontics and orthognathic surgery. *Int. J. Adult. Orthodon. Orthognath. Surg.*, **13**(4): 267–276, 1998.

[12] Arnett, G. W., Jelic, J. S., Kim, J. et al.: Soft tissue cephalometric analysis: Diagnosis and treatment planning of dentofacial deformity. *Am. J. Orthod. Dentofacial. Orthop.*, **116**(3): 239–253, 1999.

[13] Chiche, G. J., Pinault, A.: Esthetics of anterior fixed prosthodontics. Quintessence, 1994.

[14] Dawson, P. E.: Optimum TMJ condyle position in clinical practice. *Int. J. Periodontics Restorative Dent.*, **3**: 11–31, 1985.

[15] Epker, B. N., Stella, J. P., Fish, L. C.: Dentofacial deformities: Integrated orthodontic and surgical correction. Mosby, 1998, 29–33.

[16] Fradeani, M., Barducci, G.: Esthetic rehabilitation in fixed prosthodontics, Volume 1: Esthetic analysis: A systematic approach to prosthetic treatment. Quintessence, 2004.

[17] Kois, J. C., Spear, F. M.: Periodontal prosthesis: Creating successful restorations. *J. Am. Dent. Assoc.*, **123**(10): 108–115, 1992.

[18] Kokich, V. G.: Esthetic and anterior tooth position: An orthodontic perspective part III: Mediotaleral relationships. *J. Esthet. Dent.*, **5**(5): 200–207, 1993.

[19] Kokich, V. G., Spear, F. M.: Guidelines for managing the orthodontic–restorative patient. *Seminars in orthodontics*, **3**(1): 3–20, 1997.

[20] Kokich, V. G.: Anterior dental esthetics: An orthodontic perspective I : Crown length. *J. Esthet. Dent.*, **5**: 19–23, 1993.

[21] Kokich, V. G.: Anterior dental esthetics: An orthodontic perspective II : Vertical relationship. *J. Esthet. Dent.*, **5**: 174–178, 1993.

[22] Kokich, V. G.: Maxillary lateral incisor implants: Planning with the aid of orthodontics. *J. Oral Maxillofac. Surg.*, **62**: 48–56(suppl 2), 2004.

[23] Kokich, V. G.: Interdisciplinary dentistry: The key to managing complex treatment plans. The World Dent Meet Jpn, 1997.

[24] Kokich, V. G. et al: Comparing the perception of dentist and lay people altered dental esthetics. *J. Esthetic. Dent.*, **11**: 311–324, 1999.

[25] Magne, P.: Bonded porcelain restorations. Quintessence, 2002.

[26] McNamara, J. A. Jr.: Influence of respiratory pattern on craniofacial growth. *Angle. Orthod.*, **51**: 269–300, 1981.

[27] McNamara, J. A. Jr.: Dentofacial adaptation in adult patients following functional regulator therapy. *Am. J. Orthod.*, **85**: 57–71, 1984.

[28] McNamara, J. A. Jr., Ellis, E.: Cephalometric evaluation of incisor position. *Angle. Orthod.*, **56**: 324–344, 1986.

[29] McNamara, J. A. Jr., Brudon, W. L.: Orthodontic and orthopedic treatment in the mixed dentition. Needham Press, 1993.

[30] Roblee, R. D.: Interdisciplinary dentofacial therapy. Quintessence, 1994.

[31] Rufenacht, C. R.: Fundamentals of esthetics. Quintessence, 1990.

[32] Salama, H., Salama. M.: The role of orthodontic extrusive remodeling in the enhancement of soft and hard tissue profiles prior to implant placement: A systematic approach to the management of extraction site defects. *Int. J. Periodontics Restorative Dent.*, **13**(4), 312–333, 1993.

[33] Smalley, W. M.: Implants for tooth movement: Determing implant location and orientation. *J. Esthet. Dent.*, **7**: 62–72, 1995.

[34] Smalley, W. M.: Implants for tooth movement: A fabrication and placement technique for provisional restorations. *J. Esthet. Dent.*, **7**: 150–154, 1995.

[35] Spear, F. M., Mathews, D. M., Kokich, V. G., Interdisciplinary management of single–tooth implant. *Seminars in Orthodontics.*, **3**(1): 45–72, 1997.

[36] Spear, F. M: Interdisciplinary dentistry: The key to managing complex treatment plans. The World Dent Meet Jpn, 1997.

[37] Spear, F. M., Kokich, V. G., Mathews, D. P.: Interdisciplinary management of anterior dental esthetics., *J. Am. Dent Assoc.*, **137**(2):160–169, 2006.

[38] Winter, R. R.: Interdisciplinary treatment planning: Why is this not a standard of care? *J. Esthet. Restor. Dent.*, **19**(5): 284–288, 2007.

[39] 土屋賢司：審美性の確保. 歯科医療, **12**(3)：29–36, 1998.

[40] 土屋賢司：前歯部の審美治療を再考する. ザ・クインテッセンス, **18**(7)：39–47, 1999.

[41] 土屋賢司：審美修復におけるインプラント治療と矯正治療, QDI, 2001.

[42] 土屋賢司：インターディシプリナリーチームアプローチ, QDI, 2001.

[43] 土屋賢司：修復治療における審美回復へのエッセンス. ザ・クインテッセンス, **20**(7)：46–54, **20**(8)：46–55, 2001.

[44] 土屋賢司：歯冠修復物を必要としない生物学的歯冠修復治療. 歯科技工, **30**(11)：1355〜1368, 2002.

[45] 土屋賢司：順序立てた診査・診断と設計により歯冠修復物を Minimal Intervention として活かした2症例. 歯科技工, **30**(12)：1503–1516, 2002.

[46] 土屋賢司, 土屋 覚：QDT別冊 YearBook, 14–45, 2002.

[47] 土屋賢司, 土屋 覚編：歯科技工別冊／ラミネートベニアテクニック. 2003.

[48] 土屋賢司, 土屋 覚：Interdisciplinary dentofacial therapy. QDT, **28**(3)：3–7, 2003.

[49] 土屋賢司, 土屋 覚：診査・診断を重視した審美修復. QDT, **29**(6)：3, 2004.

[50] 土屋賢司：コンポジットレジンおよびラミネートベニアによる審美修復. 補綴臨床, **38**(1)：7–13, 2005.

[51] 土屋賢司, 川畑正樹, 北園俊司：矯正治療との連携による歯冠修復治療. 補綴臨床, **38**(6)：606–624, 2005.

[52] 土屋賢司：オベイドポンティックの長期経過報告とその考察. ザ・クインテッセンス, **24**(7)：167–172, 2005.

[53] 土屋賢司, 瀬戸延泰, 千葉豊和：歯冠修復治療における基本原則を理解する. 補綴臨床, **39**(5)：496–506, 2006.

[54] 土屋賢司, 土屋和子, 土屋 覚：タイト but ストレスフリーなチームアプローチ実現をめぐるフリートーク. 歯科技工, **35**(1)：74–89, 2007.

[55] 宮下邦彦：カラーアトラス X線解剖学とセファロ分析法. クインテッセンス出版, 1986.

[56] 山﨑長郎, 本多正明：臨床歯周補綴. 第一歯科出版, 1990.

[57] 山﨑長郎, 本多正明：臨床歯周補綴Ⅱ. 第一歯科出版, 1992.

[58] 山﨑長郎：審美修復治療 複雑な補綴のマネージメント. クインテッセンス出版, 1999.

[59] 山﨑長郎監修：歯科臨床のエキスパートを目指して Vol.1 コンベンショナルレストレーション. 医歯薬出版, 2004.

[60] 山﨑長郎監修：歯科臨床のエキスパートを目指して Vol.2 ボンディッドレストレーション. 医歯薬出版, 2006.

[61] 山﨑長郎：エステティッククラシフィケーションズ 複雑な審美修復治療のマネージメント. クインテッセンス出版, 2009.

【第1章 参考文献】

[1] Watanabe, K., Shimojima, R., Mizoguchi, R., Kawamura, M., Koga, M.: Arnett soft tissue cephalometric norms for Japanese adults. *Orthodontic. Waves.*, **73**(3): 69–79, 2014.

[2] McNamara, J. A. Jr., Ellis, E. 3rd.: Cephalometric analysis of untreated adults with ideal facial and occlusal relationships. *Int. J. Adult Orthodon. Orthognath. Surg.*, **3**(4)221–231, 1988.

[3] Harvold, E. P.: The activator in interceptive orthodontics. C. V. Mosby, 1974.

[4] Gugino, C. F.: DDS course text. 1999, p71.

[5] Alcalde, R. E., Jinno, T., Pogrel, M. A., Matsumura, T.: Cephalometric norms in Japanese adults. *J. Oral Maxillofac. Surg.*, **56**(2): 129–134, 1998.

[6] 長岡一美ほか：現代日本人成人正常咬合者の頭部X線規格写真および模型計測による基準値について（第1報）. 日矯歯誌, **52**：467–480, 1993.

[7] 飯塚哲夫, 石川富士郎：日本人顔面頭蓋による症例分析の基準値について. 日矯歯誌, **18**：1–17, 1959.

[8] 本吉 満：テンポラリーアンカレッジデバイス(TAD)による矯正歯科治療埋入手技と治療のメカニクス. クインテッセンス出版, 2006.

【第2章 参考文献】

[1] Guichet, N. F.: ギシェーの咬合学. 医歯薬出版, 1984.

[2] Dawson, P. E.: Evaluation, Diagnosis, and Treatment of Occlusal Problems. 1987.

【第3章 参考文献】

[1] Mehta, N. R., Forgione, A. G., Maloney, G., Greene, R.: Different effects of nocturnal parafunction on the masticatory system: The Weak Link Theory. *J. Cranio. Pract.*, **18**(4): 280–285, 2000.

[2] Jin, L. J., Cao, C. F.: Clinical diagnosis of trauma from occlusion and its relation with severity of periodontitis. *J. Clin. Periodontol.*, **19**: 92–97, 1992.

[3] Nunn, M. E., Harrel, S. K.: The effect of occlusal discrepancies on periodontitis. Relationship of initial occlusal discrepancies to initial clinical parameters. *J. Periodontol.*, **72**: 485–494, 2001.

[4] Waerhaug, J.: The infrabony pocket and its relationship to trauma from occlusion and subgingival plaque. *J. Periodontol.*, **50**: 355–365, 1979.

[5] Harrel, S. K., Nunn, M. E.: The effect of occlusal discrepancies on periodontitis. Relationship of occlusal treatment to the progression of periodontal disease. *J. Periodontol.*, **72**: 495–505, 2001.

[6] Bernhardt, O., Gesch, D., Look, J. O. et al.: The influence of dynamic occlusal interferences on probing depth and attachment level: Results of the study of health in Pomerania. *J. Periodontol.*, **77**: 506–516, 2006.

[7] Vant Spijleer, A., Rodriguez, J. M., Kreulen, C. M., Bronkhorst, E. M., Bartlett, D. W., Creugers, N. H.: Prevalence of tooth wear in adults. *Int. J. Prostho.*, **22**(1): 35–42, 2009.

[8] Spear, F.: Frank Spear Education. 2008.

[9] Kim, S. K., Kim, K. N., Chang, I. T., Heo, S. J.: A story of the effects of chewing patterns on occlusal wear. *J. Oral Rehabil.*, **28**(11): 1048–1055, 2001.

[10] Lavigne, G. J., Khoury, S., Abe, S., Yamaguchi, I., Raphael, K.: Bruxism physiology and pathology: an overview for clinicians. *J. Oral Rehabil.*, **35**(7): 476–494, 2008.

[11] Dawson, P. E.: Functional Occlusion: From TMJ to Smile Design. Mosby, 2007.

[12] Spear, F., Cohen, M.(ed): Interdisciplinary Treatment Planning: Principles, Design, Implementation. Quintessence, 2008.

[13] McCollum, B. B., Stuart, C. E.: A research report, South Pasadena, Scientific Press, 1955.

[14] Mann, A. W., Pankey, L. P.: Oral rehabilitation: Part 1; Use of the P–M instrument in treatment planning and restoring the lower posterior teeth. *J. Prosthet. Dent.*, **10**: 135–150, 1960.

[15] Manns, A., Chan, C., Miralles, R.: Influence of group function and canine guidance on electromyographic activity of elevator muscles. *J. Prosthet. Dent.*, **57**(4): 494–501, 1987.

[16] D'Amico, A.: Functional occlusion of the natural teeth of man. *J. Prosthet. Dent.*, **11**(5): 899–915, 1961.

[17] Minagi, S., Watanabe, H., Sato, T., Tsuru. H.: The relationship between balancing–side occlusal contact patterns and temporomandibular joint sounds in humans: Proposition of the concept of balancing–side protection. *J. Craniomandib. Disord. Facial & Oral Pain.*, **4**(4): 251–256, 1990.

【第4章　参考文献】

[1] 長谷川成男，坂東永一監修：臨床咬合学事典．医歯薬出版，1997.

[2] Ngan, P., Fields, H. W.: Open bite: a review of etiology and management. *Pediatr. Dent.* **19**(2): 91–98, 1997.

[3] Pedrazzi, M. E.: Treating the open bite. *J. Gen. Orthod.*, **8**(1): 5–16, 1997.

[4] Al–Zubair, N.: Management of deep bite. 2012

[5] Indian Dental Academy: Management of Deep Bite: certified fixed orthodontic course 2013.

【第5章　参考文献】

[1] Tarnow, D. P., Elian, N., Flelcher, P., Froum, S., Magner, A., Cho, S. C., Salama, M., Salama, H., Garber, D.: Vertical distance from the crest of bone to the height of the interproximal papilla between adjacent implants. *J. Periodontol.*, **74**(12): 1785–1788, 2003.

[2] Tarnow, D. P., Cho, S. C., Wallace, S.: The effect of inter–implant distance on the height of inter–implant bone crest. *J. Periodontol.*, **71**: 546–549, 2000.

[3] Hinds, K. F.: Custom impression coping for an exact registration of the healed tissue in the esthetic implant restoration. *Int. J. Periodontics. Restorative. Dent.*, **17**(6): 584–591, 1997.

译者简介

主译

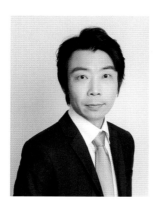

杨 磊

日本长崎大学口腔医学博士

华人美学牙科学会副会长

上海永颜齿科创办者

马泷（中国）修复学科带头人

Nobel特聘讲师

日本口腔种植学会会员

日本口腔修复学会会员

日本牙周病学学会会员

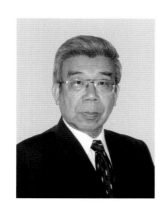

杨果杰

医学博士，教授

1945年　出生

1969年　毕业于首都医科大学医疗系

1969—1974年　外科医生

1975—1986年　首都医科大学生理学教师

1986—1992年　日本京都大学、长崎大学学习工作

1992—1999年　首都医科大学科研处副处长，主任

2003年　日本熊本大学客座教授

1999—2005年　北京大学医学部实验动物科学部主任

译者简介

译

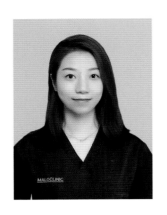

顾　彬

全科、种植、修复、牙周医生

日本医学博士

华人美学牙科学会常任理事

毕业于日本东京医科齿科大学

曾在日本东京医科齿科大学牙髓科工作

曾在日本东京都内私立诊所工作

日本齿科保存学会颁发认定医资格

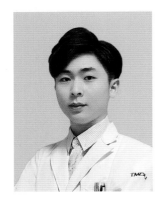

韦殿桐

同济大学博士后

日本东京医科齿科大学齿学博士

日本齿科保存学会会员

日本激光齿学会会员

合肥好牙云医疗科技有限公司总经理

主要译著有《最新的复合树脂MI修复》《口腔全科医生手术精粹》等